U0352206

名中医养生食疗丛书

儿童食疗 修订版

何广贤 著

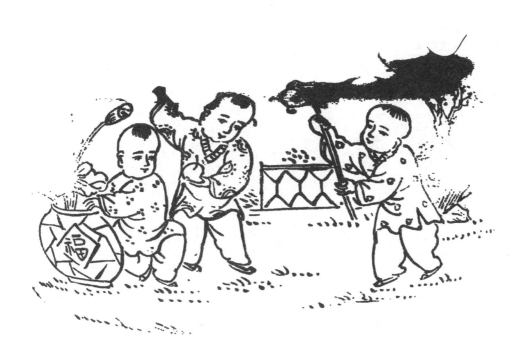

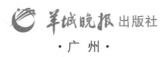 羊城晚报 出版社

·广 州·

图书在版编目（CIP）数据

儿童食疗／何广贤著.—广州：羊城晚报出版社，2008.1
ISBN 978-7-80651-624-9

I.儿… II.何… III.小儿疾病—食物疗法 IV. R247.1

中国版本图书馆 CIP 数据核字（2007）第 117909 号

儿童食疗
ER TONG SHI LIAO

封面题字　邓铁涛
图片摄影　蓝韶清
策划编辑　罗贻乐
责任编辑　黄捷生　方　敏　赫子仪
责任技编　张广生
责任校对　胡艺超　雷小留
装帧设计　江广绵　林丽华
出版发行　羊城晚报出版社
　　　　　（广州市天河区黄埔大道中 309 号羊城创意产业园 3-13B　邮编：510665）
　　　　　　发行部电话：(020)87133053
出版人　吴　江
经　　销　广东新华发行集团股份有限公司
印　　刷　佛山市浩文彩色印刷有限公司（佛山市南海区狮山科技工业园 A 区）
规　　格　890 毫米 × 1240 毫米　1/24　印张 14⅔　字数 380 千
版　　次　2008 年 1 月第 1 版　2021 年 3 月第 3 版第 19 次印刷
书　　号　ISBN 978-7-80651-624-9
定　　价　69.00 元

養儿必读

鄧铁涛

（中医泰斗邓铁涛为本书题词）

作者介绍

何广贤

主任医师、广东省名中医

1962年于广州中医学院医疗系本科毕业。1962—2006年在广州市中医院工作。曾在广东省高级中医馆专家门诊。曾任广东省中医药学会儿科专业委员会副主任委员，中国中医药学会广州分会儿科专业委员会主任委员，广州市家庭教育研究促进会副会长，政协广州市荔湾区第八、九、十届委员会委员。

从事儿科临床、科研、教学40多年，擅长儿科，饮食疗法，对哮喘、支肺炎、疳积、麻疹等疾病尤有心得。体会到预防和治疗内儿科疾病必须重视"治病必求于本"，尤其是儿科要注意固本扶脾，用药中病即止，药疗与食疗配合，效果显著。

近年撰写有关儿童疾病论文十余篇，在全国省、市级交流会上发表，荣获一等奖、优秀论文奖，其中《中药对提高儿童微量元素锌的探讨》一文在1995年荣获第二届世界传统医学国际优秀论文奖。

1991年出版了《儿童保健饮食》，1997年出版了《中西医结合儿童保健与饮食》，深受广大读者欢迎。

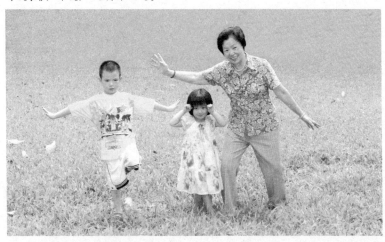

序

中国医药学是一个伟大的宝库，是劳动人民几千年来与疾病作斗争的智慧结晶，是我国卫生事业的特色和优势所在。新中国成立后，中医药事业取得了举世瞩目的成就，在为人民健康服务、为社会主义现代化建设服务中发挥了重要作用。在中国，中医药有着丰富的文化底蕴和广泛的群众基础，其疗效确切、用药相对安全、服务方式灵活，加上药食同源这一医药学的独有特色，使其备受群众青睐；它利用自然界纯天然食物的不同性味功能配成药膳珍肴，防病治病，健康美容，延年益寿，堪称中华饮食文化的瑰宝。

广贤医师1962年毕业于广州中医学院，从事中医儿科临床、科研、教学工作多年，1993年被广东省人民政府授予"广东省名中医"称号。广贤医师在长期的工作实践中，以先贤孙思邈《备急千金要方》学说为基础，以现代中医学理论为指导，潜心研究，与时俱进，不断将食疗文化提炼、推广，针对儿童生理、病理、心理特点，辨证施食，在继承中医理论的基础上，总结出一套具有中医传统特色的儿童保健、防治疾病食疗配方，成绩斐然，并分别在1991年和1997年出版了《儿童保健饮食》和《中西医结合儿童保健与饮食》两书。随着现代中医学理论的研究发展，广贤医师现今又在两书基础上进一步修改、整理、提高，撰写成《儿童食疗》一书，该书深入浅出、通俗易懂、知识性强、操作简单，可谓"仁心仁术承前贤，妙手妙文启后人"之作。

愿广贤医师的《儿童食疗》作为中医食疗的"砖"，引出青年一代医师更多的"玉"。振兴整个中医事业，造福广大人民，责无旁贷，功德无量。

邓铁涛

修订版说明一

　　本书于 2008 年出版后，因取材方便，配方简单实用，疗效显著，深受读者欢迎。

　　随着社会进步及人类在保健认识领域的不断深入研究及提高，人们将自然界的食物种类、性味功能，按中医理论科学合理搭配，达到防病治病、健体美容、延年益寿的效果，逐渐形成了中医饮食疗法的特色。

　　2008 年版的《儿童食疗》是根据儿童生长发育特点和一年四季保健方法而编写的，内容涵盖锌、铁等微量元素缺乏的食物补充，40 多种常见病饮食调理及宜忌，提供了 500 多款的食疗配方，对儿童的健康有很大的帮助。

　　该书出版后，本人更注重收集读者的反馈意见及疗效，并从中对部分配方重新进行优化组合，使该书精益求精，内容更加充实，定稿为《儿童食疗》（修订版）。儿童的饮食与成年人的饮食不是截然分开的，不少食疗配方对中老年人的保健养生、润肤养颜、延缓衰老有异曲同工之妙。故在修订该书时，应读者的要求把老幼咸宜的配方加入该书中，如第二章第一节中着重介绍了人生长在大自然环境中，要顺应四时气候的变化，从精神、起居、运动、饮食等方面进行调养，现就饮食方面提供四季节气的养生食疗经验方，可以使一个小家庭共享强身健体之乐。同时介绍了 300 多种常用食物及部分常用药物的性味功能与应用配方，方便广大读者于日常生活中选购食物，使饮食更加合理健康。

　　身体健康是每个人的美好愿望，也是国家提倡构建和谐社会的基础，同时也是作者著书的初衷，希望该书的修订版能给予读者更多的帮助。

作　者

2012 年 9 月

修订版说明二

2012年修订版面世后，又有读者反馈意见希望增加一两节儿童皮肤常见病的食疗方，为满足读者的需求，现增加湿疹、荨麻疹病两章节，使该书涵盖的范围更加全面，内容更加充实，希望能给广大读者带来更多的帮助。

仅此说明。

作　者

2018年6月

目 录

第一章 概　述

　　健康长寿是人类美好的愿望和追求，预防医学的发展，为人类健康奠下了基石。中医饮食疗法是预防医学的一个组成部分，对保健养生、延年益寿起着重要的作用。

　　本章重点介绍中医饮食疗法的作用和保健食品的常用烹调方法。

第一节　中医饮食疗法的特点

　　中医饮食疗法，具有整体观念和辨证施食的特点。

　　中医饮食疗法是在中医理论指导下，运用食物配方来预防和治疗疾病的一种治疗方法，是中医治疗学的一个重要组成部分。远在古代，就有药食同源的说法；在中医学的经典著作《黄帝内经》中就已提出"用寒远寒，用凉远凉……食宜同法"的用食物来防治疾病的治则。在此基础上，后人经过不断研究，积累了丰富的内容。到了唐代，更为重视食疗。唐代名医孙思邈提出："夫为医者，当须先洞晓病源，知其所犯，以食治之，食疗不愈，然后命药。"孙思邈的观点充分说明食物与药物对治疗和预防疾病是同等重要的，使用原则和方法是相一致的，都具有整体观念和辨证施治（施食）的特点。

　　什么是整体观念和辨证施治（施食）呢？简单地说，人体是一个有机的整体，五脏六腑和各组织、器官的功能活动是相互协调、相互联系的，在病理上又是相互影响的。同时，人生活在自然界中，人体的生理功能和病理变化与自然环境也是紧密联系的，所以当疾病发生时，就要根据病情资料分析、综合，判断出疾病的病因、病位、性质，然后根据辨证结果，确定相应的治疗原则和方法。这就是整体观念和辨证施治。如果治疗时使用食物，就是辨证施食。

　　例如，一个小儿在冬春季节发热、流涕、咳

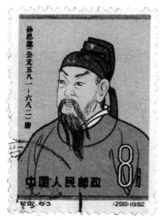

■ 孙思邈

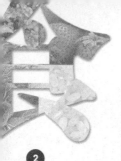

嗽、咽痛、舌苔黄、脉象浮数，根据这些症状表现来分析、综合，如果咽痛与扁桃体肿大明显，多确诊为风热引起的扁桃腺炎（即风热乳蛾）。此时应结合小儿生理病理的特点，冬春季节的气候，南北地理环境的不同，当地所产的水果蔬菜品种等诸因素，施用药物和配合食疗。用药拟银翘散加板蓝根、土牛七根；食疗则可用鲜白菜、白菜干蜜枣汤或马蹄（荸荠）粥。如果热退以后咽痛明显减轻，但胃口仍欠佳，则宜用滋阴养胃气的食物，如蚝豉咸瘦肉粥等，促进患儿的康复。由此可见，饮食疗法的应用，具有整体观念和辨证施食的特点。

第二节　中医饮食疗法的作用

　　饮食是维持人体生命活动的物质基础，是气血化生的源泉。《黄帝内经》中说："安谷者昌，绝谷者亡。"也就是说饮食入胃，经过脾胃的生化作用，将饮食化生为气血精微，供给人体各种营养素，使五脏六腑、四肢、筋骨、皮肉都能获得营养和气血的补给，以维持人体正常的生命活动。饮食疗法能够合理调配饮食结构，做到精粗结合、荤素搭配。运用食物的性味功能，配制成营养丰富、有防治疾病疗效的各种食品，使食物充分发挥它的营养价值和防病治病的功能，对人的健康起着重要的作用。

1. 有辅助治疗的作用

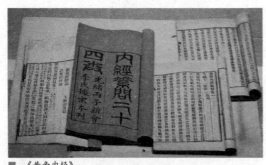
■《黄帝内经》

　　以饮食配合医疗，在中医学中素有研究。如《黄帝内经》中指出："虚则补之，药以祛之，食以随之……谷肉果菜，食养尽之。"说明在治疗疾病的过程中，不能单靠药物的作用，必须在饮食调理上密切配合，才能促使患者康复。要注意各种疾病的饮食宜忌，药物与食物的相互配合等。例如对肾病水肿患者，应限制食盐；对营养性水肿患者，则需增加含蛋白质丰富的动、植物食品。对感冒风寒表虚症，病者服桂枝汤以后，吃少量稀粥，以助药力，可使病者出微汗而愈。由此可见，饮食对于治疗疾病，具有相辅相成的作用，饮食配合得当，能促进患者早日康复。

2.有良好的保健作用

食物是我们日常生活的必需品，食物的性味功能与药物相似，同样都具有寒热温凉之性、辛甘苦咸酸之味。如能根据身体寒热虚实的情况和四季气候的变化，因地制宜地运用各种食物配制各种炖品、汤水、饭菜来调理身体，能收到强壮体质、防病保健的效果。如冬季气候寒冷，人的食欲增加，容易吸收营养物质，是调理身体的好时机。此时对一些身体虚弱者，适当进行调补，大有好处。常进食一些滋阴壮阳、调补气血之品，使人的气血旺盛，体魄壮实，扶正祛邪，对身体起到良好的保健作用。

3.有预防疾病的作用

疾病的发生，与体质的强弱、脏腑的寒热虚实有密切关系，如《黄帝内经》所说："邪之所凑，其气必虚。"因此，在平日饮食中，根据身体的具体情况及早运用食疗，去除体内的热邪、湿气、痰浊，清理胃肠的积滞，增强肺、脾、肾的功能，就可消除体内致病因素，增强机体抗病能力，抵御病邪侵袭，预防和减少疾病的发生。

第三节　运用中医饮食疗法的原则

唐代名医孙思邈指出："夫食能排邪而安脏腑，悦神爽志，以资血气。若能用食平疴，释情、遣疾者，可谓良工。"作为医务工作者，在医疗工作中，既要精通医药，又应熟练运用食疗，使药、食互相配合，相辅相成，促进患者康复。食物是日常生活必需品，如果人们掌握了食疗的基本方法，就能随时随地灵活运用各种食物，为孩子和自己保健，对增进健康有莫大的帮助。

运用饮食疗法，重在掌握原则。下面阐述两种简易的运用饮食疗法的原则。

（一）按体质和疾病的寒热虚实的不同属性，配以不同的饮食

1.体质不同，配以不同的饮食

人的体质，男女老幼各有不同。一般青壮年人，体质强壮，精力充沛，适应能力强，对寒、热、温、凉的食品，只要不是吃得太过量，都能通过自身调节适应。而老年人、幼儿和体弱者，体内调节功能较差，尤其是小儿，对寒、热、温、

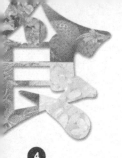

凉的食品，反应较为明显。小儿"肝常有余"，体质常偏于热，如过量食用辛辣燥热食物，就会"上火""燥热"，引起口干、烦躁、流鼻血，易发扁桃腺炎等。因此，了解小儿体质，很有必要。

小儿体质，常见的可分为寒、热、虚、实四型。

(1) 热型体质

小儿体属纯阳，且"肝常有余"，故易表现为热型体质。如面色红，唇红，有眼屎；容易兴奋、烦躁、易怒；口干渴，喜欢吃冷饮品；小便短少色黄，大便秘结。

(2) 实型体质

实型体质儿童，面色红润，身体较壮实，精神饱满，体力充沛，活泼好动；胃口好，喜吃冷饮；大便易干结，小便色较黄。

(3) 虚型体质

虚型体质儿童，面色㿠白，唇色淡红；精神短少，易疲倦，容易出汗；胃口欠佳，大便软或烂；体质较虚弱，抗病力差，易感受外邪。

(4) 寒型体质

寒型体质儿童，面色苍白，唇色淡红，手足不温，怕冷；口不干渴，消化力弱，食少；小便量多色淡，大便稀薄，或易腹泻。

2.按疾病的属性不同，配以不同饮食

饮食选择除与体质有关外，与疾病的属性也有密切关系。

小儿患病，疾病的种类、性质、症状各有不同，病情变化复杂，但其基本属性都可用八纲（即阴阳、表里、寒热、虚实）来分析归纳。如从疾病的类别，可以分为阴证与阳证两大类；从病位的深浅，可分为在表或在里；从疾病的性质，可分为寒证与热证；从邪正的盛衰，可分为实证和虚证，邪气盛的叫实证，正气衰的叫虚证。因此，对各种疾病出现的症状，辨证时，可简要分为寒、热、虚、实四种属性，按照"治寒以热，治热以寒"的治则，结合食物的性味功能来选用食物配方。

例如：病后、手术后的虚寒证和虚寒型体质的小儿，在饮食上宜用平补或温补的炖品、汤水来调理身体，忌食寒凉、生冷瓜果菜。热实性疾病及热实型体质的小儿，宜用清热润下的汤水、果菜，忌用辛辣、燥热、肥腻、滋滞及刺激性食品。

（二）按不同的病因，配以不同的饮食，治疗和预防疾病

婴幼小儿，饮食不会自己节制，或贪玩忘餐，不懂随冷热增减衣服被褥，一旦护理失调，则外易感受六淫之邪侵袭，内易为饮食所伤，而致疾病发生。要是能够在日常生活中，注意观察小儿精神动态、食欲胃口的变化，大便、小便排泄的情况，及时运用食疗，则可以去除致病因素。

例如，外感风热的用清热法，消化不良的用清理胃肠积滞的消食导滞法，身体虚弱的用调补肺、脾、肾法，这样就能预防疾病，减少疾病的发生。

1.清热法

常用于肝热盛、心火重，或肺胃积热等热性病。

小儿不论外感六淫或内伤饮食致病，都容易化热。《丹溪心法》中提出，小儿"肝常有余"，每因热盛，引动肝风肝火，故临床上以热性病及肝风肝火之症为多。因此在平时饮食中，宜常选取清凉瓜果菜等，清理脏腑热邪，作热性病的预防或辅助治疗。

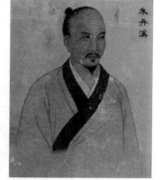

■ 朱丹溪

此类食物，果品有西瓜、雪梨、香蕉、荸荠（马蹄）、菱角、竹蔗、香瓜等；瓜菜有萝卜、丝瓜、黄瓜、苦瓜、冬瓜、葫芦瓜、白菜、小芥菜、西洋菜、蕹菜、凉薯（沙葛）、粉葛等；豆类有赤小豆、绿豆等。这些食物，可单味食用，亦可两三味配合煎汤，如马蹄竹蔗水。

2.消食导滞法

常用于消化不良。

小儿脾胃薄弱，常常因为饮食不节，导致消化不良之症。可选用下列消食导滞食品，以去除积滞，帮助消化。

此类食物，果品有熟木瓜、杨桃（五敛子）、酸橘、菠萝、马蹄（荸荠）、杨梅、山楂果、橙、大蕉、苹果等；瓜菜有萝卜、马齿苋、藤菜、白菜、冬瓜、番薯、番茄等；其他还有谷芽、麦芽、鸭肫（鸭肾）、鸡内金、牛肚等。这些食物可单味食用，也可两三味配合煲汤，如谷芽、麦芽煲鸭肾汤。

3.调补肺、脾、肾法

适用于脾胃虚弱或气虚不足之症。

《黄帝内经》中说："形不足者，温之以气，精不足者，补之以味。"而在

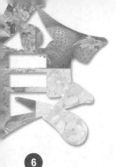

小儿，每因禀赋不足，身体虚弱，或者过多服用苦寒药品，攻伐脾胃，或者病后虚赢，身体瘦弱，气血不足，都适宜调补肺、脾、肾，可用平补食品或甘温食品。

（1）平补食品

果品类有葡萄、椰子、蒲桃、核桃、大黑枣、莲子、无花果、芡实、花生、芝麻、凤眼果、人心果；豆类有扁豆、眉豆、红豆；瓜菜类有菜心、节瓜（毛瓜）、豆角、枸杞菜、茼蒿菜、淮山、百合、香菇、蘑菇；禽畜鱼类有牛奶、鸡蛋、母鸡、猪瘦肉、猪肚、猪腰、鹌鹑、鲫鱼、鳗鲡、泥鳅、黄花鱼、塘虱鱼（胡子鲶）、

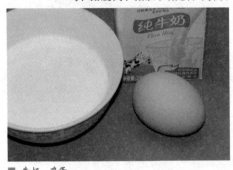

■ 牛奶、鸡蛋

鲈鱼、鳖（水鱼）、章鱼；此外还有燕窝、干贝（江珧柱）、淡菜、鱼肚（花胶）等。

（2）甘温食品

果品有桂圆肉、荔枝干、红枣、板栗；禽畜鱼类有羊肉、牛肉、狗肉、公鸡、鸽子、鹧鸪、鲤鱼、黄鳝、虾等。

上述补品，可单味食用或两三味配合煲汤，如淮山、莲子煲猪瘦肉汤。

第四节　饮食卫生

饮食是养人之宝。婴幼小儿，生机蓬勃，发育迅速，新陈代谢旺盛，迫切需要各种营养物质，但脾胃功能薄弱，饮食又不知节制，饥饱无度，常会嗜食肥甘、香脆可口的食物及喝冷冻饮品，损伤脾胃功能，或者因为偏食而导致某种营养缺乏症。早在2000多年前，《黄帝内经》中就提出"食饮有节，起居有常……"这句话含义甚深，指出日常生活中，生活要有规律，饮食要有节制，各种营养要平衡，才能有健康的身体。所以，必须从婴幼儿时期起，培养良好的生活习惯和重视饮食卫生。

1. 不嗜食，不偏食

嗜食和偏食都是不良的饮食习惯，会使孩子饥饱不均，营养失衡。

如果儿童嗜食或暴饮暴食，超过胃肠道的消化能力，就容易损害小儿脾胃功能，导致胃痛、呕吐、泄泻。所以对孩子喜爱吃的食物，不要让其吃得过量，以

免"吃伤了"引起消化不良。长期嗜食过多，还容易造成肥胖病，影响身心健康。

又如偏食，对食物挑肥拣瘦，吃精厌粗，导致身体所需要的营养失去平衡，会使孩子食欲下降，营养不良，身体瘦弱，抗病力降低，容易感染疾病；或因缺乏某些营养素而引起营养缺乏性疾病，如缺铁性贫血、脚气病、坏血病等，直接影响儿童生长发育和智力。

2.吃饭要定时定量，不宜多吃零食

食物在胃里停留3～5小时才能排空，故小儿每餐间隔3～5小时最为适合。按时定量进食，使胃有规律地自动分泌消化液，有利于食物的消化吸收。经常吃零食，使胃得不到休息，会造成消化功能紊乱，影响食欲，甚至得病。

3.吃饭要细嚼慢咽

小儿吃饭不宜太快，要细嚼慢咽，一般每次进餐约30分钟吃完为宜。细嚼慢咽，可减轻胃的工作负担，同时使食物与口腔中的唾液较好地混合，便于吞咽和引起胃消化液分泌，利于消化食物，吸收营养。

4.培养良好的进餐习惯

教育幼儿吃饭前要洗手。幼儿最好有专用餐具，并且学会正确使用。吃饭时不用手抓饭菜，不随便吃剩饭菜。

5.吃饭时要专心

教育儿童不要边吃边看电视，不要边吃边玩。成人不要在吃饭时训斥孩子，以免影响孩子的食欲和胃肠的消化功能。

6.饭前不宜吃甜食及大量饮水

饭前吃甜食，会影响食欲。饭前大量饮水，会加重胃肠的负担和冲淡胃液，影响消化。

7.饭后不宜立即活动

学龄期儿童，饭后要休息30～60分钟，再开始学习、做功课，或进行体育活动。晚饭后要休息1～2小时才睡觉，避免因饱餐后胃部膨胀而影响睡眠。

8.要给孩子吃好早餐

一日三餐应该有合理的安排。一般来说，早饭要好，午饭要饱，晚饭要适中。对身体正处在生长发育期的儿童来说，吃好早餐尤为重要。儿童活泼好动，读书学习，一个上午消耗不少能量。如果不吃早餐，消耗的能量得不到补充，就会消耗体内储存的养料，严重的还会出现低血糖，表现为面色苍白，体倦乏力，头晕出虚汗，以致影响孩子的学习和身体健康，所以一定要给孩子吃好早餐。

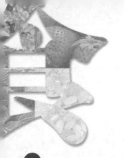

第五节　保健食品的几种常用烹调方法

保健饮食讲究烹调方法。这些方法是在中医理论的指导下，根据常用食物的性味功能，结合各地区传统的独特的烹调技术，制作出具有一定色、香、味、形的美味食品。这些食品既能充分发挥它的营养作用，益体强身，又能预防和治疗疾病。为了更适应儿童生长发育的需求，儿童保健食品以汤、粥、汁类为主，故其烹调多采用煲（北方称为"熬"）、炖、蒸、焗等方法。这些烹调方法简便，容易掌握，并可结合当地产品和生活习惯，因地制宜，灵活运用。

一、煲

（一）煲汤

煲是将物料加入适量清水，同放在锅内煮。一般来说，煲汤时间较长，滚汤时间较短。

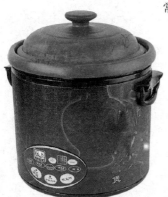

■ 电子锅

常用的煲汤法有三种：

1. 传统的煲汤法

煲汤讲究火候、时间。广东地区的人多喜爱饮用"够火路"（够火候）的汤水，汤味浓郁可口。

煲法： 将物料和配料洗净，同放入锅内，加适量清水，先用武火（旺火）煮滚，转文火（小火）煲2～3小时，煲"够火路"后，再加入调味料便成。

例如：莲子芡实煲猪骨汤。 将猪骨斩件，飞水（即把骨或肉放入冷水中，煮沸1～2分钟，捞起沥干水，以去血腥味）。莲子与芡实浸泡30分钟，同放入锅内，加适量清水煲1～2小时，再放入食盐调味便成。

注：什么叫飞水，飞水就是把物料，如三鸟类、猪骨、羊肉等，放入锅内冷水中煮沸1～2分钟，捞起，沥干水，以去除血腥味，使汤味香醇。

2. 煎滚

其汤色奶白，味道香浓。

煲法：先用武火（旺火）起锅（即烧热铁锅）下油，将物料（如鱼类、三鸟类）放入锅内煎过（有些可溅少许酒），加入适量沸水和配料，然后转入砂锅，用文火煲，煲的时间长短视物料而定。

例如：**节瓜鲩鱼（草鱼）尾汤**。先用武火（旺火）起锅下油，将鲩鱼尾煎至淡黄色，加入适量沸水，然后转入砂锅，再放入切件节瓜，约煲30分钟，以食盐调味便成。

3.清滚

汤色清淡，味鲜气香。

煲法：先将锅内清水烧滚，加入食盐、油，然后放入物料，至物料滚熟便成。

例如：**菜心肉片汤**。先将锅内适量清水烧滚，加入食盐、油、菜心，待滚后，再放入以调味料腌拌过的肉片，待肉片滚熟便成。

（二）煲粥

粥有清热、健脾胃、易吸收的特点，便于儿童食用。其原料以大米、小米、大麦、小麦为主，因配料和烹调方法不同，大致可分为白粥、味粥、药粥三种。

1.白粥

明火白粥，粥色奶白，黏稠，清香。

传统煲法：以大米为原料，配少许腐竹、白果，均洗净，锅内注入适量清水，用武火煮滚，加上上料转文火（火候大小适中）煲至米烂黏稠，成半流质便可。

2.味粥

以大米、小米、麦为原料，与不同的配料（肉类、鱼类、豆类）煲煮而成。

一般煲法：锅内注入适量清水煮沸后，将大米等原料与配料洗净，同放入锅中，文火（火候大小适中）煲至大米烂，加入调味料便成。

例如：**蚝豉皮蛋咸瘦肉粥**。大米洗净，蚝豉洗净浸泡切开，皮蛋去壳切碎，咸瘦肉切块。锅内注入适量清水，煮沸后，上四味同放入锅中，文火（火候大小适中）煲至米烂黏稠，以食盐调味便成。（咸瘦肉腌制法：猪瘦肉用盐腌4～24小时即成。）

生滚法：在煮好的大米白粥中加入以调味料腌拌过的鱼片、肉片，待肉片滚熟便成。

例如：**猪肝粥**。先将白粥煲好备用，猪肝适量，切成薄片，用姜丝、食盐等

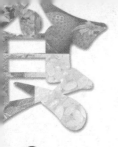

调味料腌拌。制作时将适量白粥煲滚，加入腌好的猪肝，煮至猪肝熟，随即放入葱花、麻油便成。

3.药粥

按保健处方的要求，以大米为原料，配一定的药材，煲制而成。

例如：**祛湿粥**。以大米为原料，配以清热祛湿的中药，如木棉花、灯芯花、白扁豆、生薏苡仁、猪苓、川草薢等。煲制时，将上料洗净，木棉花、灯芯花、猪苓、川草薢放入纱布袋中，锅内注入适量清水，煮沸后，上料同放入锅中，文火煲至粥成。将纱布袋取出，以食盐或糖调味，便可食用。

二、炖

广东地区多采用，保持原汁原味，汤色清淡，味鲜气香。有清炖，也有加药材同炖。

方法：先将物料洗净。有血污的（如三鸟类、骨、肉类）先飞水，然后放入炖盅内（可同时加入药材），加上汤或沸水，上蒸笼或放入锅内隔水炖，用文火（火候大小适中）炖1~3小时便成。

例如：**清炖鸡汁**。将鸡肉去皮切片（或剁烂），与少许姜片、红枣同放入炖盅内，加入适量沸水，上蒸笼或放入锅内，隔水炖1小时便成。

淮杞炖鹌鹑。先将鹌鹑宰好洗净，飞水，与淮山、杞子、红枣同放入炖盅内，加适量沸水，上蒸笼或放入锅内炖2小时便成。

三、蒸

蒸就是把物料放在容器内，隔水通过高温蒸气，使生的物料蒸至熟。蒸能保持菜肴的原汁原味和造型。其方法简单，但必须掌握火候。

（1）蒸鲜鱼类要用武火（旺火），这样蒸出来的鱼，其肉嫩滑，不会"霉木"。

例如：**清蒸鱼**。把鱼宰好洗净，放在碟中，葱条垫底，姜片放在上面，上蒸笼或放入锅内隔水蒸。用武火蒸熟，加滚油、生抽、葱等调味料便成。

（2）蒸滑鸡、蒸排骨要用中火（即火候大小适中）蒸至肉熟。这样蒸出来的鸡或排骨，味鲜、肉滑、汁清。

例如：**冬菇蒸滑鸡**。将鸡斩件，冬菇浸泡切丝，用油、食盐、味精、姜片、生抽（酱油）、生粉（豆粉）拌匀，放在碟中，上蒸笼或放入锅内，隔水用中火蒸至鸡熟便成。

（3）蒸鸡蛋羹则要用文火（小火）蒸至蛋熟。这样蒸出来的蛋羹，嫩滑可口。

例如：**虾皮鸡蛋羹**。鸡蛋打散，加适量温开水、食盐调匀，拌入虾皮，盛于碗内。用文火蒸至鸡蛋熟，加入少许麻油便成。

四、焗

先将菜肴物料用调味料腌拌，然后烧热砂锅，放油，烧至大热时，放入物料加锅盖，慢火焗至物料熟。取其原味、汁少、味浓气香。

例如：**排骨（或肉片）焗饭**。将切件的排骨（或肉片）用少许油、盐、糖、生粉拌匀，备用。大米煮饭，煮到七成熟时，将排骨（或肉片）放在饭面上，慢火焗至排骨（或肉片）熟透，便成。

葱油焗鸡翼。鸡翼洗净，用食盐、白糖、蒜蓉、绍酒腌过。然后烧热砂锅，放油。油大热时，放入香葱，再放腌过的鸡翼于葱面上，慢火焗至鸡翼熟便成。

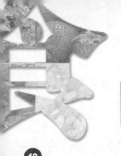

第二章　儿童保健饮食

"圣人不治已病治未病……夫病已成而后药之，乱已成而后治之，不亦晚乎？"（《黄帝内经·素问·四气调神大论》）尤其在小儿，脏腑娇嫩，形气未充，罹患疾病，传变迅速，故在日常生活中，运用食疗提高其身体素质，增强免疫力，预防疾病，十分必要。

本章重点介绍不同的季节如何运用饮食调理来提高身体素质，增强抗病能力；迎考期学生的保健方法和健脑益智食品；锌、铁、钙等是儿童生长发育期不可缺少的微量元素，可通过食物供足身体的需要；铅是危害儿童生长发育的有害物质，如何通过食疗达到驱铅的目的。

第一节　四季饮食调理

一年四季，春温、夏热、秋凉、冬寒。随着季节的转换，人们的饮食，亦应有所变换。古代的食疗方法对此素有研究，提出"春食凉、夏食寒、秋食温、冬食热"的原则，以顺应四时。小儿则更应注意，因为小儿正处在生长发育时期，生机蓬勃，新陈代谢旺盛，迫切需要各种营养物质，但其脏腑娇嫩，消化功能薄弱，易为饮食所伤。如果能结合四季气候的变化、小儿体质的特点、营养的需要、食物的性味功能，以及合理的饮食结构来制订食谱，烹调汤水，调理小儿身体，则可以提高抗病能力，增进身体健康，预防和减少疾病的发生。

疾病的发生固然会受气候影响，而与身体的抗病能力有更密切的关系。如《黄帝内经》中指出："邪之所凑，其气必虚。"尤其在小儿，是"稚阴稚阳"之体，易虚易实，易寒易热。要预防疾病：一要增强小儿体质，提高小儿身体免疫功能和抗病能力，按期进行各种预防接种；二要注意气候的变化，增减衣服被褥，适应寒温；三要进行适当的体育活动，锻炼身体；四要给予适量的营养物质和饮食调理。

这里主要介绍小儿的四季保健饮食。

一、四季节气养生食疗经验方

人与自然环境是息息相关的，人们生活在大自然环境中，应遵循《黄帝内经》"人法天地而生，顺四时而成"的指导思想，在精神、起居、运动、饮食等方面都要顺应四时气候变化的规律来调养身体，学会掌握养生之道，不但"上工治未病"，人们亦可防病于未然。这里重点介绍几款四季节气食疗养生方，用于立春、春分、立夏、夏至、立秋、秋分、立冬、冬至期间食用的养生汤，对强身健体，美容护肤，提高免疫力，延年益寿，可收到事半功倍的效用。

春季养生方
保健汤品
金石斛西洋参花胶炖蛤蚧

[作用] 补脾养血，益肺固肾，润肤养颜，提高免疫力及抗病能力，适合于体弱儿童及一般儿童于立春、春分节气之日服食。中老年人于此日服食，同样能补肾安神，健体养颜。

[组成、用量] 金石斛 10~15 克，西洋参 5~10 克，鱼肚 15~30 克，蛤蚧 1 对，猪瘦肉 100 克，大枣 2~3 枚。（中老年人气血虚弱者，可加红参 5 克，鹿茸 3 克）

[烹调、食法] 金石斛浸泡 12 小时，剪碎，花胶浸 1~2 小时，姜葱出水，蛤蚧去头、爪，保留全尾，用淡盐水浸洗，西洋参切片，猪瘦肉飞水，大枣去核。上料同放入炖盅内，加开水 500~750 毫升，炖 2~3 小时，以盐调味，便可食用。

注意：在服食上汤前一天，先食一剂祛湿方，清除体内湿邪，使上方更好发挥效力。

祛湿方：云苓 15~30 克，白术 6~12 克，川朴花 6~12 克，南豆花 5~10 克，甘草 3 克。清水 2~3 碗，煎成半碗至 1 碗半。分 1~3 人服。

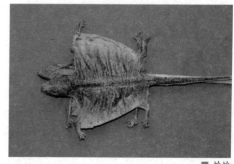
■ 蛤蚧

夏季养生方
保健汤品
金石斛西洋参海参炖蛤蚧

[作用] 养阴固肾，养肝护脾，增强体质。适合于体质虚弱及一般儿童于立

夏、夏至节气当日服食，中老年人服食可收到同样的功效。

[组成、用量] 金石斛10～15克，西洋参5～10克，海参（已浸发好）100～200克，蛤蚧1对，猪瘦肉100克。

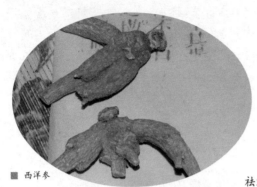

■ 西洋参

[烹调、食法] 金石斛、蛤蚧、西洋参、瘦肉的浸制方法与春季养生方同，海参先用葱出水，切大块（如用自行浸发的海参更好）。上料同放入炖盅内，加开水500～750毫升，炖2～3小时，以盐调味，便可食用。

注意：服用上汤前一天，先食一剂祛湿消滞方，以便更好发挥养生汤效力。

祛湿消滞方：火炭母15～25克，山楂6～12克，谷芽10～20克，麦芽10～20克，南豆花10克，罗汉果1/6个。清水2碗至3碗半，煎成半碗至1碗半。分1～3人服。

秋季养生方
保健汤品
金石斛西洋参黄耳百合炖蛤蚧

[作用] 滋润肺金，养肝固肾，润肤养颜，增强体质。适合于肺虚脾弱，易患咳喘之儿童，一般儿童于立秋、秋分节气当日服用，可增强体质，提高免疫力。中老年人在此日服用可收到同样的功效。

[组成、用量] 金石斛10～15克，西洋参5～10克，黄耳10～15克，百合20～30克，蛤蚧1对，猪瘦肉100克，蜜枣1～2枚。

[烹调、食法] 金石斛、蛤蚧、西洋参、猪瘦肉浸制方法与春季养生方同。黄耳用淡盐水浸泡12小时，切去硬实蒂部，撕成小朵，百合浸泡30分钟。上料同放入炖盅内加开水500～750毫升，炖2～3小时，以盐调味，便可食用。

注意：服用此汤前一天，先服一剂祛湿健脾方，使养生汤的效力更佳。

祛湿健脾方：云苓15～30克，白术6～12克，赤小豆15～25克，生薏苡仁15～25克，布渣叶6～12克，甘草3克。清水3碗半煎成1碗半。分1～3人服。

冬季养生方

保健汤品

金石斛西洋参冬虫草炖蛤蚧

[作用] 补脾益气，滋阴固肾，强壮体质，增强免疫力，是冬季调补身体的营养佳品。适合于肺脾气虚，身体瘦弱之儿童，一般儿童于立冬、冬至节气当日服食能强壮体质，增强抗病能力。中老年人服用，可收到同样的功效。

[组成、用量] 金石斛 10~15 克，西洋参 5~10 克，冬虫草 3~9 克，蛤蚧 1 对，猪瘦肉 100 克，蜜枣 1 枚。（中老年人气虚血弱者可加红参 5~10 克）

[烹调、食法] 金石斛、蛤蚧、西洋参、猪瘦肉浸制方法与春季养生方同。冬虫草用清水浸 10 分钟。上料同放入炖盅内加开水 500~750 毫升，炖 2~3 小时，以盐调味，便可食用。

注意：为使养生汤更好发挥药效，于服用前一天，先服一剂祛湿排毒方，清除体内湿邪热毒。

祛湿排毒方：云苓 15~30 克，白术 8~12 克，土茯苓 10~20 克，鸡蛋花 5~10 克，甘草 3 克。清水 2 碗半至 3 碗半，煎成 1 碗半。分 1~3 人服。

说明：①上述养生方，每款可供 1~3 人服用。②服用养生汤当日如无大寒、大热、重感冒、剧烈咳嗽，均可服用。③养生方中的蛤蚧，最好选用广西梧州蛤蚧。蛤蚧去头、爪，保留全尾。

二、春季饮食调理

春季是在严冬过后，气温仍属偏低，气候多变，忽冷忽热。这一季节，小儿容易患呼吸道传染病，如感冒、咳嗽、肺炎、麻疹、水痘、腮腺炎等。

春季气候温和，阳光明媚，万物生机萌发。小儿在此季节，亦是生机蓬勃，身体各组织器官功能活跃，活动量增加。这一季节食宜清淡平补，忌辛温大热。根据食物的性味功能和儿童营养的需要，配制一些平补脾肺、滋养强壮的汤水，作春季饮食调理，效果甚佳。这些食品有：

（一）保健汤品

1.益气参术汤

[作用] 益气健胃，祛湿开胃，常用于体倦，胃纳欠佳小儿。一般儿童饮用

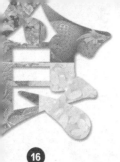

可健脾开胃。中老年体弱者，可参考服用。

[组成、用量] 党参10克，云苓15克，白术10克，大枣3枚，猪瘦肉100克。（体质偏热者，党参可改用太子参10克，2岁小儿剂量减半）

[烹调、食法] 猪瘦肉飞水，大枣去核，上料同放入锅内，加适量清水，武火煮沸，转文火煲1小时，便可饮用。

2.花生眉豆煲鸡

[作用] 健脾祛湿，滋润养肝。适合儿童及成人春季日常饮用。

[组成、用量] 母鸡约250克，花生30克，眉豆30克，蜜枣1枚。

[烹调、食法] 母鸡斩大块、飞水，花生、眉豆洗净浸30分钟，上料同放入锅内，加适量清水，武火煮沸，转文火煲1～2小时，以盐调味，便可食用。2岁小儿适量饮用。

3.小米百合粥

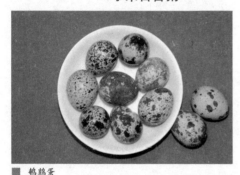

■ 鹌鹑蛋

[作用] 宁心安神，舒肝除烦，健胃进食，一般儿童及成年人春季宜常食。

[组成、用量] 小米50克，百合25克，鹌鹑蛋3～5只，大枣5枚，陈皮1/3片（约2克）。

[烹调、食法] 小米、百合洗净浸泡30分钟，大枣去核，陈皮浸泡备用。上料同放入锅内，加适量清水煲30分钟，取出鹌鹑蛋去壳与陈皮一同放回锅中再煲20分钟，以少许盐或糖调味，便可食用。2岁小儿适量食用。

4.莲子百合羹

[作用] 补益脾胃，润肺，宁心安神。适合于小儿日常食用。

[组成、用量] 莲子15克，干百合15克，鸡蛋1只，白糖适量。

[烹调、食法] 莲子去心，与干百合同放入砂锅内，加适量清水，慢火煮至莲子肉烂，加鸡蛋、白糖。鸡蛋煮熟后，即可食用。

5.淮芡猪肚汤

[作用] 益气健脾，补肾祛湿。适合于肺脾气虚、易患咳嗽、胃口欠佳、大便不调的小儿调理身体，亦可作为一般儿童及成人日常食用。

[组成、用量] 河南淮山20克，芡实20克，白果10粒，猪肚约200克。

[烹调、食法] 河南淮山、芡实浸泡30分钟，白果（去硬壳内皮）、猪肚洗净切块飞水。上料同放入砂锅中，加入适量清水，武火煮沸后，文火煲1~2小时，用盐调味，即可食用。

6.芡实鲫鱼汤

[作用] 补气、健脾、固肾。适合于脾胃弱、食欲不振、大便烂的小儿，一般儿童日常食用，能增强脾胃功能。

[组成、用量] 芡实20克，莲子20克，河南淮山20克，鲫鱼1尾（约200克）。

[烹调、食法] 鲫鱼去鳞、鳃及内脏，用少许食油在铁锅内煎至淡黄色，芡实、莲子、河南淮山浸泡30分钟，上料同放入砂锅内，加适量清水，武火煮沸后，文火煲1小时，以食盐调味，即可食用。

7.蚝豉咸酸菜花肉汤

[作用] 滋阴降火，健脾开胃，补锌、镁元素，此汤甘香味浓，别有风味，老幼咸宜，是客家名菜之一。

[组成、用量] 咸酸菜300克，蚝豉100克，瘦五花肉300克。

[烹调、食法] 咸酸菜洗净切大片，稍浸泡，以减少咸味。蚝豉洗净浸泡，花肉原件飞水，瓦锅注入适量清水，上料同放入锅内，武火煮沸后转文火煲2~3小时，煲够火路后，咸酸菜呈碧菜色，便可食用。

注意：①咸酸菜稍浸泡。②此汤不宜用全瘦肉，用瘦五花肉最适宜。③此汤用瓦锅煲，味道才甘香浓郁。

8.谷麦芽鲜陈鸭肾汤

[作用] 健脾开胃，助消化，增进食欲，疏肝除烦，适合于小儿消化不良、食欲欠佳。一般儿童日常食用，能增强脾胃功能，增加食欲。

[组成、用量] 谷芽20克，麦芽20克，独脚金5克，腊鸭肾1/2个，鲜鸭肾1个，蜜枣1枚。

[烹调、食法] 独脚金洗净，鲜鸭肾剖开洗净，腊鸭肾切片，清水浸淡。上料同放入锅内，加适量清水，武火煮沸后，文火煲1小时，便可饮用。

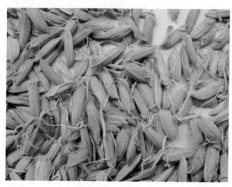

■ 谷芽

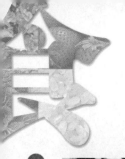

9.浮小麦猪心汤

[作用] 健脾益气，宁心安神，健脑益智。

[组成、用量] 浮小麦25克，大枣5枚，猪心1个，桂圆肉6克。

[烹调、食法] 猪心对边切开，洗净积血，飞水，大枣去核，上料同放入锅内，加适量清水，武火煮沸转文火煲1小时，以盐调味，便可食用。

10.五指毛桃牛大力煲鸡

[作用] 补脾益气，舒筋活络，强筋骨，祛风湿。活动量大，体倦乏力者，老幼咸宜。

[组成、用量] 五指毛桃30克，牛大力30克，千斤拔30克，宰好光鸡半只（约300克），红枣5枚。

[烹调、食法] 光鸡去皮洗净，飞水，五指毛桃、牛大力、千斤拔洗净浸泡30分钟，红枣去核。上料同放入锅内，注入适量清水，武火煮沸转文火煲1～2小时，以食盐调味，便可食用。

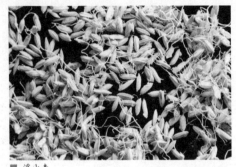

■ 浮小麦

（二）精美食谱

1.江珧柱鸡蛋羹

鲜美嫩滑，老幼咸宜。

[用料] 江珧柱20克，鸡蛋2只，香油、食盐少量。

[烹调法] 江珧柱浸泡撕碎，鸡蛋加少许食盐搅拌，加入适量温开水与珧柱调匀，盛于碟或碗内，隔水慢火炖8～10分钟，食时加少许香油。

2.西兰花炒牛肉

清淡爽口。

[用料] 西兰花300克，牛肉100克，红萝卜50克。食油、盐、白糖、绍酒、生粉各少量，蒜一瓣，姜适量。

[烹调法] 西兰花洗净，切开小朵，油盐水灼熟。牛肉切薄片，用少许调味料腌10分钟，备用。姜切片、蒜拍裂、红萝卜切片。

烧热铁锅下油，倒入牛肉炒至八成熟，再起锅，爆香蒜肉加入红萝卜片、姜片，爆炒西兰花，加少许绍酒，将牛肉回锅，打芡汁炒匀，上碟。

3.鱿鱼蒸肉饼

味道鲜美，肉嫩滑。

[用料] 猪瘦肉 200 克，干鱿鱼 30 克。食油、盐、白糖、生粉各适量，姜汁几滴。

[烹调法] 干鱿鱼浸软，切小粒，加少许姜汁捞匀。猪瘦肉剁碎，加入调味料搅匀至起胶，再加入鱿鱼粒拌匀，中火蒸熟即成。

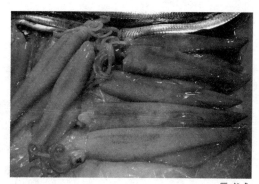
■ 鱿鱼

4.薯仔焖排骨

气香味浓、烩滑。

[用料] 薯仔（马铃薯）400 克，排骨 300 克，姜 3 片。食油、生抽、白糖、盐、生粉各适量。

[烹调法] 薯仔去皮切角形，排骨斩块，用少许白糖、食盐腌 10 分钟。

铁锅烧热下油，将薯仔烧至微黄色，铲起。再下油爆排骨，下姜爆香，薯仔回锅，加适量调味料及清水，薯仔焖烩，用生粉水打芡汁上碟。

5.韭黄煎蛋角

气香味鲜，肉滑。

[用料] 瘦猪肉 100 克，冬菇 10 克，韭黄 50 克，鸡蛋 3 只。食油、盐、白糖、生粉各适量。

[烹调法] 猪肉剁碎（现成肉滑也行），冬菇切小粒，韭黄切小段（约1厘米长）。

将猪肉、冬菇粒用少许调味料捞匀，在铁锅内炒熟，铲起。鸡蛋加少许食盐搅拌，与炒熟的冬菇肉蓉、韭黄一同捞匀。重起锅下油，放一汤匙蛋料，煎成蛋角，上碟。

6.啫啫鸡

香味浓郁，鸡肉嫩滑。

[用料] 宰好鸡项半只（约 300 克）。食油、盐、白糖、生抽、蒜片各少量，葱 2 条。

[烹调法] 鸡项斩件，拌入调味料捞匀，腌 30 分钟，香葱切小段。

烧热瓦锅下油，放入鸡件，焗 1~2 分钟翻动一次，焗至熟时加入葱段捞匀，上碟。

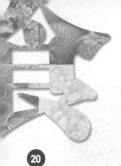

7.肉蓉酿豆腐泡

香滑可口，老幼咸宜。

[用料] 鲮鱼肉200克，腊肉30克，豆腐泡150克。食油、白糖、盐、生抽、生粉各少量，香葱3条，姜2片。

[烹调法] 鲮鱼肉剁烂，加少许调味料搅匀至起胶（亦可买现成鱼肉滑），腊肉切细粒，1条葱切葱花，另2条葱切葱段，豆腐泡对半切开。鱼滑与葱花、腊肉粒拌匀，酿入豆腐泡内，铁锅烧热下油，将酿好的豆腐泡煎至金黄色，加入少许生抽、清水，焖至肉滑熟，生粉水打芡，下葱段炒匀，上碟。

8.酿冬菇

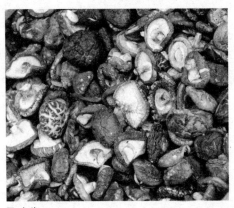

■ 冬菇

清香爽滑。

[用料] 冬菇100克，半肥瘦猪肉150克，鲮鱼肉50克，芫荽2棵。食油、盐、白糖、生抽、生粉各少量。

[烹调法] 冬菇浸泡发开，剪去冬菇脚，先将冬菇用少许食油、白糖拌匀，再用生粉擦匀冬菇底备用。猪肉、鱼肉剁烂，加调味料搅匀至起胶，将肉滑酿在冬菇上，摆在碟中，隔水炖熟，倒出冬菇汁加少许生抽调味，生粉水打芡汁，淋在冬菇上，上碟铺上芫荽即成。

9.莲藕焖五花肉

香浓南乳味，烩滑。

[用料] 莲藕500克，五花肉250克。食油、南乳、老抽、糖、盐、生粉各适量，蒜2瓣。

[烹调法] 莲藕洗净去皮切件，五花肉切件，蒜拍裂。

烧热锅下油，爆香蒜、南乳，放入五花肉爆炒，加入调味料及水，倒入瓦锅内与莲藕一起焖烩。生粉水打芡，上碟。

10.蚝油冬菇扒菜心

味道浓郁，鲜甜爽滑。

[用料] 冬菇100克，菜心250克。蚝油1汤匙，食油、白糖、盐、生粉各适量。

[烹调法] 冬菇浸透，剪去冬菇脚，菜心洗净。

烧锅下油，煮冬菇，加入少许白糖、盐，煮至冬菇焖滑，入蚝油拌匀，再滚片刻，生粉水打芡。菜心用油盐水滚熟，盛于碟上，将煮好冬菇放在菜心面上，即成。

三、夏季饮食调理

夏季时节，气候炎热，调理小儿身体要注意做好下面几点：

(1) 注意小儿营养。中医理论认为："夏三月，此为蕃秀。"就是说，夏天季节，万物生长繁荣茂盛，此时人体气机流畅，新陈代谢旺盛，皮毛疏松，容易出汗，消耗较大；加上小儿生长发育迅速，需要较多营养。但因天气炎热，人们食欲降低，尤其是小儿饮水过多，喜食冷饮品，更易引起食欲下降，胃口欠佳，往往达不到身体对营养的需求。为解决这一矛盾，先要选择富有营养的食物，如豆浆、牛奶、瘦肉、鱼类、蛋类、粮食、蔬菜、水果等，合理分配于一日三餐或四餐的膳食中。烹调要注意色、香、味，款式要多样化，颜色要鲜美，味道清淡爽口，不宜太油腻，这样才能增加小儿食欲，吃得多，吃得好，保证有足够的营养。

(2) 注意预防疾病。夏季气候炎热，温度高，湿度大。尤其在炎夏酷暑期间，暑气熏蒸，小儿容易感受暑湿邪气，而发生"伤暑""中暑"等暑热病；炎热的天气，又容易生热痱、疖疮；夏天是蚊蝇孳生的季节，蟑螂多，细菌繁殖快，稍不注意饮食卫生，就容易患胃肠道疾病，如呕吐、泄泻、痢疾等。所以，一定要注意小儿的饮食卫生，食物、食具的卫生清洁；其次是不宜食过多的冷饮品，以免影响脾胃的消化吸收功能。

(3) 夏季暑热易感湿邪，要经常提供一些消暑清热、健脾祛湿的保健食品给小儿调理身体。

（一）保健汤品

1. 消暑祛湿汤

[作用] 消暑祛湿，健脾益气。适合于夏季儿童及成年人日常食用。

[组成、用量] 冬瓜750克，猪脊骨200克，荷包豆30克，炒扁豆20克，生薏苡仁20克，鲜荷叶1/3片（干荷叶10克），蜜枣2枚。

[烹调、食法] 猪脊骨切块、飞水，荷包豆、生薏苡仁、扁豆浸泡30分钟，

冬瓜连皮切块，上料同放入锅内，加适量清水，武火煮沸，转文火煲1～2小时，以盐调味，便可食用。

2.西瓜

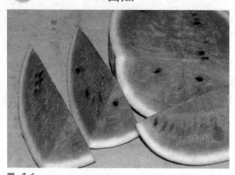

■ 西瓜

[作用] 清热消暑，生津止渴。

西瓜味虽甘美，但其性寒凉，故小儿食西瓜量一次不宜过多，以免引起果冷伤脾，胃口减退。体弱的婴幼儿，更须注意。

3.冬瓜扁豆薏苡仁汤

[作用] 清热解暑，健脾祛湿，是夏天的清凉饮品。小儿口干烦渴，小便短黄，饮此汤有清热利尿作用。暑天常饮，可预防中暑，少生热痱、疖疮。此汤亦可作暑热病的辅助治疗。

[组成、用量] 冬瓜750克，炒白扁豆、生薏苡仁各20克，赤小豆15克，莲蓬1个。

[烹调、食法] 冬瓜连皮切成块。扁豆、生薏苡仁、赤小豆浸泡30分钟，上料同放入砂锅中，加适量清水，武火煮沸转文火煲2小时。如果加入半块新鲜荷叶同煲，解暑清热的效力更强。

4.绵茵陈鲫鱼汤

[作用] 清热消暑，祛湿解毒，平肝。适于小儿暑热烦躁，食滞，口干上火。一般儿童饮用可清热解暑。

[组成、用量] 鲫鱼1尾（约250克），绵茵陈20克，赤小豆20克，生薏苡仁20克，蜜枣1枚。

[烹调、食法] 鲫鱼宰净，用少许油在铁锅内，慢火煎至淡黄色，绵茵陈、赤小豆、生薏苡仁洗净浸泡30分钟。上料同放入锅内，加适量清水，武火煮沸，转文火煲1小时，以盐调味，便可饮用。

注意：小儿只饮汤，以防鱼骨鲠喉。

5.祛湿消滞茶

[作用] 清热祛湿，消暑，清解胃肠积滞，减肥祛脂。夏季时节可作全家保健饮料。

[组成、用量] 火炭母10克，山楂6克，谷芽10克，麦芽10克，南豆花

5克，罗汉果1/6个（成人或全家饮用时，剂量可加倍）。

[烹调、食法] 上料同放入锅内，加适量清水煲40分钟，约煎成1碗，代茶饮用。

6.节瓜鲩鱼尾汤

[作用] 健脾开胃，消暑解渴。适合小儿夏天口干，食欲不振。一般儿童饮用可开胃佐膳。

[组成、用量] 节瓜（毛瓜）1个（约250克），鲩鱼尾约150克。

[烹调、食法] 节瓜去皮，切成小块；鲩鱼尾去鳞、洗净，用少许食油在铁锅中煎至淡黄色，加入适量开水，与节瓜同放入砂锅中，煲50分钟，以食盐调味，便可食用。

7.苦瓜排骨汤

[作用] 清热消暑，健胃清肠，除烦渴。老幼咸宜。

[组成、用量] 苦瓜500克，黄豆30克，排骨200克。

[烹调、食法] 苦瓜去瓤切件，黄豆洗净浸泡30分钟，排骨斩件飞水。

锅内注入适量清水，加入上料，武火煮沸后转文火煲1小时，以盐调味，便可食用。

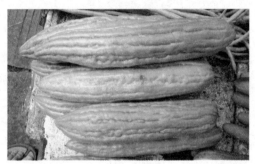
■ 苦瓜

8.祛湿粥

[作用] 此粥健脾祛湿，消暑清热利尿。适合于夏天口干喜饮、食欲不振、消化不良、小便短黄的小儿食用，亦可作湿热泄泻患者的辅助治疗。对一般儿童及成年人有健脾消滞祛湿作用。

[组成、用量] 木棉花15克，灯芯花5扎，川萆薢15克，猪苓15克，炒白扁豆15克，生薏苡仁15克，芡实15克，赤小豆15克，大米100克。

[烹调、食法] 将以上物料洗净，木棉花、灯芯花、川萆薢、猪苓放入纱布袋中。扁豆、生薏苡仁、芡实、赤小豆、大米洗净，浸泡30分钟。锅内注入适量清水，煮沸后，上料同放入锅中，文火煲至粥成，将纱布袋取出，以盐或糖调味，便可食用。

9.绿豆海带粥

[作用] 清热、消暑、解毒、利水,是夏季清凉饮料之一,适用于口渴烦热、小便短黄、痰热咳嗽者饮用,还有预防和减少生痱子、生疖疮的功效,亦可作颈淋巴腺炎的辅助治疗。

[组成、用量] 绿豆30克,海带15克,大米50克,陈皮1/3个,红糖适量。

[烹调、食法] 海带洗净,切成小段,绿豆、大米洗净浸泡30分钟,锅内注入适量清水,煮沸后加入上料煲粥。粥煲好后,加入红糖调味,即可食用。

■ 绿豆

10.冬瓜煲老鸭

[作用] 养阴清肺,健脾,开胃,消暑,祛湿,利水,是夏季清润汤水。儿童及成人夏季饮用,能开胃佐膳。

[组成、用量] 冬瓜750克,宰净老鸭半只(约300克)。

[烹调、食法] 冬瓜连皮切成小块,老鸭用少许食油在铁锅中略煎后,加入适量开水,与冬瓜同放入砂锅中,武火煮沸转文火煲2小时,加盐调味,即可食用。

11.咸蛋节瓜汤

[作用] 清热解渴,开胃佐膳,此汤清淡气香,老幼咸宜。

[组成、用量] 节瓜(毛瓜)500克,咸蛋2只。

[烹调、食法] 节瓜去皮切块,咸蛋洗净去壳备用。锅内注入清水4碗,煮沸后加入节瓜,中火煲15分钟后,加入咸蛋,再煲10分钟,待蛋黄熟透,便可食用。

12.凉粉

[作用] 消暑解渴,清解热毒。独具岭南风味的小吃。

[食法] 凉粉是将凉粉草(仙人草)磨烂,滤汁去渣,加入淀粉煮滚后,盛于容器,冷凝成糕。食时取适量凉粉,加入红糖水或蜜糖。气味清香,爽滑可口。

一般可买罐头凉粉,既方便,又卫生。

13.老黄瓜煲猪腒

[作用] 清热消暑,祛大肠湿毒,利尿,老幼咸宜。适用于暑热烦渴,口干不欲食者。儿童夏天食用,清热消暑。

[组成、用量] 老黄瓜1个（约500克），猪腱250克，蜜枣1枚。

[烹调、食法] 老黄瓜去瓤，切大块，猪腱切成2块飞水。上料同放入锅内，加适量清水，武火煮沸转文火煲1～2小时，以盐调味，便可食用。

（二）精美食谱

1.苦瓜炒牛肉

甘凉爽口。

[用料] 苦瓜400克，牛肉150克。食油、白糖、盐、生抽、生粉各适量。豆豉5克，蒜2瓣，生姜2片。

[烹调、食法] 牛肉切薄片，用少许白糖、盐腌10分钟。凉瓜洗净去瓤切片，用盐搓匀，腌30分钟，再漂清水，滤干备用。葱切段，蒜与豆豉捣烂。将牛肉泡嫩油备用。

烧锅下油，将姜片、蒜、豆豉爆香，和凉瓜一齐炒熟，再下牛肉，炒匀，生粉水打芡，上碟。

2.黄瓜洋葱炒鲜鱿

色艳味美，爽脆可口。

[用料] 黄瓜300克，洋葱50克，灯笼椒50克，红萝卜30克，鲜鱿鱼150克。食油、生抽、盐、白糖、绍酒各适量。蒜2瓣，姜3片。

[烹调、食法] 洋葱切块，灯笼椒切块，红萝卜切片，鲜鱿鱼洗净剕花切片，青瓜去瓤切片。

烧热锅下油，蒜蓉姜丝爆香，放入鲜鱿鱼爆炒，加入少许绍酒，炒至九成熟时，铲起。

烧锅下油，放入青瓜、洋葱、灯笼椒、红萝卜兜匀，加入调味料，炒至瓜熟，加鱿鱼炒匀，生粉水打芡，上碟。

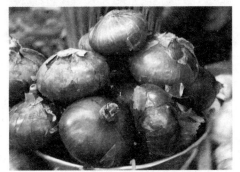
■ 洋葱

3.酸梅蒸排骨

酸甜可口，开胃佐膳。

[用料] 肉排200克，酸梅2个。食油、生抽、白糖、蒜蓉、生粉各少量。

[烹调、食法] 酸梅去核剁烂。

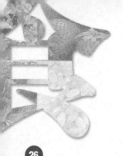

排骨斩小件，加上述调味料拌匀，蒸熟即成。

4.蚝油鲜菇焖生筋

味道香浓，爽滑可口。

[用料] 鲜草菇250克，生筋（油根）150克，韭黄25克，蚝油1汤匙。食油、白糖、盐、生粉各适量。

[烹调、食法] 鲜草菇洗净，用滚盐水烫过；生筋对半切开，用滚水烫过，挤干水，以减少油腻。

烧热锅下油，爆炒鲜菇，加入生筋炒匀，再加蚝油、调味料及水，焖几分钟，加入韭黄，生粉水打芡，上碟。

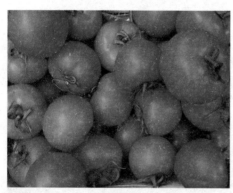

■ 番茄

5.番茄炒蛋

色鲜艳，味酸甜，开胃佐膳。

[用料] 番茄300克，鸡蛋2只。食油、白糖、盐各适量，蒜1瓣。

[烹调、食法] 番茄切块，鸡蛋去壳打匀，蒜切片。

烧锅下油，炒熟鸡蛋，铲起。烧锅下油，爆香蒜片，加入番茄，再加盐、白糖调味，鸡蛋回锅与番茄捞匀，上碟。

6.啫啫鱼块

香浓鲜美，肉爽滑。

[用料] 鲩鱼腩300克。食油、生抽、白糖、盐各适量，香葱2条，生姜3片。

[烹调、食法] 鲩鱼腩切块，用白糖、盐、生抽腌20分钟，香葱切小段，姜切丝。

烧热锅下油，爆姜丝，下鱼块，焗1~2分钟翻动一次，焗至熟时加葱段炒匀，上碟。

7.咸蛋蒸肉饼

色香味美，开胃佐膳。

[用料] 咸蛋2只，鸡蛋1只，猪瘦肉150克。麻油、盐各适量。

[烹调、食法] 咸蛋取出蛋黄，对半切开。猪瘦肉剁烂，咸蛋白与鸡蛋一同打匀，加入少量温开水和猪瘦肉捞匀，咸蛋黄放在上面，隔水慢火蒸熟，加少许

麻油,便可食用。

8.五彩肉丁

颜色鲜艳,清淡甘香。

[用料] 红萝卜100克,西芹100克,马蹄100克,玉米粒100克,腰果50克,冬菇20克,猪瘦肉100克。食油、白糖、盐、生粉各适量。

[烹调、食法] 腰果用盐水煮10分钟,滤干水分后,用油炸至金黄色,备用。红萝卜去皮切粒,西芹撕去筋切粒,马蹄去皮切粒,冬菇浸透去冬菇脚切粗粒;猪瘦肉切粒,用少许白糖、盐腌10分钟,少许生粉拌匀。

烧锅下油,放入冬菇、红萝卜、西芹爆炒,再加入马蹄、玉米粒及调味料,炒熟,铲起。

烧锅下油,爆肉粒至九成熟时,将冬菇等回锅炒匀,生粉水打芡,上碟。腰果放在上面。

9.田鸡焖冬瓜

鲜甜美味,清淡不腻。

[用料] 冬瓜500克,田鸡4只约250克。食油、生抽、白糖、盐、生粉各适量,葱2条。

[烹调、食法] 冬瓜去皮切块。田鸡宰净斩件。葱切段。

烧锅下油,爆炒冬瓜,加白糖、盐调味煮烃,铲起。

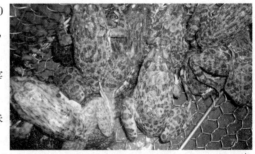

■ 田鸡

烧锅下油,爆炒田鸡至九成熟时,冬瓜回锅与田鸡拌匀,焖几分钟加葱段,生粉水打芡,上碟。

10.江珧柱瓜脯

味鲜而清淡,好吃而不腻滞。

[用料] 节瓜500克,江珧柱30克。食油、白糖、盐、生粉各适量,生姜2片。

[烹调、食法] 节瓜去皮切圆形件,江珧柱浸透撕成丝。

烧锅下油,放姜片、江珧柱、节瓜炒匀,加适量清水及调味料,中火焖至节瓜烃。生粉水打芡,上碟。

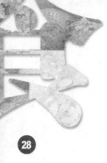
四、秋季饮食调理

秋季气候，凉爽而干燥，是"燥气当令"之时。如果天气晴朗，久晴不雨，人们就会明显感觉干燥的症状，如皮肤干燥、粗糙，或口燥咽干，或干咳无痰，有些小儿还易患秋季腹泻。在此季节食品宜用甘润之品，以清燥润肺，滋润脏腑，调养肝脾，兼固护肾气。下列汤水用于秋季调理身体，可预防和减少疾病发生。

(一) 保健汤品

1.海参鱼肚羹

[作用] 补脾益气，养阴固肾，滋润筋脉，护肤养颜。此汤羹宜用于秋季调理身体，一般儿童及中老年人均可食用。

[组成、用量] 海参150克（已浸发好的湿海参），鱼肚50克，江珧柱10克，光鸡半只（约200克），猪骨200克，瘦肉50克。

[烹调、食法] 海参洗净飞水，切粗丝，鱼肚浸泡好，姜葱洗净，切粗丝，江珧柱浸泡撕开（江珧柱水可放入汤中），鸡、猪骨斩大块飞水。先将鸡、猪骨熬成上汤750～1000毫升，倒出备用。瘦肉切丝，用糖、盐、生粉拌匀。将海参、鱼肚、珧柱、肉丝同放入上汤中，煲约20分钟。以盐调味，马蹄粉水打芡，便可食用。此汤羹可供3～4人食用。

2.银莲百合羹

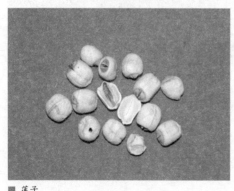

■ 莲子

[作用] 滋阴润肺，补脾宁心，是秋季调理身体的佳品。一般小儿可常食。口燥咽干或肺燥干咳无痰者，亦可食用。

[组成、用量] 银耳（雪耳）10克，莲子20克，干百合15克，鸡蛋1只，冰糖适量。

[烹调、食法] 银耳浸泡洗净，与莲子、干百合浸泡30分钟，同放入砂锅中，加适量清水煮至莲子烂，加入鸡蛋、糖，待鸡蛋熟后，即可食用。

3.淮杞山斑鱼汤

[作用] 滋养肺阴脾阴，润燥生津，养肝明目，补而不峻，老幼咸宜，是秋季调理身体的佳品。

[组成、用量] 淮山 30 克，杞子 10 克，猪腱肉 150 克，山斑鱼 1 尾（约 250 克），生姜 1 片。

[烹调、食法] 猪腱肉洗净，飞水，淮山浸泡 30 分钟，山斑鱼宰后去鳃、鳞、内脏，洗净滤干水分后，用少许油在铁锅内煎至两面淡黄色，注入少量开水，然后将上料同放入锅内，再加适量清水，武火煮沸后转文火煲 1～2 小时，以盐调味，便可食用。

4.沙参玉竹瘦肉汤

[作用] 养阴润燥，益胃生津。适合于胃阴不足，口燥咽干，胃纳欠佳，大便干结的小儿。或肺燥干咳者。皮肤干燥、粗糙如鳞屑状者，常饮此汤，疗效显著。一般儿童秋季饮用，润燥生津。

[组成、用量] 沙参 15 克，玉竹 20 克，南杏 12 克，蜜枣 2 枚，猪瘦肉 100 克。

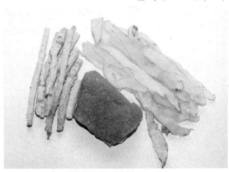

[烹调、食法] 南杏去皮，猪瘦肉飞水，上述物料，同放入砂锅中，加适量清水，武火煮沸转文火煲 1 小时，便可饮用。

注：患感冒或大便稀溏者，暂不宜食。

5.燕窝炖瘦肉

[作用] 补脾益气，养肺胃阴，开胃进食。适合于身体瘦弱、食欲不振或病后体虚者。此炖品用于调理身体，有增强肺脾二脏之功效，能促进食欲，一般小儿食之，健脾开胃。

[组成、用量] 燕窝 3～5 克，猪瘦肉 30～50 克。

1～2 岁小儿用燕窝 3 克，猪瘦肉 30 克；3～5 岁小儿用燕窝 5 克，猪瘦肉 50 克。

[烹调、食法] 燕窝先用清水浸泡 4 小时，拣去燕毛杂质；猪瘦肉切片，飞水，同放入瓦盅内，加少量开水（80～120 毫升），置蒸笼或锅中隔水炖 1 小时，加入少许盐调味，即可食用。

6.江珧柱节瓜猪腱汤

[作用] 滋阴益气，清热健脾，祛湿，开胃佐膳。老幼咸宜，是秋季美食佳品。

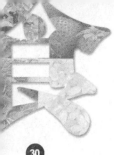

[组成、用量] 节瓜（毛瓜）750克，江珧柱15克，眉豆30克，猪腱肉200克。

[烹调、食法] 节瓜去皮切大件，猪腱肉切2块飞水，眉豆浸泡30分钟。上料同放入锅内，加适量清水，武火煮沸后转文火煲1～2小时，以盐调味即可。

7.雪梨南杏润肺汤

[作用] 清肺热，润肺燥，止咳化痰。适合口燥咽干，肺燥干咳，大便秘结者用。一般小儿饮用对预防咽喉炎有一定疗效。

[组成、用量] 雪梨2个，南杏仁12克，北杏仁9克，蜜枣1个，猪肺约250克。

[烹调、食法] 雪梨去心切块，南杏去皮，北杏去皮、尖。猪肺冲洗干净切块，在铁锅中炒透，再漂洗滤干水。锅内注入适量清水，加入上料，武火煮沸转文火，煲1～2小时，以盐调味，便可食用。

8.莲芡豆粥

[作用] 健脾开胃，利水止泄泻。一般儿童常食此粥，能健脾开胃。更适宜于体弱、消化不良、胃纳欠佳、大便溏烂者食用。对秋季腹泻小儿，有辅助治疗作用。

[组成、用量] 莲子20克，炒白扁豆20克，芡实20克，大米50克。

[烹调、食法] 将上述四种物料洗净，浸泡30分钟，同放入砂锅中，加适量清水，煲粥。粥煲好后，加糖或盐调味，即可食用。

注：婴幼儿宜饮粥水，不吃粥渣。

9.苹果蜜枣瘦肉汤

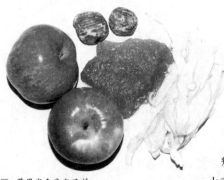

[作用] 养阴润肺，益胃生津，润筋脉，润肤美容。适用于秋季天气干燥，干咳无痰，皮肤干燥。一般小儿秋季常食，润燥生津。

[组成、用量] 苹果2个，玉竹25克，百合15克，猪瘦肉100克，蜜枣1枚。

[烹调、食法] 苹果去皮、心，切片。猪瘦肉飞水，上料同放入锅内，加适量清水，武火煮沸转文火煲1小时，便可食用。

■ 苹果蜜枣瘦肉汤料

10.红萝卜玉竹马蹄鱼头汤

[作用] 清热润燥，滋养皮肤。秋季气候干燥时调养身体的佳品。

[组成、用量] 红萝卜250克，玉竹25克，马蹄150克，鲩鱼头1个（约300克）。

[烹调、食法] 红萝卜去皮切块，马蹄去皮拍裂，鲩鱼头去鳃洗净，用少许油在铁锅内煎至两面淡黄色，溅入少量开水，然后与上料同放入锅内，再加适量清水，武火煮沸转文火煲1小时，以盐调味，便可饮用。

11.莲藕绿豆脊骨汤

[作用] 补益脾胃，润燥通气，开胃进食，老幼咸宜。

[组成、用量] 莲藕500克，绿豆25克，蜜枣2枚，猪脊骨300克，章鱼30克。

[烹调、食法] 莲藕洗净去皮切块，章鱼洗净，猪脊骨斩件，飞水，上料同放入锅内加适量清水，武火煮沸转文火煲2小时，以盐调味，佐膳吃。

12.椰子煲鸡

[作用] 清润补气，养颜护肤，老幼咸宜。

[组成、用量] 椰子1个，宰净光鸡半只（约400克）。

[烹调、食法] 椰子撬开芽孔，倒出椰子水，然后锯开壳，取出椰子肉切薄片，鸡洗净后，飞水，与椰子肉同放入锅内，加适量清水，武火煮沸转文火煲1～2小时，再倒入椰子水，煲滚，以盐调味，便可食用。

13.鲮鱼粉葛汤

[作用] 清凉甘润，滋养筋脉，通利关节，去骨火疼痛，消除骨火引起的关节疼痛、肌肉酸痛，以及活动后，筋骨肌肉酸痛乏力，老幼皆宜。

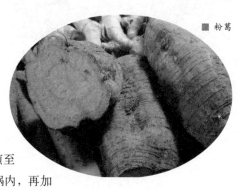

■ 粉葛

[组成、用量] 粉葛500克，鲮鱼1尾（约300克）。

[烹调、食法] 粉葛去皮切片，鲮鱼宰后，去鳃、鳞、内脏，洗净，用少许油在铁锅内煎至淡黄色，加入少量开水，然后与粉葛同放入锅内，再加适量清水，武火煮沸转文火煲2小时，以盐调味，便可食用。

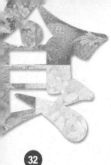

（二）精美食谱

1.蚝油鸡翼

甘香味美，鸡肉嫩滑。

[用料] 鸡翼250克，蚝油1汤匙。食油、蒜片、白糖、盐、生抽各适量，香葱2条。

[烹调法] 香葱切段备用，鸡翼洗净切大件，用蒜片、白糖、生抽、盐各少许，与鸡翼拌匀，腌1小时。

烧锅下油，将鸡翼爆炒，中慢火焗熟，加入蚝油捞匀，再放入葱段，炒匀上碟。

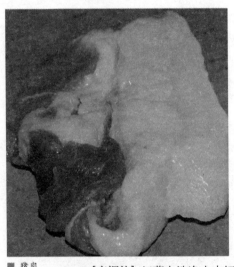

■ 猪肉

2.冬菇蒸肉饼

味香鲜美，肉嫩滑，老幼咸宜，下饭佳肴。

[用料] 半肥瘦猪肉200克，冬菇40克。食油、生抽、白糖、盐、生粉各适量。

[烹调法] 冬菇浸泡去脚，滤干水切幼粒，猪肉剁烂加少许盐搅匀至起胶，加入冬菇粒、白糖、生抽、生粉调味拌匀，放入碟内，隔水蒸熟。

3.红萝卜丝炒鸡蛋

颜色鲜艳，甘香爽口。

[用料] 红萝卜150克，鸡蛋2只。食油、盐各适量。

[烹调法] 红萝卜洗净去皮切细丝，鸡蛋去壳加入少许盐打匀。

烧锅下油，炒红萝卜丝，加少许盐调味，炒熟，加入鸡蛋，拌匀炒熟，上碟。

4.栗子焖鸡

咸甜适中，甘香酥烂。

[用料] 栗子300克，宰净光鸡半只（约300克）。食油、绍酒、白糖、生抽、生粉、盐各适量。

[烹调法] 栗子去壳去皮，鸡洗净斩块。

烧锅下油，将鸡件爆香，溅入少许绍酒，加栗子及调味料和适量清水，转放入瓦锅内，文火焖至栗子烂，生粉水打芡，上碟。

5. 咸鱼茄子煲

咸鱼味香浓，甘香可口。下饭佳肴。

[用料] 茄子 500 克，咸鱼 25 克。食油、白糖、盐各适量，蒜 2 瓣，生姜 2 片。

[烹调法] 茄子切长条形（约 5 厘米长），蒜拍裂。

烧锅下油，放入蒜、姜片，爆香咸鱼，加入茄子、白糖炒匀，转放入瓦锅内中火焗至茄子熟，如咸味不够，可加入少许盐，生粉水打芡，原煲上桌。

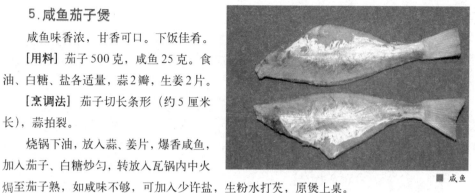

■ 咸鱼

6. 鱼肉滑酿节瓜

味鲜美清甜，烩滑。

[用料] 长条形节瓜 2 条（约 500 克），鲮鱼滑 150 克，腊肉 20 克。食油、白糖、盐各适量，生姜 2 片，蒜 2 瓣。

[烹调法] 节瓜去皮，切 4 厘米长一段，挖去瓜心，腊肉切幼粒，加入鱼滑中拌匀，将鱼滑酿入节瓜内。

烧锅下油，将酿好的节瓜两面煎至淡黄色，铲起。

烧锅下油，爆香蒜片、姜片，加入节瓜、适量清水及调味料，中火焖至节瓜烩，生粉水打芡，上碟。

7. 冬菇金针云耳蒸鸡

味甘香，鸡嫩滑。

[用料] 宰好光鸡半只（约 300 克），冬菇 15 克，云耳 10 克，金针菜 15 克。食油、生抽、盐、白糖、生粉各适量。

[烹调法] 冬菇浸泡，去冬菇脚切丝，云耳浸泡洗净，金针菜浸泡摘去硬茎，鸡斩件，用白糖、生抽、盐腌过，再加入冬菇丝、云耳、金针、调味料、生粉拌匀，放入碟内，隔水蒸熟。

8. 子萝炒牛肉

香甜美味，增进食欲。

[用料] 酸子姜 25 克，菠萝 1 个（约 750 克），牛肉 150 克，灯笼椒 1 个。食油、生抽、白糖、盐、生粉各适量，蒜 2 瓣。

[烹调法] 灯笼椒去核切块，菠萝去皮，十字形剖开切厚片；牛肉切薄片，用

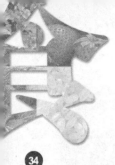

少许白糖、盐、食油、生粉拌匀腌10分钟。

烧锅下油，爆香蒜片加入牛肉炒至九成熟，铲起。

烧锅下油，放入灯笼椒、子姜、菠萝及调味料炒透，再加入牛肉拌匀，生粉水打芡，上碟。

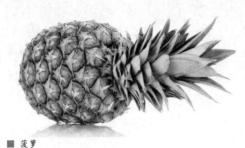

■ 菠萝

9.咕噜肉

酸甜适中，香酥松化。

[用料] 半肥瘦猪肉200克，菠萝半个，红、青灯笼椒各一个，鸡蛋1只。食油、白糖、盐、白醋、茄汁各适量，葱2条，蒜2瓣。

[烹调法] 半肥瘦猪肉切小块，用白糖、盐各少许腌20分钟，加鸡蛋捞匀，每块肉均匀沾上生粉。菠萝切小块，红、青椒切块，葱切段。

烧锅下油，油将滚时放入猪肉，中火炸至肉熟捞起。

烧锅下油，将菠萝及红、青椒爆炒，铲起。

烧锅下油，爆香葱、蒜，加茄汁、清水、白醋、盐、糖调味，至酸甜适中，生粉水打芡，入葱段，红、青椒，菠萝，炸肉捞匀，上碟。

10.老少平安

味道鲜美，营养丰富，老幼咸宜。

[用料] 豆腐2块（约300克），鲮鱼滑50克，半肥瘦猪肉50克，鸡蛋清1只。食油、盐、白糖、生抽、香麻油各适量，葱1条。

[烹调法] 葱切葱花，猪肉剁烂，加少许盐搅匀，加入鱼滑搅匀至起胶，再加入豆腐、蛋清及调味料一起搅匀，放入碟中，隔水蒸熟，面上撒上葱花、香油、生抽。

五、冬季饮食调理

"冬三月，此为闭藏。"冬季气候寒冷干燥，万物生机潜伏闭藏。此时人体的精气亦处于收敛潜藏，宜调补气血，怡养精神。且此时食欲增加，容易吸收营养，故冬季是调养身体的好时机。对一般儿童或体弱小儿，以食物调理最为适合。因小儿体质与成人有所不同，小儿体属纯阳，往往阳气偏盛，一般不宜峻补或温补；

另外，小儿脾常不足，消化功能薄弱，不宜过食肥甘腻滞。所以在饮食调理上，着重于增强肺、脾、肾三脏的功能。按小儿体质的寒热虚实，选用甘润强壮或清热润肺食品。

（一）保健食品
〈一〉甘润强壮类
有滋养肝肾、补益心脾、增强体质的作用。

1.冬桑叶黄豆炖鸡

[作用] 清肝明目，滋阴养颜，此方清润，补而不燥，老幼咸宜。

[组成、用量] 鲜冬桑叶50克（干桑叶15克），黄豆30克，鸡项1只，蜜枣2枚。

[烹调、食法] 鸡项宰净，黄豆浸泡30分钟。将桑叶、黄豆放于鸡腔内，蜜枣放于炖盅内（如用干桑叶，先将桑叶浸泡30分钟），将原只鸡放入炖盅内，加适量开水炖2小时，将桑叶取出，以盐调味，便可食用。

2.羊胎盘紫灵芝苹果汤

[作用] 温中健脾，益气血，护肤养颜，增强免疫力。儿童及成人均可食用。

[组成、用量] 羊胎盘半个，紫灵芝5克，苹果2个。

[烹调、食法] 羊胎盘洗净，切大块，飞水，紫灵芝切片，浸泡30分钟，苹果去皮、心，切大块。上料同放入锅内，加适量清水，武火煮沸，转文火煲1~2小时，以盐调味，便可食用。

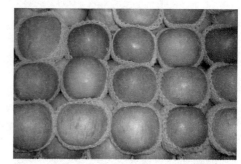

■ 苹果

3.淮莲炖水鱼

[作用] 滋养强壮，益肺健脾。适合于身体虚弱、贫血的小儿。一般儿童及成人日常都可食用。

[组成、用量] 河南淮山20克，莲子20克，桂圆肉10克，水鱼（鳖）1只（约400克）。

[烹调、食法] 水鱼宰好洗净，飞水，淮山、莲子浸泡30分钟，上料同放入

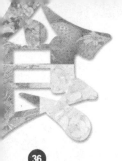

瓦盅内，加适量开水，隔水炖2～3小时，以盐调味，便可食用。

4.淮杞炖猪肝（或炖牛肉）

[作用] 滋养肝肾，益气力，生精血，明目。适用于体弱贫血、视力下降的儿童，一般儿童亦可作日常食用。

[组成、用量] 河南淮山15克，杞子10克，猪肝50克（或牛肉50克），红枣5枚。

[烹调、食法] 猪肝切片，红枣去核，河南淮山用清水浸30分钟，上料同放入瓦盅内，加适量开水，隔水炖2小时，以盐调味，便可食用。

5.参芪炖鸡

[作用] 补中益气，健脾补血，适合于体质虚弱，面色苍白贫血的小儿，一般儿童在天气寒冷时用于调补身体。

[组成、用量] 党参10克，北芪10克，鸡肉150克，红枣5枚。

[烹调、食法] 鸡肉切片，红枣去核，上料同放入瓦盅内，加适量开水，隔水炖2小时，以盐调味，便可食用。

注意：参芪炖鸡、淮杞炖猪肝，略偏于燥热，肝火盛、心火旺、易患扁桃腺炎的小儿不宜多食。

6.冬虫草花胶炖水鸭

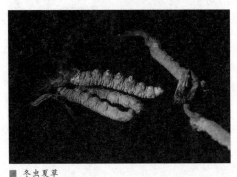

■ 冬虫夏草

[作用] 滋阴益气，健脾固肾，补五脏六腑精血，用于贫血肢冷，体质虚弱。平时食用，固肾养颜，是儿童及成人冬季调补身体佳品。

[组成、用量] 冬虫草3～5克，花胶30克，水鸭1只，生姜1片。

[烹调、食法] 冬虫草稍浸泡，花胶浸1小时姜葱出水，再用清水冲后滤干水备用，水鸭宰净，洗净斩大块，飞水，上料同放入炖盅内，加3～4碗开水，隔水炖2～3小时，以盐调味，便可食用。

注意：感冒时勿食。

7.马蹄羊肉汤

[作用] 补益气血，温中散寒，适合于身体虚弱者调补身体。

[组成、用量] 羊肉500克，马蹄100克，淮山15克，杞子10克，生姜10克。

[烹调、食法] 羊肉斩件，飞水，马蹄去皮，拍裂，淮山浸泡30分钟。上料同放入瓦锅内，加适量清水，武火煮沸转文火煲1～2小时，以盐调味，便可食用。

8.淮山杞子炖牛腺

[作用] 益气补血，健脾胃。适用于体弱贫血眩晕。

[组成、用量] 牛腺200克，淮山20克，杞子15克，红枣5枚。

[烹调、食法] 牛腺切大块，飞水去血腥味，红枣去核。上料同放入炖盅内，加适量开水，炖2小时，以盐调味，便可食用。

9.玉竹煲牛腺汤

[作用] 甘润补肺，健脾胃，止盗汗。肺虚久咳，脾虚盗汗者，可用来调理身体。亦可作冬季甘润补品。

[组成、用量] 牛腺肉200克，玉竹30克，蜜枣1～2枚。

[烹调、食法] 牛腺肉切大块，飞水，与玉竹、蜜枣同放入锅内，加适量清水，武火煮沸转文火煲2小时，以盐调味，便可食用。

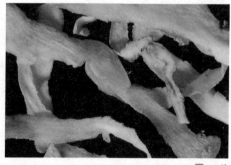

■ 玉竹

10.淮杞兔肉汤

[作用] 甘润健脾，补益气血，滋养脏腑筋脉。

[组成、用量] 淮山20克，玉竹30克，杞子10克，兔肉250克。

[烹调、食法] 淮山浸泡30分钟，兔肉切大块，飞水。上料同放入锅内，加适量清水，煲1～2小时，以盐调味，便可食用。

〈二〉 清热润肺类

此类食品有清热、益肺、润燥作用。

1.西洋菜生鱼瘦肉汤

[作用] 清肺润燥，健脾开胃。儿童可适当饮用。对结核病患者有辅助治疗作用。

[组成、用量] 西洋菜500克，生鱼1尾（约150克），猪瘦肉150克，蜜枣2枚，陈皮1/2个。

[烹调、食法] 西洋菜洗净出水，生鱼去鳞、鳃，用少许食油在铁锅内煎至

微黄，加适量开水，将上料同放入砂锅中，煲2小时，以盐调味，便可食用。

2.红萝卜马蹄粥

[作用] 清热利尿，健胃消食。适合于肺胃有热、唇红、口有异味或消化不良、胃纳欠佳、小便黄、大便结的小儿食用。亦可作麻疹、水痘患者的辅助治疗。

[组成、用量] 红萝卜150克，水马蹄150克，大米50克。

[烹调、食法] 红萝卜去皮切片，水马蹄去皮拍裂，锅内注入适量清水，煮沸后加入上料，文火煲至粥成。粥煲好后加盐或糖调味，便可食用。

3.茅根竹蔗水

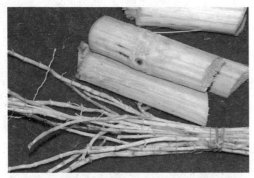

■ 竹蔗、茅根

[作用] 清热利尿，养阴生津。适合于肺胃有热、咳嗽、唇红、小便短黄的小儿饮用，或给易患喉炎、扁桃腺炎的小儿作预防饮品。亦可作麻疹、水痘患者的辅助治疗。一般儿童日常饮用，可清热润肺。

[组成、用量] 白茅根20克，竹蔗500克，马蹄150克。

[烹调、食法] 竹蔗切成10厘米左右一段再切片，马蹄去皮拍裂，与白茅根同放入砂锅内，加适量清水，武火煮沸转文火煲1～2小时，便可饮用，或代茶喝。

（二）精美食谱

1.腊味香芋煲

香味浓郁松化。

[用料] 腊鸭50克，腊肠1条，香芋500克。食油、白糖、盐、生抽各适量。

[烹调法] 香芋去皮切件，腊鸭斩小块，腊肠切厚片。

烧锅下油，将芋头走油爆香，加入腊味、白糖、盐、生抽炒匀，加适量清水，转放入瓦锅内，中慢火焗至芋头熟，原煲上桌。

2.什锦豆腐煲

味道爽滑可口，老幼咸宜。

[用料] 烧肉150克，鱼滑100克，虾仁50克，猪腰1个，冬菇30克，炸豆

腐 300 克，生菜 100 克。食油、白糖、盐、绍酒、生抽各适量，香葱 2 条。

[烹调法] 烧肉斩块，鱼滑做成鱼丸，猪腰剔花切厚片，冬菇浸透去脚，切两半，葱切段，生菜洗净，豆腐切件。

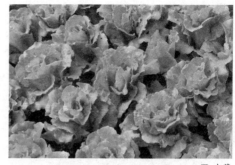

■ 生菜

烧锅下油，分别将烧肉、冬菇、鱼丸、腰花爆炒，溅入少许绍酒，加入调味料捞匀，铲起。顺序将生菜、豆腐、肉料放入瓦锅内，调入味汁，加盖，中慢火煲至入味，面上撒入葱段麻油，原煲上桌。

3. 牛腩焖萝卜

炆甜香滑，美味可口。

[用料] 牛腩 750 克，萝卜 1000 克。食油、绍酒、柱侯酱、老抽、红糖、盐各适量，蒜 2 瓣，生姜 20 克。

[烹调法] 牛腩洗净，切件，飞水，滤干水。

烧锅下油，爆香蒜、姜片，入牛腩爆炒，溅入少许绍酒，再调入柱侯酱、老抽、红糖炒匀，加适量清水，转入瓦锅或压力锅内，焖炆调味。萝卜去皮切角形，用油爆炒，加柱侯酱，调味兜匀，放于瓦锅内垫底，牛腩连汁倒入锅内萝卜面上，慢火煲 30 分钟，原煲上桌。

4. 支竹马蹄焖羊腩

气香味浓，炆滑爽口。

[用料] 羊腩 500 克，支竹 100 克，马蹄 100 克。青蒜 2 条，食油、绍酒、柱侯酱、糖、盐、生粉各适量，生姜 2 片，蒜 3 瓣。

[烹调法] 羊腩切件，飞水，滤干水，马蹄去皮拍裂；支竹切 1 寸长，用油炸过，青蒜切段。

烧锅下油，爆香青蒜、姜片，下柱侯酱，加入羊腩爆炒，溅少许绍酒，加入调味料、支竹、马蹄，再一同倒入瓦锅或压力锅内，慢火焖至羊腩炆，加生粉水打芡，上碟。

5. 蚝豉焖火腩煲

味美香浓，醒胃。

[用料] 蚝豉 75 克，火腩 200 克，冬菇 20 克，绍菜 150 克。食油、生抽、白

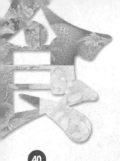

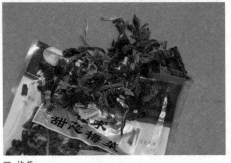

糖、生粉、盐各适量，生姜2片。

[烹调法] 蚝豉洗净，用清水浸透，冬菇浸软剪去冬菇脚，火腩斩件，绍菜洗净切段。

烧锅下油，爆香姜片，入绍菜爆炒，铲起。

烧锅下油，爆炒火腩；蚝豉、冬菇加调味料及适量清水煮滚。绍菜放入瓦锅底，火腩连汁倒入瓦锅内，煮开后，中慢火焖20分钟，生粉水打芡，原煲上桌。

6.梅菜蒸肉饼

和味菜式，下饭佳品。

[用料] 半肥瘦猪肉200克，甜梅菜50克。食油、生抽、白糖、生粉各适量。

[烹调法] 猪肉剁烂，搅至起胶。梅菜洗净稍浸泡，挤干水，剁碎，与猪肉和少许白糖、生抽、食油、生粉拌匀，放于碟上，隔水蒸熟，上桌。

■ 梅菜

7.香煎莲藕饼

甘香微脆，软滑可口。

[用料] 莲藕300克，鲮鱼滑150克，腊肉25克。食油、白糖、生粉、盐各适量，香葱2条。

[烹调法] 莲藕去皮磨蓉，腊肉切小粒，葱切葱花，鲮鱼滑、藕蓉、腊肉粒、葱花、调味料一同搅拌捞匀。

烧锅下油，每次放一汤匙莲藕蓉，慢火煎熟，至两面呈淡黄色，上碟。

8.生菜豆腐鱼球煲

清淡爽口，味道鲜甜。

[用料] 生菜250克，炸豆腐150克，鲮鱼滑150克，腊肉25克。食油、盐、蚝油各适量，蒜2瓣，生姜2片。

[烹调法] 生菜洗净，腊肉切幼粒拌入鱼滑中，做成鱼丸，豆腐切块。将生菜放入瓦锅底，豆腐放在生菜面上。

烧锅下油，爆香姜片，然后放入鱼丸炒熟。铲起放在豆腐上面。

烧锅下油，爆香蒜片，倒入蚝油及调味汁，煮滚倒入瓦锅内，加盖，滚几分钟，原煲上桌。

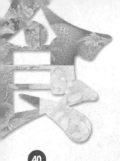

9.萝卜煮鱼松

烩甜香滑。

[用料] 萝卜500克，鲮鱼滑150克，腊肉25克。食油、白糖、盐、生粉各适量，生姜2片，葱2条。

[烹调法] 一条葱切葱段，一条葱切葱花，腊肉切幼粒，将腊肉、葱花拌入鱼滑中，萝卜去皮切块。

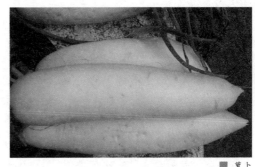

■ 萝卜

烧锅下油，将鱼滑煎成一块大鱼饼，稍冷切成小长方形鱼松。

烧锅下油，爆香姜片，加萝卜炒透，加适量清水、白糖、盐煮烩，再加入鱼松煮片刻，入葱段，生粉水打芡拌匀，上碟。

10.沙爹粉丝牛肉

味浓微辣，醒胃。

[用料] 嫩牛肉200克，粉丝100克。食油、沙茶酱、白糖、盐各适量，葱2条。

[烹调法] 牛肉横纹切薄片，用少许白糖、盐、食油、生粉拌匀，腌20分钟，粉丝浸软，葱切段。

烧锅下油，慢火爆香沙茶酱，加入适量清水煮滚，放粉丝煮熟，铲起。

烧锅下油，慢火爆香少许沙茶酱，加入牛肉，炒至九成熟时，加入粉丝、葱段，炒匀上碟。

上列的四季饮食调理汤水、菜谱，可按其功能，灵活运用，不必严格按季节区分。只要根据小儿的体质和当时当地的具体情况适当选择，效果就好。

第二节 健脑益智的饮食调理

一、脑营养素

婴幼儿体格生长发育快，脑的发育更为迅速。人的脑神经细胞有120亿～140亿个，这些细胞的增生分化，有70%～80%是在3周岁前完成，且发育迅速。在正常情况下，3周岁的幼儿，脑的重量为出生时的3倍，重1100～1170克。6岁幼儿脑的重量达到成年人脑的90%，脑细胞的形态和功能已接近成人。由此可见，婴幼儿时期是大脑迅速发育时期。据心理学家研究，3～14岁除了是身体迅速发

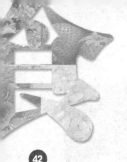

育的重要阶段，也是智力发展的重要时期。3～14岁儿童，在此阶段出现三个智力高潮，3岁时是智力发展的一个高潮，7岁时达到另一个高潮，14岁又出现第三个高潮，因此要在三个高潮阶段，开发他们的智力。据有关专家研究，0～13岁儿童记忆能力极强，到13岁时记忆能力达到成年的90%，以后理解能力渐增，能把13岁前学到的知识逐步理解和运用。因此要重视非智力因素的培养。此外，要有充足的氧气和血液营养，大脑重量只占人体总重量的2%，而大脑神经细胞的耗氧量却占20%，大脑每分钟的供血量也占心脏排血量的20%，所以必须供给足量的脑营养素。

脑营养素，有优质蛋白质、碳水化合物、脂肪、矿物质和维生素等，这些都是脑和神经发育、功能活动的必需物质。如果脑营养素缺乏或不足，会直接影响脑的发育和神经的活动功能，使智力低下。

1.优质蛋白质

优质蛋白质是脑发育的物质基础。在鸡蛋、牛奶、鱼类，以及动物的心、肝、脑、肾等日常食物中含量丰富。富含优质植物蛋白的食物有黄豆及其制品。

2.碳水化合物

碳水化合物是脑活动的能量来源。在大米、面粉、燕麦、小米、玉米等日常食物中含量丰富。

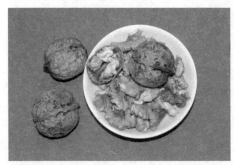

■ 核桃

3.脂肪

脂肪是构成脑细胞的重要成分，充足的脂肪，使脑功能健全。在核桃仁、芝麻、花生、葵瓜子、牛肉、猪肉、鸡、鹌鹑中含量丰富。

4.矿物质和维生素

矿物质和维生素是脑发育和健全脑功能活动不可缺少的必需品。如钙是保持脑持久工作的物质，维生素 B_1、维生素 C 能提高脑功能，维生素 B_1 促进智力活动，维生素 C 能使脑敏锐。这些物质在日常食物中，含量丰富的有金针菜、海带、紫菜、大豆及其制品、泥鳅鱼、胡萝卜、菠菜、马铃薯、番薯、番茄、草莓、柿子、金橘、鲜枣等。

根据这些食物的性味功能，可用不同烹调方法配制成多种多样的健脑食品供给孩子日常食用。

二、健脑食品

1.牛奶杞子燕麦片

[作用] 滋养强身，健脑益智，养眼明目，是促进儿童身体发育和大脑发育的营养佳品。每日均可食用。

[组成、用量] 牛奶200～250毫升，快熟燕麦片10～20克，杞子5～10克。

[烹调、食法] 先将燕麦片、杞子用少量清水调匀煮熟，再加入牛奶和少量白糖，煮滚，便可食用。

2.小米鹌鹑蛋粥

[作用] 补中益气，健脑长智力，是一种营养丰富的食品，一年四季均可食用。

[组成、用量] 小米50克，桂圆肉10克，大枣3枚，鹌鹑蛋3～4只。

[烹调、食法] 大枣去核，上料同放入锅内，加适量清水，煲粥，煲20分钟后，将鹌鹑蛋取出去壳，待粥煲好时将蛋放回锅内，以白糖或盐调味，便可食用。

3.益智汤

[作用] 宁心安神，补脾固肾，健脑益智，提高智力及记忆力，适合儿童四季服用。

[组成、用量] 腰果20克，核桃20克，莲子20克，百合20克，葡萄干20克，桂圆肉10克，栗子30克，红枣5枚，鹧鸪1只。

[烹调、食法] 鹧鸪宰净，切大块，飞水，栗子去衣，红枣去核，上料同放入锅内，加适量清水，煲1～2小时，以少许盐调味，便可食用。

4.杞子炖猪脑（或猪肝）

[作用] 养血明目，补脑益智。

[组成、用量] 杞子10克，猪脑1副（或猪肝50克）。

[烹调、食法] 猪脑剔去红筋膜（或猪肝切片），与杞子一同放入碗内，加适量开水，隔水炖1小时，便可食用。

5.红枣圆肉炖猪心

[作用] 补脑益智，宁心安神。

[组成、用量] 猪心1个，红枣7枚，桂

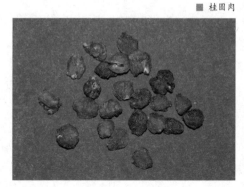

■ 桂圆肉

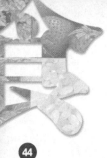

圆肉5克。

[烹调、食法] 猪心剖开，洗净积血，飞水去血腥味，红枣去核与桂圆肉同放入炖盅内，加适量开水，盖好，隔水炖2小时，便可食用。

6.杞子炖鱼头

[作用] 养肝血，健脑益智。

[组成、用量] 鲩鱼头1个，杞子10克，桂圆肉5克，生姜2片。

[烹调、食法] 鲩鱼头去鳃洗净，斩块放入炖盅内，放入杞子、桂圆肉、生姜，加适量开水，加盖隔水炖2小时，以盐调味，便可食用。经常用脑，学习繁忙者，可连食2～3次。

7.淮山莲子鹌鹑汤

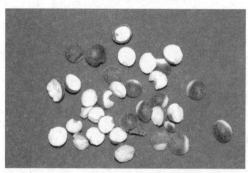

■ 芡实

[作用] 健脾开胃，益脑增智。

[组成、用量] 河南淮山20克，莲子20克，芡实20克，鹌鹑2只，蜜枣1～2枚。

[烹调、食法] 鹌鹑宰好（去肠，留心、肝、肾），洗净，飞水，河南淮山、莲子、芡实浸泡30分钟，上料同放入锅内，加适量清水，武火煮沸转文火煲1～2小时，以盐调味，便可食用。

8.芝麻核桃糊

[作用] 补肝肾，养血，益脑髓，长智力。

[组成、用量] 黑芝麻10克，核桃肉15克，粘米粉30克，白糖适量。

[烹调、食法] 黑芝麻慢火炒香（切勿炒焦），与核桃肉捣烂研成细末，加米粉和适量清水调匀，边煮边搅匀，煮成稠糊，加入白糖，煮至米粉熟透，便可食用。

9.圆肉莲子百合羹

[作用] 补心安神，养血益智。适合于经常用脑、学习繁忙时调补用，也适合健忘、神经衰弱、失眠者服食。

[组成、用量] 桂圆肉10克，莲子20克，百合15克，麦冬5克，鹌鹑蛋4只，冰糖适量。

[烹调、食法] 将上料同放入锅内，加适量清水，慢火煲1小时，约煎成1碗。加入鹌鹑蛋、冰糖，蛋煮熟，便可食用。

第三节　迎考期学生的保健及饮食调理

各类学校各年级的在读生，每学期都要进行考试，尤其是毕业班的毕业考试和升学考试，令考生们处于学习时间长、脑力强度大的紧张状态。有的学生甚至认为考试是决定命运和前途的关键，过度紧张，常常会因休息时间不足，出现头眩眼花，精力不足，精神恍惚，心情焦躁，夜间失眠，神经衰弱，复习效率不高等各种表现，因此必须及早做好迎考期学生的保健及饮食调理。

一、迎考期保健注意事项

1. 解除各种心理压力

每逢考试，学生中都会出现这样或那样的心理压力，如担心考不上重点学校；学习成绩好的学生，怕考试时临场发挥不好，成绩下降，面子过不去，又怕家长责难；成绩差的学生，更怕考试不及格，难过考试关，产生自卑感，有的甚至破罐破摔。因此家长必须做好学生的思想工作，解除他们的心理压力，使他们端正学习态度，树立信心，顺利通过考试关。

2. 树立信心

树立信心，消除恐惧心理，是考好试的关键。考试是对学生平时学习态度、基本知识、基本技能的一个衡量，只要充满信心，认真对待，考试时精神集中，冷静思考，做好试题，就能取得好的成绩。

对学习成绩欠佳的学生，要给予更多的鼓励，用沙里淘金的方法，发掘其优点，进行鼓励，使其增强信心，努力复习好功课，迎接考试，定能考出好成绩。

3. 善于辅导

要认真听好老师的复习辅导课，进行系统复习，掌握学习上的重点、难点。家长平时多关心孩子的学习，从思想认识上、知识上帮助和引导孩子讲出学习上的难点，进行启发辅导，切勿责难孩子，说泄气话，以免其失去信心。

4. 提高大脑的学习效率

除与饮食营养有关外，要学会用脑卫生，学会调节。紧张学习之余大脑要放松，每学习一段时间，需要适当地休息几分钟至十几分钟，可闭目养神，远眺，或想象一下秀丽的风光，使心情愉快轻松。这样有助于大脑疲劳的恢复，保持良好的脑功能状态，才能提高学习效率。

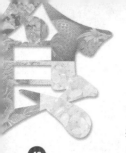

5. 合理安排复习计划和作息时间

生活规律，劳逸结合，最好安排一个舒适安静的学习环境，使学生在休息时轻松愉快，学习时精神集中，牢固掌握学习的知识和技能，合理安排复习计划，保证考生有足够的睡眠时间，勿开"早车""夜车"。

二、考期饮食调理

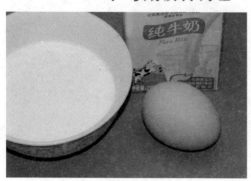

■ 牛奶、鸡蛋

考试期的学生处于脑力劳动强度大、营养消耗多、容易疲劳、精力不足的状态，故需供给充足的热能和健脑益智的食品，如米、面、燕麦等，含丰富的碳水化合物，是脑活动的能量来源，牛奶、鸡蛋、瘦肉、猪肝、大豆是优质蛋白，富含卵磷脂和胆碱。卵磷脂是构成神经组织和脑代谢的重要物质，胆碱是乙酰胆碱的前身，而乙酰胆碱是神经细胞的重要传递物质，能增强大脑的记忆能力。绿色蔬菜和水果如葡萄、香蕉、猕猴桃等，含有丰富的矿物质和维生素，是健全脑功能活动和促进智力活动的必需物。在日常生活中，可根据这些食物的性味功能，调配成健脑益智的食品，供考生食用，使其精力充沛，精神饱满，能坚持较长时间的脑力劳动，胜利度过考试关。

1. 牛奶杞子燕麦片

[作用] 滋养强身，健脑益智，养眼明目，是考期健脑营养佳品。作早点还可加面包、巧克力、水果。

[组成、用量] 牛奶250毫升，快熟燕麦片20克，杞子10克。

[烹调、食法] 先将燕麦片、杞子用少量清水调匀煮熟，再加入牛奶、少量白糖，煮滚，便可食用。

2. 杞子炖猪脑

[作用] 养血明目，补脑益智。

[组成、用量] 杞子15克，猪脑1副。

[烹调、食法] 猪脑剔去红筋膜，与杞子同放入炖盅内，加适量开水，隔水炖1小时，以盐调味，便可食用。

3.花胶炖鸡

[作用] 滋阴固肾，健脾养血，养颜，增强记忆力。

[组成、用量] 花胶30克，鸡肉150克，桂圆肉10克。

[烹调、食法] 花胶浸泡，姜葱出水。上料同放入炖盅内，加开水300~500毫升，炖1~2小时，以盐调味，便可食用。

4.杞子玉竹煲鱼头

[作用] 滋养肝血，健脑益智。常饮此汤，能增强记忆、思维、分析能力。

[组成、用量] 杞子15克，玉竹30克，鲩鱼头1个，桂圆肉5克。

[烹调、食法] 鲩鱼头去鳃洗净，用少许食油在铁锅中煎至淡黄色，加入适量开水，然后与上料同放入锅内，煲1小时，以盐调味，便可食用。

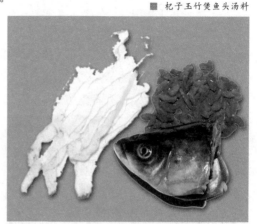

5.芝麻核桃糊

[作用] 补肝肾，养血，益脑髓，长智力。

[组成、用量] 黑芝麻15克，核桃肉20克，粘米粉30克，红糖适量。

[烹调、食法] 黑芝麻慢火炒香（切勿炒焦），核桃仁炒脆，然后捣烂成细末，加入米粉和适量清水调匀，慢火煮成稠糊，加入红糖，煮至米糊熟透，便可食用。

6.莲子百合猪心汤

[作用] 宁心安神，养血益智。考试期可经常饮用。

[组成、用量] 莲子20克，百合20克，桂圆肉10克，猪心1个。

[烹调、食法] 莲子、百合浸泡30分钟，猪心切开去瘀血洗净，飞水，与上料同放入锅内，加适量清水，武火煮沸转文火煲1小时，以盐调味，便可食用。

7.冬瓜羹

[作用] 清热消暑，益智明目，此方清淡爽口，营养适中，夏季考生及一般儿童均可食用。

[组成、用量] 冬瓜300克，丝瓜100克，江珧柱10克，鸡肝1副，猪瘦肉100克，鲜草菇30克。

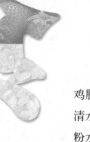

[烹调、食法] 冬瓜去皮切粒，丝瓜去棱切粒，鲜草菇切粒，珧柱浸泡撕开，鸡肝、猪瘦肉切粒，以少许生粉、白糖、食盐拌匀。冬瓜、江珧柱放入锅内，加清水约750毫升，煲30分钟，再加入上料，待鸡肝、肉粒煮熟，以盐调味，马蹄粉水打芡，便可食用。

8.甘麦鸡子黄汤

[作用] 滋润脏腑，宁心安神，除烦安眠。

[组成、用量] 浮小麦30克，炙甘草6克，大枣5枚，鸡子黄1个。

[烹调、食法] 大枣去核，鸡蛋去蛋白，上三味，加清水2碗半。煎成大半碗，冲入鸡蛋黄，便可食用。

9.淮山莲子煲鹧鸪

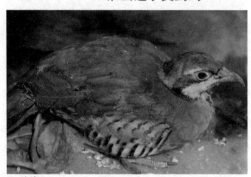

■ 鹧鸪

[作用] 健脾开胃，宁心安神，补脑长智慧。

[组成、用量] 河南淮山20克，莲子20克，杞子10克，玉竹20克，鹧鸪1只，蜜枣2枚。

[烹调、食法] 鹧鸪宰好（去肠，留心、肝、肾），飞水，莲子、河南淮山浸泡30分钟，上料同放入锅内，加适量清水，武火煮沸转文火煲1～2小时，以盐调味，便可食用。

考期学生除经常食用上述食品外，为保证脑活动有足够的能量，一定要早餐食得好，午餐、晚餐吃得饱，其中以米面为主粮，适量增加瘦肉、蛋类、鱼类等优质蛋白。每餐有新鲜蔬菜或水果。菜式烹调多样化，以增进食欲，保证考生们能摄入足量的营养。

第四节　预防缺锌的饮食调理

锌是人体必需的微量元素之一，它参加完成人体许多正常生理功能。尤其对小儿生长、智力发育，起着极其重要的作用。小儿缺锌会使唾液中碱性磷酸酶活力降低，食欲减退，故小儿身体缺锌，早期表现为味觉减退，食欲不振。如果锌的摄入量或吸收量长期不足，症状就会加重，表现为厌食、喜食异物，易患腹泻、胃肠炎等疾病，导致小儿消瘦、生长发育迟缓、智力低下，所以必须及早预防。

　　日常食物中，很多含锌量都较高。如能用饮食调理，一方面增强脾胃的吸收功能，另一方面不断补充含锌丰富的食品，能收到预防缺锌的满意效果。

　　含锌量高的食物有蚝（牡蛎）、海参，其次是瘦肉、动物肝脏、蛋类、鱼类、花生、核桃、大白菜、蘑菇以及萝卜、板栗、土豆（马铃薯）、茄子等。根据这些食物的性味功能，烹制成健脾开胃的食品，既有利于增进孩子的食欲，又可适当补充锌的摄入与促进锌的吸收，使孩子健康成长。

预防缺锌的食疗方

1.蚝豉马蹄瘦肉汤

[作用] 滋阴，健脾，开胃，防治缺锌。

[组成、用量] 蚝豉 30 克，花生肉 30 克，马蹄 100 克，瘦肉 100 克。

[烹调、食法] 蚝豉浸泡，瘦肉切块，飞水，马蹄去皮拍裂。上四味同放入锅内，加适量清水，武火煮沸转文火，煲 1～2 小时，以盐调味，佐膳食。此汤营养丰富，可经常食用。

2.海参板栗瘦肉汤

[作用] 养阴固肾，益气健脾，增进食欲，可补充锌元素。

[组成、用量] 海参 200 克（已浸发），板栗 100 克，瘦肉 150 克。

[烹调、食法] 海参姜葱出水，瘦肉飞水，板栗去衣。上料同放入锅内，加适量清水煲 1 小时，以盐调味，便可食用。

3.花生莲子核桃腰果煲猪心

[作用] 滋养强壮，健脾养血，益智宁心。适当补充锌元素。

[组成、用量] 花生 20 克，莲子 20 克，核桃 20 克，腰果 20 克，红枣 5 枚，猪心 1 个。

[烹调、食法] 花生、莲子浸泡 30 分钟，猪心对边剖开去瘀血，飞水，红枣去核。上料同放入锅内，加适量清水，煲 1 小时，以盐调味，便可食用。

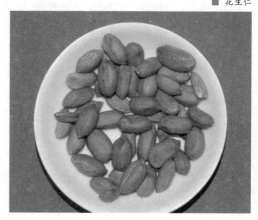

■ 花生仁

4.煎土豆饼

[作用] 补中，健脾，开胃。

[组成、用量] 土豆 500 克，腊肠 50 克，香菇 20 克。

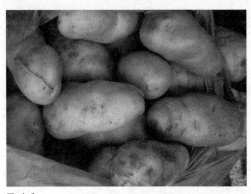

■ 土豆

[烹调、食法] 土豆整个煮熟后去皮，捣烂成土豆泥，腊肠切成小粒，香菇浸泡后煮熟，切成小粒。上三味以少许盐、白糖调味，拌匀做成小饼。用少许食油在铁锅内慢火煎成金黄色，便可食用。

5.瘦肉鸡蛋羹（或瘦肉蛋饼）

[作用] 补中益气，开胃佐膳。

[组成、用量] 猪瘦肉 30 克，鸡蛋 1 只。

[烹调、食法] 制法一：猪瘦肉剁烂，鸡蛋打散，一同拌匀，放入碗内，加适量温开水，以盐调味，隔水炖熟，便可食用。

制法二：猪瘦肉剁烂，鸡蛋打散，一同拌匀，加少许香葱、食盐调味，放铁锅内用少许食油慢火煎熟，便可食用。

6.豆浆

[作用] 清热和胃，营养丰富。

[烹调、食法] 豆浆 250 毫升，慢火煮熟，以糖或盐调味，便可食用。

7.蘑菇大白菜炒猪肝

[作用] 清热除烦，养肝血，和胃。

[组成、用量] 蘑菇 50 克，大白菜 150 克，猪肝 50 克，生姜 1 片。

[烹调、食法] 蘑菇切厚片，大白菜洗净切段，猪肝切片。铁锅烧热后用少许食油，先将猪肝炒至九成熟，铲起。再烧锅下油，爆香姜片，加入大白菜、蘑菇，炒至大白菜熟，倒入猪肝，加盐、白糖调味，炒片刻，上碟。

8.小米鸡蛋粥

[作用] 益气补虚，健脾和胃。

[组成、用量] 小米 50 克，鸡蛋 1 只，白糖适量。

[烹调、食法] 小米洗净加适量清水，煲粥。小米粥煮好后，加入鸡蛋、白糖，煮片刻，至鸡蛋煮熟，便可食用，此粥营养丰富，小儿可常吃。

9.谷麦芽鸭肾汤

[作用] 健脾开胃，助消化。对脾虚食欲不振或厌食之小儿，尤为适宜。

[组成、用量] 谷芽20克，麦芽20克，鲜鸭肾1个，蜜枣1～2枚。

[烹调、食法] 鲜鸭肾切开，撕出鸭内金洗净。上料同放入锅内，加适量清水，武火煮沸转文火煲1小时。以少许食盐调味，饮汤食鸭肾。每日1次，连服3～5日。

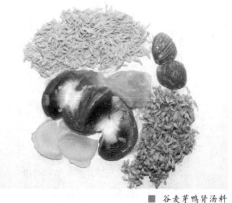
■ 谷麦芽鸭肾汤料

10.猪肝焗饭

[作用] 补中益气，养肝血。适合于体质虚弱小儿或天气寒冷时食用。

[组成、用量] 猪肝50克，大米50克。

[烹调、食法] 猪肝切薄片，以少许食油、盐、白糖调味。大米煮饭，待饭煮至七成熟时，将猪肝放在饭面上，慢火焗至猪肝熟透，便可食用。

第五节　预防缺铁性贫血的饮食调理

缺铁性贫血是小儿常见的营养性贫血。轻者仅表现为面色苍白，唇淡红；较重者则出现面色萎黄、精神疲倦、注意力不集中、食欲不振、烦躁、心率增快等症状，血红蛋白检查低于正常指标。小儿患缺铁性贫血如不及早防治，可影响神经、消化、肌肉和免疫等系统的功能，影响其身体及智力的发育。

造成缺铁性贫血的原因，多为饮食失调、喂养不当、食物单一，使铁质的供给和摄入量不足；或因胃肠道疾病、脾胃虚弱影响体内铁质的消化与吸收；也有因各种慢性失血性疾病所致。

预防缺铁性贫血，最好的方法是通过饮食调理来增强脾胃的消化吸收功能并补充铁质。

（1）为儿童选择含铁丰富的食物。这类食物有鸡蛋、动物肝脏、瘦肉、鸡、淡菜、动物血液（猪血、鸡血、鸭血）、核桃、大豆、黑豆、芝麻、桂圆肉、南瓜子、马蹄（荸荠）、黄花菜、紫菜、小白菜、木耳、蘑菇等。

（2）根据食物的性味功能，配制成各类补血生血、健脾益气的食品，来强壮

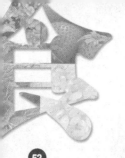

身体，促进血液生成。

（3）多吃含维生素C丰富的水果、蔬菜，以促进铁质的吸收。

（4）用铁制的锅来烹制食品，使微量的铁与食物结合，增加铁的来源。

（5）根据小儿寒热虚实不同的体质，适当选用温补类或平补类的食品。

一、甘温补血类

适用于体质虚寒、面色苍白、精神疲乏、手足冷、食欲不振、大便溏烂之贫血小儿。

1.花生红枣竹丝鸡汤

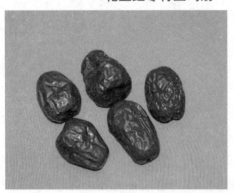

■ 红枣

[作用] 补血生血，健脾益气。适合于贫血儿童及成人血虚患者。

[组成、用量] 竹丝鸡（乌骨鸡）半只（约250克），花生肉30克，桂圆肉6克，红枣7枚。

[烹调、食法] 竹丝鸡洗净切大块，飞水，红枣去核，上料同放入锅内，加适量清水，武火煮沸，转文火煲1～2小时，以盐调味，便可食用。

注：如桂圆肉燥火，可改用玉竹20克。

2.首乌黑豆黑芝麻煲猪心

[作用] 温补脾肾、益气，补血生血，宁心明目，适用于贫血儿童及成人血虚患者。

[组成、用量] 首乌10克，黑皮青豆25克，黑芝麻10克，桂圆肉10克，猪心1个。

[烹调、食法] 猪心剖开去瘀血，切大块，飞水，黑皮青豆在铁锅内，慢火炒至裂开，红枣去核。上料同放入锅内，加适量清水，煲1小时，以盐调味，便可　食用。

注：炒黑豆补益力强，但偏于燥热，不炒则清润。

3.当归羊肉汤

[作用] 补气血，温脾胃。体虚贫血儿童及气血虚亏成人都可食用。

[组成、用量] 当归9克，红枣7枚，羊肉150克，生姜2片，马蹄5个。

[烹调、食法] 羊肉切块，飞水，红枣去核，马蹄去皮拍裂。上料同放入锅内，加适量清水，武火煮沸转文火煲1～2小时。用盐调味，饮汤，食羊肉。

注意：当归羊肉汤偏于温燥，要是小儿体质偏热，易患扁桃腺炎者，不宜多食。

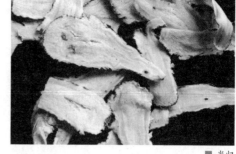

■ 当归

4.黄鳝焗饭

[作用] 补血，益气，健脾胃。

[组成、用量] 黄鳝150克，大米100克，生姜2片。

[烹调、食法] 黄鳝宰好洗净，去骨切丝，生姜切丝加入黄鳝中，并以绍酒、油、盐调味；米饭煮至七成熟，将黄鳝丝放于饭面，慢火焗至饭、鳝都熟透，便可食用。

5.红枣莲子炖鹌鹑

[作用] 益气补血，健脾、壮筋骨。

[组成、用量] 鹌鹑2只，莲子25克，红枣7枚，桂圆肉6克。

[烹调、食法] 鹌鹑宰好洗净，飞水，红枣去核，上料同放入炖盅内，加适量开水，隔水炖2小时，以盐调味，便可食用。

6.参芪炖鸡

[作用] 补中益气，健脾补血。气血虚弱患者宜食。

[组成、用量] 党参10克，北芪10克，鸡肉150克，红枣7枚，桂圆肉6克。

[烹调、食法] 鸡肉切件，红枣去核。上料同放入炖盅内，加适量开水，隔水炖2小时，以盐调味，便可食用。

7.淮杞炖猪肝

[作用] 滋养肝肾，补血明目。

[组成、用量] 河南淮山15克，杞子10克，猪肝50克，红枣7枚。

[烹调、食法] 猪肝切片，红枣去核，河南淮山浸泡30分钟。上料同放入炖盅内，加适量开水，隔水炖1小时，以盐调味，便可食用。

8.红枣炖牛肉

[作用] 补血益气，健脾。

[组成、用量] 牛肉100克，红枣7枚，陈皮1克。

[烹调、食法] 牛肉切片，红枣去核，上料同放入炖盅内，加适量开水，隔水炖2小时，以盐调味，便可食用。

二、平补类

性较和平，补而不燥，健脾养血。适合于体弱贫血小儿或一般血红蛋白偏低，红细胞总数减少的小儿日常食用。

1.淮杞玉竹兔肉汤

[作用] 养阴补血生血，滋润脏腑，可作儿童及成人日常调养身体之用。

[组成、用量] 兔肉250克，淮山30克，玉竹30克，杞子10克，蜜枣1枚。

[烹调、食法] 兔肉切块，飞水，淮山浸泡30分钟。上料同放入锅内，加适量清水煲1小时，以盐调味，便可食用。

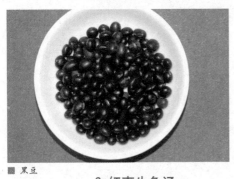
黑豆

2.塘虱鱼（胡子鲶）煲黑皮青豆

[作用] 滋养肝肾，补血。

[组成、用量] 塘虱鱼1尾（约200克），黑皮青豆30克，生姜2片。

[烹调、食法] 塘虱鱼宰好洗净，用少许油在铁锅中稍煎香，加适量开水煮滚，然后与上料同放入砂锅内，再加适量清水，武火煮沸转文火煲1小时，用盐调味，便可食用。

3.红枣生鱼汤

[作用] 养血生血，益气健脾。贫血儿童可常食。

[组成、用量] 生鱼1尾（约200克），红枣10枚，花生肉30克，猪瘦肉100克。

[烹调、食法] 生鱼宰好洗净，红枣去核，猪瘦肉飞水。先将生鱼用少许食油在铁锅内煎至淡黄色，加适量开水煮滚，然后倒入砂锅中，再加入上料，武火煮沸转文火煲1小时，约煎成2碗，分2次饮用。婴儿饮汤不吃鱼。

4.淮莲圆肉炖水鱼

[作用] 滋养强壮，补益心脾。体虚贫血的儿童及成人都可服用。

[组成、用量] 河南淮山20克，莲子20克，桂圆肉6克，红枣7枚，水鱼（鳖）1只（约250克）。

[烹调、食法] 水鱼宰好洗净，飞水，红枣去核，河南淮山、莲子浸泡30分钟。

上料同放入炖盅内，加适量开水，隔水炖 2～3 小时，以盐调味，便可食用。

5. 清炖猪肝汁

[作用] 补肝血，明目。

[组成、用量] 猪肝 50 克。

[烹调、食法] 猪肝切片，放入碗内，加开水半碗，加盖，隔水炖 20 分钟，以盐调味，便可食用。

6. 芝麻核桃糊

[作用] 补血生血，健脑益智，润肠通便。

[组成、用量] 黑芝麻 20 克，核桃肉 20 克，粘米粉 30 克，红糖适量。

[烹调、食法] 黑芝麻慢火炒香（切勿炒焦），核桃肉炒脆，入搅拌机磨成粉状，与米粉调匀，加适量清水调成糊状，慢火煮熟，加入红糖，便可食用。

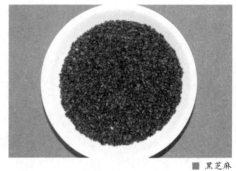

■ 黑芝麻

7. 猪红汤

[作用] 补血生血，润肠通便。

[组成、用量] 熟猪红（猪血）150 克。

[烹调、食法] 猪红煮熟，切成小块，加适量清水煲汤，煮约 10 分钟。以麻油、盐、葱花调味，便可食用。

8. 花生圆肉大枣粥

[作用] 健脾养血，宁心安神。治小儿贫血，面色苍白，血红蛋白偏低，食欲欠佳；学习繁忙、睡眠欠安者，亦可常食。

[组成、用量] 花生肉 30 克，桂圆肉 9 克，大黑枣 5 枚，莲子 20 克，百合 20 克，大米 50 克。

[烹调、食法] 花生肉、莲子、百合、大米洗净，清水浸泡 30 分钟，大黑枣去核。上料同放入锅内，加适量清水，煲粥。粥成便可食用。亦可加少许红糖调味。

9. 西梅

[作用] 生血补血，通便。

[食法] 西梅含丰富铁质，又易于吸收，每日食 3～5 粒，可预防贫血，并有通便作用。

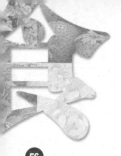
第六节　钙缺乏症的预防及饮食调理

钙是人体最丰富的元素之一，吸收入体内的钙质约有99%用来构造骨骼和牙齿，骨骼生长不良与钙不能沉着在骨头上有关，因此，软骨病成为缺钙的代名词。钙除为造骨的主要原料外，对维持人体正常的生理功能，如维持神经、肌肉的正常功能，帮助血液凝固，调节体液的渗透压，维持体内酸碱平衡，帮助体内某些酶的活化，提高免疫功能，增强体质等，都有一定作用。钙的摄入量，婴幼儿每日供给 400～600 mg，3～14 岁小儿每日供给 800～1200 mg。据有关调查报道，目前儿童摄钙量远未达到标准。在一般情况下，对膳食的缺钙，儿童适应能力较强，短时间缺钙，不一定表现出明显症状，如果长期大量缺钙，会对机体的正常生长、代谢产生影响及导致功能性病变，故应及早预防缺钙，但长期过多服食钙片容易损害婴儿肾脏。

一、钙缺乏的临床症状及预防

小儿缺钙会引起多汗、头发稀疏、夜惊、食欲欠佳，甚至会使生长发育迟缓，学步迟，出牙迟，身体矮小，严重时会引起骨骼畸形，如佝偻病的方颅，枕秃，鸡胸，肋骨串珠，"X"形或"O"形腿。此外，还会影响智力。

如何预防钙缺乏症

（1）多晒太阳。多晒太阳，有利于促进钙的吸收。阳光下照射 1 小时，每 1 平方厘米的皮肤可获 6 IU 的维生素D，在维生素D的作用下，才能促进钙的吸收。

（2）多食含钙丰富的食物。自然存在于食品中的钙，不易被人体吸收利用，普通膳食中摄入的钙只有20%～30%能在上部小肠被吸收。为了使钙能够被吸收利用好，饮食时要注意下述两点：

一是避免与有碍钙吸收的元素和物品一同煮吃。食用过多的草酸、植酸、脂肪、纤维素等会影响钙的吸收。如菠菜含较多的草酸，豆腐含丰富的钙，菠菜与豆腐同煮，会变成不能吸收利用的草酸钙，所以菠菜不应配豆腐。

二是配合含有维生素D、维生素C、乳糖和酸性物，可促进钙的溶解，溶解后的钙，才能被吸收。如煲骨头汤时，可用少许白醋拌骨头，这样有利于钙溶解。

二、预防缺钙的食疗方

预防缺钙的饮食，结构要合理，营养物质要均衡，多食含钙丰富的食品，如乳类、大豆及其制品、虾皮、银鱼仔、海带、紫菜、芝麻等。根据这些食物的性味功能、成分，调配成人体容易吸收钙的食品。

1.母乳

母乳是婴儿最理想的食品，营养丰富，钙、磷比例适当，钙易被婴儿消化吸收。

2.牛奶

[作用] 健脾益胃，含优质蛋白质和丰富钙质，特别是含高钙的奶粉和强化维生素A、维生素D的奶粉，钙易被消化吸收。

[用量] 儿童最好每日饮用250～500毫升鲜奶。

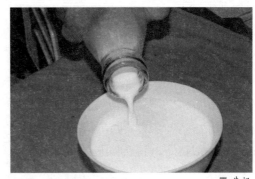
■ 牛奶

3.豆浆

[作用] 清热和胃、富含钙质。

[用量] 每次饮用250毫升。可用白糖或盐调味。

4.壮骨汤（民间验方）

[作用] 健脾胃，壮筋骨，促进骨骼生长，增长身高。

[组成、用量] 鲩鱼骨（或大鱼骨）300克，猪皮100克，红萝卜1个（约150克），蜜枣1枚。

[烹调、食法] 猪皮飞水，红萝卜去皮切块，鱼骨洗净，用少许油在铁锅中煎至两面淡黄色，加入适量开水煮滚，与上料同放入砂锅内，再加适量清水，武火煮沸，转文火煲1小时，以盐调味，便可食用。

5.芡实猪骨汤

[作用] 健脾固肾，强壮筋骨，补充钙质，促进小儿生长发育。

[组成、用量] 芡实30克，猪脊骨250克，核桃肉30克，蜜枣2枚。

[烹调、食法] 猪脊骨切块，飞水。与上料同放入锅内，加适量清水，武火煮沸转文火煲1～2小时，以盐调味，便可食用。

6.牛尾骨汤

[作用] 益气血，补肾，强壮筋骨，补充钙质。儿童，中老年人均可食用。

[组成、用量]牛尾骨500克，白萝卜750克，眉豆20克，花生20克，陈皮5克，生姜3片，蜜枣1枚。（需要增强补益力者，白萝卜可改用莲藕500克）

[烹调、食法]牛尾骨洗净斩大块，飞水。白萝卜切大块。上料同放入锅内，加适量清水煲2小时，以盐调味，便可食用。

7.海带排骨汤

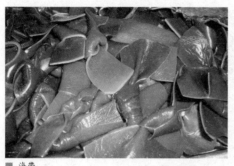

■ 海带

[作用]清热散结，健胃和中，补充钙质、碘质，预防钙缺乏症。

[组成、用量]排骨200克，干海带30克，蜜枣1枚。

[烹调、食法]排骨斩大块，飞水，干海带浸泡洗净，切段。上料同放入锅内，加适量清水，武火煮沸转文火煲1小时，以盐调味，便可食用。

8.虾皮蒸蛋

[作用]补中开胃，壮筋骨，增加钙、磷及维生素D，预防钙缺乏病。

[组成、用量]虾皮20克，鸡蛋1只。

[烹调、食法]虾皮洗净浸泡，鸡蛋去壳打匀，加少量温开水、食盐，与虾皮拌匀，盛入碟内，隔水慢火蒸熟，佐膳吃。

第七节　预防缺碘的饮食调理

碘是人体内必需的微量元素，它是合成甲状腺激素的重要原料。甲状腺激素在人体内有极其重要的作用，它与机体的代谢、生长发育，特别是脑的发育有密切的关系。如胎儿期、婴幼儿童期是脑迅速发育时期，大脑发育的90%是在6岁前完成的。在这段时间，不同程度的碘缺乏，都会影响大脑的发育。胎儿期轻度缺碘，会使胎儿甲状腺激素合成不足，大脑发育受到轻度损伤而导致智力落后；严重缺碘，不但会导致脑发育不良，还会导致身体发育不正常，生长发育迟缓，个子矮小，智力低下，甚至痴呆、聋哑等终生残疾。

为了促进婴幼儿童生长发育，达到高智商水平，保证供给足量的碘是十分必要的。正常人体中，一般含有约25毫克的碘，其中10毫克存在于甲状腺中，它是甲状腺激素的重要组成成分。人体每天平均需摄入碘50～200微克，若每天摄入碘小于50微克为摄碘不足，每天摄入碘大于200微克为摄碘过多。摄碘不足，轻者引起甲状腺肿大，重者会引起甲状腺功能低下；如果长期摄碘量过大，对身体也会产生不良影响。

在日常生活中，碘的来源，有80%～90%来自食物，10%～20%来自饮水，5%来自空气，食物中的碘化物，一般在进食1～3小时后在消化道内几乎完全被吸收，所以婴幼儿童在日常饮食中稍加注意，就能获得足量的碘。

预防缺碘的食疗方

如何预防缺碘，在饮食中须注意两点：

一是每日的膳食均使用加碘的食盐。标准的加碘食盐，一般是每克食盐含有20微克的碘酸钾。使用碘盐时应注意以下几点：①盐罐应加盖，以免碘挥发失效。②不宜用碘盐爆油锅，以免碘被高温破坏。③宜在汤菜快熟时才加入碘盐。

二是常食含碘丰富的食物。海带、紫菜、贝壳及海产类等食物含碘丰富。根据这些食物的性味功能，配制成健脾开胃的可口食品，可防治碘缺乏。

1.紫菜肉丝蛋花汤

[作用] 清热化痰，软坚散结，预防缺碘。亦可作缺碘性甲状腺肿的辅助治疗。

[组成、用量] 紫菜20克，鸡蛋1只，猪瘦肉50克。

[烹调、食法] 紫菜浸泡洗净，滤干水，鸡蛋去壳打匀，猪瘦肉切丝，用糖、盐、生粉拌匀。清水4碗，煮滚后加入紫菜，煲10分钟，加入肉丝，待肉丝煮熟，拌入鸡蛋，以盐调味，便可食用。

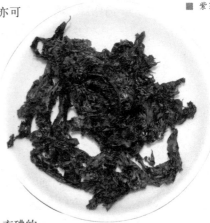
■ 紫菜

2.凉拌海带

[作用] 清热散结，降血压，含碘丰富，是补充碘的佳品。

[组成、用量] 海带50克，葱1条，姜1片。

[烹调、食法] 海带浸泡洗净切丝，用清水煮5～10分钟，滤干水，葱洗净

切葱丝,姜洗净切细丝。加适量白糖、食盐、生抽、醋拌匀(醋可用陈醋或浙醋),腌1~2小时,食时加麻油。

3.昆布海藻煲瘦肉

[作用] 清肝热,除烦躁,消颈淋巴结肿。亦可作缺碘性甲状腺肿的辅助治疗。

[组成、用量] 昆布20克,海藻20克,猪瘦肉150克,蜜枣2枚。

[烹调、食法] 昆布、海藻浸泡洗净,猪瘦肉飞水。与上料同放入锅内,加适量开水,武火煮沸转文火煲1小时,以盐调味,便可食用。

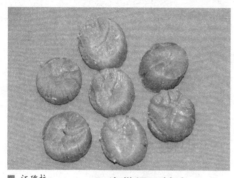

■ 江珧柱

4.江珧柱蚝豉瘦肉汤

[作用] 滋阴,健脾开胃。防治缺碘。

[组成、用量] 江珧柱20克,蚝豉100克,猪腱肉150克。

[烹调、食法] 蚝豉浸泡,拣去残余的蚝壳,江珧柱稍浸泡,猪腱肉切块飞水。上料同放入锅内,加适量清水,武火煮沸转文火煲1~2小时,以盐调味,便可食用。

5.海带绿豆糖水

[作用] 清热解毒,软坚散结,可防治碘缺乏。

[组成、用量] 海带30克,绿豆30克,红糖适量,陈皮1小片。

[烹调、食法] 海带浸泡洗净,切成小段,与绿豆同放入锅内,加适量清水,武火煮沸转文火煲1小时,红糖调味,便可食用。

第八节　预防缺铜的饮食调理

铜是人体内必需的微量元素,在人的生命活动中有重要作用,体内缺铜或铜过多,都会影响身体健康。

铜广泛存在于食物之中,如果饮食均衡,一般是不会缺铜的,营养性缺铜,主要是铜的摄入量不足,多见于早产儿或以牛奶为主的喂养儿,长期腹泻及肠吸收不良等会引起铜缺乏症。其临床症状表现为低血红蛋白贫血,白细胞和中性粒细胞减少,皮肤苍白,毛发变黄易断,厌食腹泻,严重的会出现骨质疏松,生长发育停滞。

婴儿与儿童铜的需要量为每日0.05～0.1毫克／千克体重(国际研究委员会食品和营养局推荐量)，一般供给每日0.08毫克／千克体重，即可满足生理需要，对早产儿和以牛奶为主的喂养儿应适当增加铜的供应。

预防缺铜的食疗方

铜广泛存在于日常食物中，食物多样，营养均衡，是不会引起铜缺乏症的。为预防铜缺乏须注意下列三点：

（1）忌偏食，饮食宜多样化。

（2）对早产儿及单纯用牛奶喂养的婴儿，适量增加含铜丰富的食品。

（3）对体检时发现铜偏低的儿童及时补充含铜丰富的食物，予以纠正。

含铜丰富的食物：蚝（牡蛎）、羊肝、猪肝、虾、蟹肉、茶（红茶、绿茶、花茶）、松子、芝麻、核桃、花生、栗子、大豆、大豆制品、绿豆、紫菜、蘑菇、香菇、葡萄、香蕉等。

根据这些食物的性味功能、成分，调配成美味可口又适合婴幼儿食用的食疗方，可促进脾胃健运，又补充了铜元素。以下食疗方可交替选用。

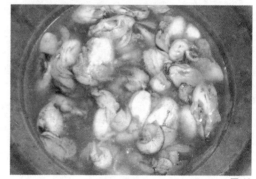
■ 蚝

1.芝麻核桃糊

[作用] 滋补肝肾，养血生血，益脑髓，长智力，补铜、铁元素。

[组成、用量] 黑芝麻15克，核桃肉20克，粘米粉25克，红糖适量。

[烹调、食法] 黑芝麻慢火炒香（切勿炒焦），核桃肉炒脆，捣拦成细末，加入米粉和适量清水调匀，慢火煮成稠糊，再加入红糖，煮至米糊熟透，便可食用。

2.番茄猪肝汤

[作用] 开胃，增进食欲，补铜、铁元素。

[组成、用量] 番茄100克，猪肝50克。

[烹调、食法] 番茄洗净，切块。猪肝切薄片。锅内加入清水2碗，煮沸后加入番茄、猪肝，待猪肝熟透，加入调味料，便可佐膳食。

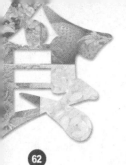

3.芝麻栗子瘦肉汤

[作用] 健脾固肾，开胃进食，增长智力，补充铜、铁元素。

[组成、用量] 黑芝麻20克，核桃肉20克，栗子50克，瘦肉100克，蜜枣1枚。

[烹调、食法] 瘦肉飞水，栗子去衣。上料同放入锅内，加适量清水，武火煮沸，转文火煲1小时，以盐调味，便可食用。

4.蟹肉节瓜脯

[作用] 鲜美可口，促进食欲，补铜元素。

[组成、用量] 蟹肉50克，节瓜250克，生姜1片。

[烹调、食法] 节瓜去皮切小块，蟹1只焯熟去壳取肉备用，生姜切丝。烧锅下油，爆香姜丝，加入节瓜炒透，加适量清水及调味料，中火焖至节瓜烚，加入蟹肉拌匀调味，用

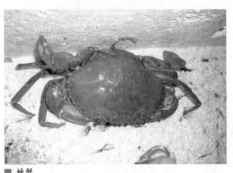

■ 螃蟹

生粉水打芡即成。

5.蚝豉花生瘦肉汤

[作用] 滋阴益气，开胃健脾，补充铜、锌元素。

[组成、用量] 蚝豉30克，花生肉30克，马蹄100克，猪腱肉150克。

[烹调、食法] 蚝豉浸泡，猪腱肉切2块飞水，马蹄去皮拍裂。上四味同放入锅内，加适量清水，武火煮沸转文火煲1～2小时，以盐调味，佐膳食。

6.蘑菇豆腐汤

[作用] 健脾开胃，营养丰富，补充铜、铁、钙元素。

[组成、用量] 鲜蘑菇100克，豆腐2块（约100克），猪瘦肉50克，生姜1片。

[烹调、食法] 鲜蘑菇对半切开，豆腐切小块，猪瘦肉切薄片，用少许食盐、白糖、生粉拌匀，生姜切丝。烧锅下油，爆香姜丝，放入鲜蘑菇炒匀，加入适量清水，煮沸后加入豆腐、肉片，待肉片熟透，调味即成。

7.紫菜虾皮蛋花汤

[作用] 清热开胃，健脑益智，补充铜、钙、碘元素。

[组成、用量] 紫菜20克，虾皮10克，猪瘦肉50克，鸡蛋1只。

[**烹调、食法**] 紫菜浸泡洗净,猪瘦肉切丝,用少许食盐、白糖、生粉拌匀。鸡蛋去壳打匀。锅内加入清水4碗,煮沸后入紫菜、虾皮煲10分钟,加入肉丝,待肉丝煮熟调入鸡蛋拌匀,以食盐调味,便可食用。

第九节 预防缺镁的饮食调理

镁是人体的常量元素,对维持人的生命活动,身体健康,防治疾病都起着重要的作用,体内缺镁,人会显得烦躁、紧张、激动。婴儿缺镁会出现低镁性手足搐搦症,甚至惊厥。成年人的心脏病、脑血管病、高血压、糖尿病等都与镁在体内是否缺乏有密切的关系,通过补充镁的制剂,这些疾病都得到明显的改善,所以镁是人体健康的重要元素。

镁在人体中正常含量为25克,每日需要量为400~500毫克,生长发育中的儿童、青少年需要量还要多些,摄入的镁约有一半进入骨组织,增强骨骼的强度。

镁的来源约40%来自食物,约60%来自含有镁的饮用水,人体缺镁与饮食有极大关系,所以预防缺镁需要注意下列几点:

(1)忌偏食和挑食。镁在绿色蔬菜中含量丰富,不食绿叶蔬菜,会使镁的摄入量减少,过量食动物性高蛋白如肉、鸡、蛋、虾等会使体内磷的化合物增多,而影响镁的吸收。

(2)不宜长期饮用纯净水,多饮用符合标准的自来水,间或饮用矿泉水。

(3)酒、咖啡和茶水中的咖啡因过多,多饮会影响镁在肠道内的吸收。

(4)多食含镁丰富的食物,如海参、虾皮、鲍鱼、燕麦片、小米、花生、芝麻、黄豆、绿豆、葵瓜子、黑豆、莲子、木耳、香菇、金针菜和绿色蔬菜等,可预防镁缺乏。

根据这些食物的性味功能,调配成营养丰富,美味可口的食疗方,可健运脾胃,又适当补充镁元素。

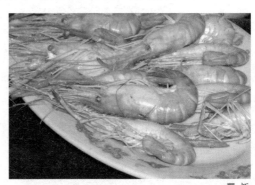
■ 虾

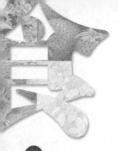

预防缺镁的食疗方

1.海参香菇炖鸡肉

[作用] 滋阴益气，补肾固精，健脾开胃，老幼咸宜。

[组成、用量] 海参150克（已浸发好的湿海参），香菇25克，瑶柱10克，鸡肉150克。

[烹调、食法] 香菇浸泡去冬菇脚，海参用姜葱出水切块，瑶柱浸泡撕碎，鸡肉切大件。上四味同放入炖盅内，加3碗开水，隔水炖2小时，以盐调味，便可食用。

2.虾皮鸡蛋羹

[作用] 补中开胃，壮筋骨，增加镁、钙、磷元素。

[组成、用量] 虾皮20克，鸡蛋1只。

[烹调、食法] 虾皮洗净稍浸泡后滤干水，鸡蛋去壳打匀，加少量温开水、食盐，与虾皮拌匀，隔水慢火蒸熟，佐膳食。

3.小米绿豆粥

[作用] 清热祛暑，健脾祛湿，是夏季清凉饮料。

[组成、用量] 小米20克，绿豆30克，生薏苡仁20克，红糖适量。

[烹调、食法] 小米、绿豆、生薏苡仁洗净，浸泡20分钟，同放入锅内，加适量清水，武火煮沸后转文火煲1小时，以糖调味，便可食用。

4.燕麦片鹌鹑蛋粥

[作用] 健脾胃，壮筋骨，补充镁元素，老幼咸宜。

[组成、用量] 燕麦片25克，鹌鹑蛋4只。

[烹调、食法] 锅内注入清水2碗，加入燕麦片，拌匀，煮滚成粥状，打入鹌鹑蛋，慢火焗熟。按儿童的口味加入白糖或盐调味，便可食用，可作早餐或午餐食用。

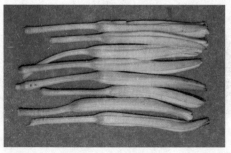

■ 鲜黄花菜

5.木耳香菇金针蒸鸡

[作用] 健脾，益智力，通血脉，开胃佐膳，老幼皆宜。

[组成、用量] 宰净光鸡半只（约300克），香菇15克，黑木耳10克，金针菜（黄花菜）15克。

[烹调、食法] 黑木耳浸泡洗净，香菇浸泡去脚切粗丝，金针菜浸泡摘硬茎，光鸡斩件。上料用少许食油、生抽、食盐、白糖、生粉拌匀，放入碟内，隔水中火蒸熟。

第十节　预防缺锰的饮食调理

锰是人体内必需的微量元素，在体内总含量仅有12～20毫克，它的含量虽少，但作用却很大，它参与完成人体许多正常生理功能，促进儿童生长发育，尤其在延缓衰老方面起的作用更大，故有"益寿元素"之称。

体内缺锰，可加速衰老进程。锰是体内多种酶的组成成分，又能帮助体内某些酶的活化，如在锰的催化作用下，使体内的超氧化物歧化酶具有抑制和消除体内有害的"氧自由基"，防止脂质过氧化功效，从而到起抗氧化、抗疲劳、延缓衰老的作用，故体内必须有适量的锰元素。

儿童体内缺锰，会使生长发育迟滞。锰元素在体内参与中枢神经介质的传递和中枢神经细胞的能量供应，缺锰会出现反应迟钝，智力减退，儿童多动好动。体内的锰元素缺乏，也会引起骨质疏松，骨组织强度和硬度下降，韧性减退，易发生骨折，幼儿缺锰可造成骨骼畸形，软骨受损。

一、缺锰的原因

人体对锰的需要量很少，每天只需摄入4～9毫克，而锰在食物中广泛存在，只要在膳食中稍加注意就能满足需要，故缺锰的原因主要是从膳食中摄入的锰元素不足，其次是食物中钙、磷、铁及植酸过多而干扰锰的吸收。

■ 核桃

锰元素广泛存在于食物中，含锰较丰富的食物有小麦胚粉、燕麦片、黄豆、豆腐皮、支竹、眉豆、白扁豆、蕨菜干、芥菜、红尖椒、白木耳、黑木耳、云耳、冬菇、紫菜、莲子、芝麻、花生、松子、核桃、葵瓜子、红茶、绿茶等。肉类中含锰较少。黄鳝、蚌、蛏子干含锰较多，这些食物可单独食用，也可配制成营养丰富、健脾开胃的汤水供日常食用。

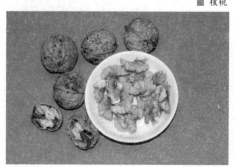

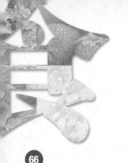
二、预防缺锰的食疗方

1.牛奶燕麦粥

[作用] 营养丰富，益气血，健脾胃，补锌、锰元素。

[组成、用量] 燕麦片20克，牛奶250毫升，白糖适量。

[烹调、食法] 锅内注入少量清水，加燕麦片调匀，慢火煮熟麦片，再加入牛奶、白糖，待牛奶煮沸即成，可作早餐吃。

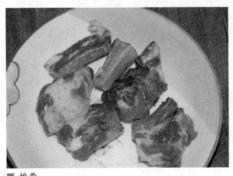

■ 排骨

2.花生眉豆排骨汤

[作用] 醒脾和胃，通络祛湿，消水肿。

[组成、用量] 花生肉30克，眉豆30克，黑木耳20克，排骨200克，蜜枣1枚。

[烹调、食法] 排骨斩件，飞水，黑木耳浸泡洗净，眉豆、花生肉浸泡30分钟。上料同放入锅内，注入适量清水，武火煮沸转文火煲1~2小时，以盐调味，便可食用。

3.首乌黑豆乌骨鸡汤

[作用] 滋养强壮，益智养颜，延缓衰老，补充锰元素。中老年人均可服用。

[组成、用量] 首乌15克，黑豆20克，黑芝麻15克，黑木耳10克，乌骨鸡半只（约250克），陈皮3克，蜜枣1~2枚。

[烹调、食法] 黑木耳浸泡洗净，乌骨鸡洗净切大块，飞水。上料同放入锅内，加适量清水，武火煮沸，转文火煲1小时，以盐调味，便可食用。

4.蛏子干瘦肉汤

[作用] 温补脾胃，益气养血，止汗，补充锰元素。

[组成、用量] 蛏子肉50克（干品），莲子30克，猪腒肉200克。

[烹调、食法] 蛏子肉、莲子洗净浸泡30分钟，猪腒肉切大件，飞水。上料同放入锅内，注入适量清水，武火煮沸转文火煲1~2小时，以盐调味，便可食用。

注意：蛏子肉不易消化，幼儿不宜多吃蛏子肉。外感发热者不宜吃。

5.冬菇支竹炆鸡

[作用] 滋阴益气，健脾开胃，活血通络。

[组成、用量] 冬菇25克，黑木耳20克，支竹50克，宰好母鸡半只（约400克），生姜2片。

[烹调、食法] 光鸡斩件，冬菇浸泡去冬菇脚，黑木耳浸泡洗净，支竹浸泡切段。烧锅下油，加入姜片、鸡件爆炒片刻，再放入上料和适量清水，中火焖15分钟，加酱油、白糖、盐等调味料，再炆5分钟，生粉水打芡即成，佐膳吃。

6.黄鳝焗饭

[作用] 补血益气，健脾胃，对贫血或病后体虚，羸瘦乏力者尤为适宜。

[组成、用量] 黄鳝200克，大米100克，姜汁、绍酒、盐、生抽、食油各适量。

[烹调、食法] 黄鳝宰净去头、骨，切片，用姜汁、绍酒、生抽、盐拌匀备用，大米煲饭，待饭煮至七成熟时，将黄鳝放在饭面上，慢火焗至饭、鳝均熟透，便可食用。

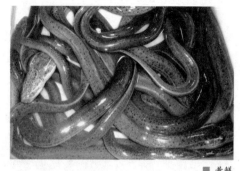

■ 黄鳝

注意：黄鳝温热，时邪热病后不宜多食。疮疥患者，不宜多食。

7.豆浆

[作用] 补血和胃，清热利尿，降压利大肠，补充锰元素。

[组成、用量] 豆浆250毫升。

[烹调、食法] 豆浆加入适量白糖成甜豆浆，也可以加盐调味成咸豆浆。

第十一节　预防生活中铅中毒

中国微量元素研究会副会长李增禧在一次专题报告中指出："中国儿童健康的头号威胁是铅中毒。"由于铅广泛应用于工业、农业、交通、国防等领域，如印刷业、蓄电池制造业，汽车排出的废气、油漆文具、用具、玩具、含铅食品等，使空气、水源、食品、日常用品、书报等存在不同程度的铅污染，在生活中通过呼吸道吸入铅尘或食入铅污染的物品，都可导致儿童轻重不一的铅中毒，影响儿童健康，特别是铅是亲神经元素，对儿童神经系统损害较大，会造成智力低下；此外还会造成体格发育迟缓，个子矮小；贫血，食欲不振，消化不良等，故必须及早预防铅中毒。

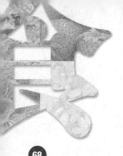

一、儿童铅中毒的原因

儿童铅中毒的原因有两点：

一是从呼吸道吸入铅尘。由于环境污染，空气中存在不少铅尘，尤其在交通繁忙的道路，汽车排放出的废气，铅尘密度高，大多在距离地面1米左右，正与儿童呼吸带高度一致，儿童新陈代谢旺盛，吸入铅尘是成人的5～8倍，吸入后累积于体内，造成铅中毒。

二是从消化道摄入铅尘。如饮用铅污染的水、食入含铅高的食品，如爆米花、松花皮蛋；婴幼儿啃食油漆床架、玩具，或食入含铅器皿内煮或盛放的酸性食物，或食入被铅污染的谷物、蔬菜等，都可引起铅中毒。

二、铅中毒的症状

儿童从呼吸道吸入或消化道摄入的铅尘，在体内慢慢累积，早期没有什么症状，累积越多，毒性越大，中毒症状才慢慢出现，根据儿童铅中毒标准可分为五级：

1级：血铅值低于 $10\mu g/100\,ml$，身体处于相对安全状态。

2级：轻度铅中毒，影响造血、神经传导和认知能力，如烦躁、多动、注意力涣散、厌食、腹胀、轻度贫血。

3级：中度铅中毒，可引起缺钙、缺锌、缺铁，免疫力低下，运动不协调，学习困难，智商下降，生长发育迟缓、贫血、腹绞痛、反应迟钝等。

4级：重度铅中毒，可出现性格改变，易激怒，攻击性行为，运动失调，视力下降，腹绞痛，高血压，心律失常和痴呆等。

5级：极重度铅中毒，可导致脏器损害，铅性脑病，瘫痪、昏迷，甚至死亡。

从铅中毒症状来看，铅中毒直接危害儿童的智力、行为和体格生长发育，必须早防早治。

三、铅中毒的预防与驱铅食品

1.铅中毒的预防

（1）杜绝各种铅毒来源，是最有效的办法。

目前发达国家如日本、美国，已在儿童中开始实施耗资巨大的"零铅"工程。我国政府亦开始全面宣传铅毒的危害并制定了措施，如广州、北京等地禁用含铅汽油等。

（2）培养婴幼儿童良好的卫生习惯，勤洗手、不吸吮手指、不啃食油漆玩具、不将异物放入口中。

（3）不要食含铅较重的食物，如松花皮蛋。

（4）不要在汽车来往较多的路旁玩耍或经常乘坐摩托车，以免吸入过多铅污染的空气。

（5）发现智力落后和家住工业区宿舍的儿童，应作微量元素测定，并查询有关铅接触史。

（6）饮食结构要合理平衡，饮食中有充足的钙、铁、锌和维生素B$_1$、维生素C。体内钙、锌、铁元素丰富，可减少对铅的吸收。

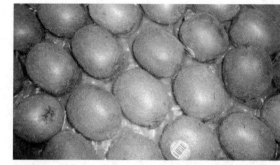
■ 猕猴桃

2.驱铅食品

驱铅食品包括：牛奶，含铁丰富的海带、动物肝脏、动物血、肉类、蛋类；含维生素C丰富的蔬菜、水果，如油菜、卷心菜、苦瓜、猕猴桃、枣、芦柑。此外还有豆类、海蜇、黑木耳等。

四、驱铅食疗方

1.牛奶

[作用] 营养丰富，牛奶中的蛋白质能与体内铅结合成一种不溶性化合物，从而减少体内对铅的吸收。

[用量] 鲜牛奶每日250～750毫升。

2.猕猴桃

[作用] 生津止渴、消滞，补充大量维生素C。维生素C与铅结合成溶于水而无毒的盐类，随粪便排出体外。

[用量] 猕猴桃每日2～3个，作水果食。猕猴桃汁，每日饮100～200毫升。

注意：猕猴桃性寒，脾胃虚寒或胃病者不宜多食。多食冷脾胃。

3.猪红汤

[作用] 补血生血，润肠通便，解毒排铅。

[组成、用量] 猪红（猪血）150克。

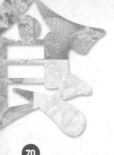

[**烹调、食法**] 猪红煮熟，切成小块，加适量清水煲汤，约煮10分钟，以麻油、盐、葱花调味，便可食用。

4.苦瓜黄豆排骨汤

[**作用**] 养阴益气，清热解毒，驱铅。

[**组成、用量**] 苦瓜300克，黄豆25克，排骨200克，生姜2片。

[**烹调、食法**] 苦瓜去瓤切片，排骨斩件飞水，黄豆浸泡30分钟。上料同放入锅内，加适量清水，武火煮沸后转文火煲1小时，以盐调味，便可食用。

5.海带猪腿汤

[**作用**] 益气清热，软坚散结，利水，驱铅。

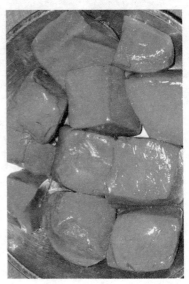

■ 猪红

[**组成、用量**] 海带50克，猪腿肉150克。

[**烹调、食法**] 海带浸泡，洗净切丝，猪腿肉切2块，飞水。上料同放入锅内，加适量清水，武火煮沸后转文火煲1小时，以盐调味，便可食用。

6.凉拌海带

[**作用**] 清热散结，降压利尿，治瘿瘤痰火核，驱铅。

[**组成、用量**] 海带50克，少许白糖、食盐、醋、麻油。

[**烹调、食法**] 海带浸泡，洗净切丝，用开水焯熟，滤干水分，放入碟中，加调味料拌匀，便可食用。

7.海藻茶

[**作用**] 清热散结，驱铅毒。

[**组成、用量**] 海藻、昆布各20克，红糖适量。

[**烹调、食法**] 海藻、昆布洗净，放入瓦锅内，加清水3碗，煎成大半碗，调入红糖，待糖溶化后，便可饮用。每天1剂，连服6天停1天为1疗程，共服4个疗程，对改善症状、驱铅有一定效果。

第十二节　预防缺硒的饮食调理

一、硒与健康

硒是人体必需的一种微量元素，它对人体多个脏器起着重要的作用：

（1）硒能提高人体免疫力，它能清除体内自由基，抗氧化，排除体内毒素，增强人体免疫功能。

（2）硒对多种由病毒引起的疾病有防治作用。

（3）硒能保护视网膜，增加玻璃体的光洁度，提高视力，并能防止白内障。

（4）硒有排毒、解毒作用，能将体内的铅、汞等重金属，结合形成金属硒蛋白复合物而解毒、排毒。

（5）硒能保护肝脏，防治肝病。

（6）硒是维持心脏正常功能的重要元素，对心脏肌体有保护和修复作用。科学补硒，对防治心脑血管疾病、高血压、动脉硬化有较好作用。

（7）硒能防治克山病、大关节病、关节炎。

（8）硒有抗癌作用，对肝癌、乳腺癌、皮肤癌、结肠癌、肺癌等有抑制作用。

硒对人体健康有重要作用，但硒过多亦会产生毒性作用。如脱发、指甲脱落，周围性神经炎，生长迟缓、生育力降低，故不能盲目补硒。

据中国营养学会制定的人体每日硒的供应量为1岁以内15微克，1～3岁20微克，4～6岁40微克，7岁至成人50微克。人体每日所需硒量不多，而硒又广泛存在于食物中，只要不偏食不挑食，营养均衡，通过食物补给，既安全又有效。

■ 龙虾

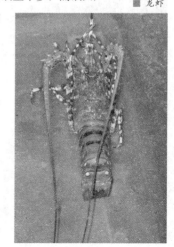

二、预防缺硒的食疗方

硒元素广泛存在于日常食物中，如动物肝脏、蛋类、牛奶、大豆、海带、海蜇、墨鱼、龙虾、蚝豉、蘑菇、芦笋、红萝卜、番茄、南瓜、大白菜、菠菜、大蒜、芝麻等。

将这些食物，按不同的性味功能调配成美味佳肴汤水。既能安全有效补硒，又能补充身体营养，促进身体健康。

1.牛奶

[作用] 健脾益胃，含丰富的优质蛋白和钙，并适量补

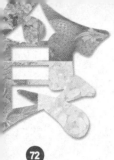

充硒元素。

[用量] 每日饮250～500毫升鲜奶。

2.芝麻糊

[作用] 益肝肾、补血、生血,可补充硒元素。

[组成、用量] 黑芝麻20克,粘米粉25克,红糖适量。

[烹调、食法] 黑芝麻洗净,炒香(切勿炒焦),磨成粉末,与粘米粉、适量清水调成糊状,煮熟成糊加入红糖调味,便可食用。

3.蘑菇蛋花猪肝汤

[作用] 养血、补血、清肝明目,又补充硒元素。

[组成、用量] 蘑菇100克,猪肝50克,鸡蛋1只。

[烹调、食法] 蘑菇洗净,对边切开,猪肝切薄片,鸡蛋去壳打匀。锅内注入适量清水,煮沸后加入蘑菇煮10分钟,再加入猪肝片,待猪肝片煮熟加入鸡蛋拌匀,以少许盐调味,便可食用。

4.芦笋炒墨鱼

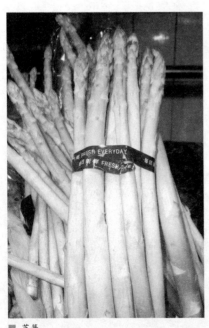

■ 芦笋

[作用] 健脾胃,养阴明目,又补充硒元素。

[组成、用量] 芦笋250克,鲜墨鱼200克,蒜2瓣,糖、盐等调味料适量。

[烹调、食法] 芦笋洗净,削去硬皮,切段,墨鱼洗净切片,飞水沥干,蒜切碎粒。烧锅下油,爆香蒜粒,炒墨鱼,炒至九成熟时铲起,烧锅下油,爆炒芦笋,炒至熟时,加入墨鱼,加入糖、盐调味,兜匀即成。

5.素炒南瓜

[作用] 健脾开胃,适量补硒,适合高血压、糖尿病患者食用。

[组成、用量] 南瓜500克,蒜2瓣,豆豉5克。

[烹调、食法] 南瓜去皮切片,蒜、豆豉捣烂。烧锅下油,爆香蒜蓉、豆豉,加入南瓜爆炒,再加少许清水,少许盐调味,炒至南瓜熟透即可。

第十三节　预防佝偻病的饮食调理

维生素D缺乏性佝偻病是婴幼儿常见病。早期表现为：夜间烦躁、啼哭、多汗、食欲减退、脑后枕部出现落发圈。进一步发展，可出现肌肉和肌腱松软致腹部胀大如蛙形腹；骨骼也出现变化，如方颅，前囟闭合延迟（正常小儿1岁半左右前囟闭合），胸部可出现肋骨串珠、佝偻沟、鸡胸；下肢弯曲，变成"O"形腿或"X"形腿。其原因是体内维生素D缺乏，引起全身钙、磷代谢失常所致。佝偻病会严重影响婴幼儿生长发育，故必须及早预防。

一、预防佝偻病的食疗原则

（1）饮食营养要全面，结构要合理。

所谓饮食要全面，就是供给婴幼儿的食物中要含有丰富的钙、磷、维生素D，如牛奶、鸡蛋、猪肝、瘦肉、蔬菜和水果。所谓结构要合理，就是在增加维生素D时，同时供给含钙丰富的食物，因钙是预防佝偻病，促进骨质生长的基础物质。

（2）切忌偏食，不要让婴幼儿养成偏食的习惯。

（3）辨证施食。

二、预防佝偻病的食疗方

1.鱼肝油和钙片

[服用法]　一般婴儿服浓鱼肝油由1滴开始，待婴儿肠胃适应后，逐步增加至每日5~6滴，每日供给维生素D 400 IU，同时加服钙片，每日4~6片。每日不超过0.5克，这种预防措施可用至2岁。

注意：维生素D、维生素A作预防用，不宜过量服食，以免引起维生素（A、D）中毒。经常户外活动、晒太阳的婴幼儿，维生素D的供给量可相应减少。

2.芡实猪骨汤

[作用] 健脾固肾，强壮筋骨。促进小儿生长发育。

[组成、用量] 芡实30克，猪脊骨250克，

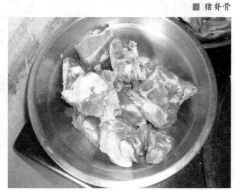

■ 猪脊骨

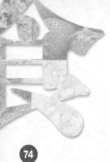

核桃肉30克。

[烹调、食法] 猪脊骨斩件，飞水。上料同放锅内，加适量清水，武火煮沸，转文火煲2小时。以盐调味，佐餐食用。

3.虾皮鸡蛋羹

[作用] 补中壮筋骨，增加钙、磷及维生素D，预防小儿佝偻病。

[组成、用量] 虾皮15克，鸡蛋1只。

[烹调、食法] 虾皮洗净稍浸泡，鸡蛋去壳打匀，加少量温开水、食盐，与虾皮拌匀，盛入碟内，隔水慢火蒸熟，佐膳吃。

4.核桃鹌鹑蛋粥

[作用] 健脑，补肾，强筋骨，健脾胃，增进食欲。

[组成、用量] 核桃肉3个，莲子20克，鹌鹑蛋4只，大米50克。

[烹调、食法] 莲子、大米浸泡30分钟，与核桃肉一同放入锅内，加适量清水煲粥，粥成后打入鹌鹑蛋，煮几分钟，以少许食盐或红糖调味，便可食用。

5.壮骨汤

[作用] 健脾胃，壮筋骨，促进骨骼生长，增长身高。

[组成、用量] 鲩鱼骨（或大鱼骨）300克，猪皮100克，红萝卜1个（约150克），蜜枣1枚。

[烹调、食法] 猪皮飞水，红萝卜去皮切块，鱼骨用少许油在铁锅中煎至两面淡黄色，加适量开水煮滚，然后与上料同放入锅内，加适量清水，武火煮沸，转文火煲1小时，以盐调味，便可食用。

6.淮山芡实田鸡汤

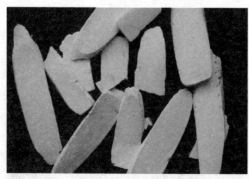

■ 淮山

[作用] 滋阴补虚损，健脾胃，促进小儿生长发育，促进佝偻病患者康复。

[组成、用量] 田鸡（青蛙）3只（约200克），淮山20克，莲子20克，芡实20克，蜜枣1枚。

[烹调、食法] 田鸡宰净（去头、皮、爪、内脏），淮山、莲子、芡实浸泡30分钟。上料同放入锅内，加适量清水，煲1小时，以盐调味，便可食用。

7.猪肝粥

[作用] 养血，补血，开胃。

[组成、用量] 猪肝50克，大米30克。

[烹调、食法] 先用大米煮粥。粥煮好后，将猪肝切片，以少许姜汁、盐、白糖拌匀，放入粥内煮，待猪肝熟后便可食用。

8.红萝卜瘦肉粥

[作用] 养肝血，健脾开胃。可常食用。

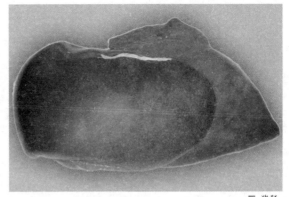

■ 猪肝

[组成、用量] 红萝卜50克，玉米粒50克，猪瘦肉50克，大米50克。

[烹调、食法] 红萝卜切小粒，猪瘦肉剁碎，用油、糖、盐调味。先将大米煲粥，粥成后加入红萝卜、玉米粒煲10分钟，再放入肉碎，待肉煮熟，以盐调味，便可食用，可代膳。

第十四节　预防扁桃腺炎的饮食调理

急性扁桃腺炎是小儿的常见病，多因细菌或病毒感染引起（如β-溶血性链球菌感染）。当小儿身体感受寒冷或水湿邪气的侵袭；或因常吃辛辣、煎炸、燥热的食品，使体内蕴积热邪；或因过度疲劳，都容易诱发此病。如果扁桃腺炎反复发作，可并发肾炎和风湿病，故必须及早预防，以减少扁桃腺炎发生。

一、预防扁桃腺炎须知

（1）适当进行体育锻炼和户外活动，增强体质。

（2）注意起居冷暖。小儿脏腑娇嫩，机体和功能较脆弱，抗病能力较差。必须注意天气的冷暖、阴晴，避免受凉感冒和雨水湿邪，以免诱发扁桃腺炎。

（3）注意饮食卫生。小儿体属纯阳，患热性病较多。平日不宜多食辛辣、燥热、煎炸食品，以免肺胃积热，肝火烦躁，易患此病。

(4) 避免过度疲劳。如儿童玩耍过度，学习紧张，睡眠时间不足，就会造成过度疲劳。

(5) 根据小儿虚寒或实热的体质，适当选用清润或增强肺脾功能的食品来调理身体，预防扁桃腺炎。

二、预防扁桃腺炎的食疗方

1.淡盐水

[作用] 清热，降火，消炎。

[组成、用量] 盐适量，用温开水冲成淡盐水，每天早晚用来漱口，亦可适量饮用。

2.甘草盐水浸泡油甘子

[作用] 清热，生津，润喉。

[组成、用量] 油甘子（余甘子）500克，生盐约20克，甘草20克。

[烹调、食法] 油甘子洗净晾干。盐与甘草放瓦锅内加3碗清水，煎成1碗半。待冷却后，将甘草盐水与油甘子同放入玻璃瓶或瓦盅内，置放冰箱保存，可作零食。每日3次，每次4~5粒。

3.黄豆酸梅汤

[作用] 清热生津，利咽喉。适用于咽喉不适或扁桃腺红肿初起。

[组成、用量] 黄豆30克，酸梅3个。

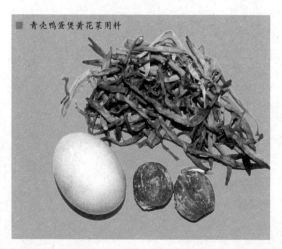
■ 青壳鸭蛋煲黄花菜用料

[烹调、食法] 上两味用清水2碗半，慢火煎成半碗，分3~4次徐徐咽下。每天1剂，连服3天。

4.青壳鸭蛋煲黄花菜

[作用] 清肝火、肺热。适用于肝热烦躁、易患扁桃腺炎的小儿，或有咽喉不适时食之。

[组成、用量] 黄花菜（干品）10~20克，青皮鸭蛋1只，蜜枣2枚。

[烹调、食法] 黄花菜浸泡洗净，与青皮鸭蛋、蜜枣一同放入锅内，加适

量清水，煮30分钟左右。将鸭蛋取出去壳，放回锅中再煮30分钟，便可饮汤、吃菜、吃蛋。易患扁桃腺炎者，每周服1次。贵在坚持。

注意：新鲜黄花菜不宜用。

5.咸竹蜂雪梨汤

[作用] 清热润喉，利咽开音，常用于咽干声嘶，咽喉肿痛。

[组成、用量] 雪梨1～2个，咸竹蜂2～5只。

[烹调、食法] 雪梨去皮心，切片，咸竹蜂去翼，捣烂。用2～3碗清水煲雪梨，煲30～40分钟，煎成200～300毫升，加入咸竹蜂，焗10分钟，倒出徐徐饮用，以润咽喉。

6.西洋参炖瘦肉

[作用] 益气，生津，增强肺脾功能。适用于体弱、易患扁桃腺炎者。

[组成、用量] 西洋参3～5克，猪瘦肉20克。

[烹调、食法] 西洋参切薄片，猪瘦肉切片，同放入炖盅内，加少量开水，隔水炖1小时，便可饮用。每周1次，连服3周。

7.水瓜壳煲冰糖

[作用] 清热，解毒，润肺。适用于体质偏于实热、易患扁桃腺炎的小儿，在咽喉不适或扁桃体红肿初起时饮用。

[组成、用量] 老水瓜壳30克，冰糖适量。

[烹调、食法] 上两味用清水3碗，慢火煎至大半碗，代茶饮用。每天1次，连服3天。

8.胖大海茶

[作用] 清热润肺，解毒利咽喉，适用于咽喉红、咽干不适、声音嘶哑者。

[组成、用量] 胖大海6枚，盐少量。

[烹调、食法] 胖大海用沸水冲洗，放入杯中加适量开水与少量盐，加盖焗20分钟，徐徐饮之。每天1次，连服3天。

注意：体质虚寒者，不宜多服。

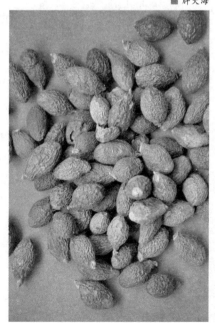
■ 胖大海

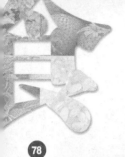

9.青橄榄（青果）

[作用] 清热，解毒，生津，止渴。治咽喉炎，咽干痛。

[用量、食法] 青橄榄6个，分2~3次慢慢嚼烂食之。

注意：婴幼儿不宜吃，以免误吞榄核。

10.青橄榄千层纸汤

[作用] 清热，润喉，开音，消咽喉肿痛。

[组成、用量] 青橄榄10个，千层纸5克。

[烹调、食法] 青橄榄拍裂，上二味，加清水2碗半，煎成1碗代茶饮。

11.杨桃汤

[作用] 清热生津，利咽喉，用于咽喉不适，咽干咽痒作咳。

[组成、用量] 杨桃300克，甘草3克，陈皮3克，红糖5克。

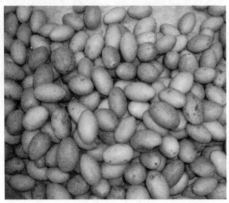

■ 青橄榄

[烹调、食法] 杨桃洗净切厚片，上四味，加清水3碗半，煲50分钟，煲成约1碗半，分2次饮用。

第十五节　预防儿童屈光性视力减退的饮食调理

一、如何保护儿童的视力

屈光性视力减退是指眼的屈光异常造成的视物能力减弱或下降。儿童期眼球的生长还没有定型，尤其是学龄期儿童，读书学习用眼时间逐渐增多。如果不合理用眼和不注意保护眼睛，如一次性长时间近距离看书写字，或长时间看电视，长时间玩电子游戏，或在过强或过暗的光线下看书写字，都会使眼睛疲劳，影响眼球调节功能，容易引起远视、近视和散光等屈光不正，视力下降。也有因身体虚弱，肝肾阴虚，精血不足，引起"眼矇"（视物模糊），视力减弱。预防视力减退，既要合理用眼，又要适当增加护眼的营养品。

（1）合理使用眼睛。儿童每次看书写字，时间不宜过长。一般40~60分钟后休息一会儿，可远眺或闭目养神，以免眼睛过度疲劳。

（2）注意光线。儿童看书学习，光线要明亮、柔和，不宜太强或太弱。一般可用40瓦台灯，光源在左上角。

（3）阅读写字姿势要正确。桌椅的高矮要适合，眼与书簿距离约30厘米，不要躺着或乘车、走路时看书。

（4）不要长时间看电视或长时间玩电子游戏。电子游戏目标不稳定，会使眼睛高度紧张，容易疲劳，引起视力下降。

（5）适当增加护眼的营养食品。选择富含维生素A的食物。维生素A能维持视觉和上皮组织的正常功能。含维生素A丰富的食物有：动物肝脏（鸡肝、羊肝、猪肝）、蛋黄、牛奶、黄油、胡萝卜、菠菜、油菜、番茄、黄花菜等。根据这些食物的性味功能，烹制成滋养肝肾、益精明目的食品，用来调补眼睛，对防止视力减退有一定的疗效。

二、护眼的食疗方

1.白菊花杞子桑叶茶

[作用] 清肝热，明目，夏季用眼时间长，眼矇口干。

[组成、用量] 杭菊花5克，杞子6克，冬桑叶5克。

[烹调、食法] 上三味，清水1碗半，煲10分钟，焗10分钟，煮成大半碗，代茶饮。

2.冬桑叶夏枯草黄豆饮

[作用] 清肝热，明目，用于眼红，眼结合膜炎，眼热，眼屎多。

[组成、用量] 冬桑叶10克，夏枯草10克，黄豆25克。

[烹调、食法] 黄豆浸泡30分钟，上三味，加入清水2碗半，慢火煎成大半碗，分2次饮用。

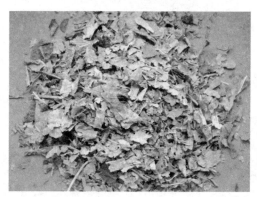

■ 桑叶

3.杞子炖鸡蛋

[作用] 滋养肝血，明目。适合于儿童日常食用。

[组成、用量] 杞子20克，鸡蛋1只。

[烹调、食法] 先将杞子用半碗开水浸20分钟，隔水炖10分钟，然后打入

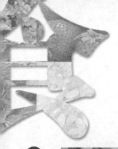

鸡蛋，再炖片刻，待鸡蛋蒸熟，便可食用。此种食品性味平和，可经常食用。

4.杞子蒸猪肝

[作用] 滋养肝血，益精明目。适合于肝血不足，眼矇，也是儿童日常护眼食品。

[组成、用量] 杞子20克，猪肝30克。

[烹调、食法] 猪肝切片。先将杞子用半碗开水浸泡20分钟，然后加入猪肝，隔水炖至猪肝熟，以盐调味，便可食用。

5.冬虫草炖鸡

[作用] 滋养补血，益肝肾，明目。适合于各类的视力减退。

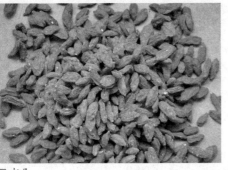

■ 杞子

[组成、用量] 冬虫草3～5克，鸡肉50～100克。

[烹调、食法] 鸡肉切片与冬虫草同放入炖盅内，加适量开水，隔水炖2小时，以盐调味，便可食用。

6.鱼白煲瘦肉

[作用] 滋润肝肾阴，明目。是儿童护眼的常用佳品。

[组成、用量] 鱼白30克，猪瘦肉100克。

[烹调、食法] 鱼白洗净浸泡，用姜葱出水，约煮滚3分钟，再漂洗滤干水，猪瘦肉切片飞水。上料同放入锅内，加适量清水，武火煮沸转文火煲1小时，以盐调味，便可食用。

注意：鱼白即晒干的鳙鱼鳔的外层衣。市场有售。

7.鸡肝焗饭

[作用] 滋养肝血，健脾胃，明目。适用于肝虚体弱、眼矇、视力下降者，是儿童冬季护眼营养佳品。

[组成、用量] 鸡肝50克，大米75克。

[烹调、食法] 鸡肝切片，以油、盐调味。待米饭煮至七分熟时，将鸡肝倒入饭面上，慢火焗至鸡肝熟透，便可食用。

8.杞子煲鱼头

[作用] 养血，补脑，明目。适用于体虚，贫血，头眩，眼矇，视力减退者。亦可作平时补脑、明目的营养品。

[组成、用量] 杞子15克，玉竹20克，鲩鱼头1个（约250克）。

[烹调、食法] 整个鱼头洗净去鳃，用少许油在铁锅中稍煎香，加适量开水，与上料同放入砂锅内，武火煮沸，转文火煲1小时。以盐调味，便可食用。此汤性味平和，可经常食用。

9.金蝉花蕤仁肉煲猪肝

[作用] 滋养精血，益肝肾。适用于肝血虚、眼矇，视力下降者。

[组成、用量] 金蝉花10克，蕤仁肉12克，关沙苑10克，猪肝50克。

[烹调、食法] 上四味同放入砂锅内，加适量清水，武火煮沸，转文火煲1小时，饮汤食猪肝。此汤隔日饮1次，可连服7～10日。

10.红萝卜丝炒鸡蛋

[作用] 滋养肝血，明目，开胃助膳，可常食。

[组成、用量] 红萝卜100克，鸡蛋2只。

[烹调、食法] 红萝卜洗净去皮切细丝，鸡蛋去壳打匀，先将红萝卜丝在铁锅内加少许油、盐炒熟，然后加入鸡蛋，炒至鸡蛋熟即成。佐膳吃。

11.生熟地煲羊肝

[作用] 滋养肝肾，治肝肾两虚、头眩眼花、视力减退。

[组成、用量] 羊肝100克，熟地20克，生地10克。

[烹调、食法] 羊肝切片，与生地、熟地同放入砂锅内，加适量清水，武火煮沸，转文火煲1小时。饮汤食羊肝。

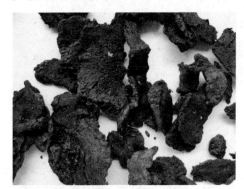

■ 生地

第十六节　预防汗证的饮食调理

汗证是指小儿在安静状态下，全身或身体某些部位出汗很多的一种症候，常见的有自汗和盗汗。自汗的特征表现为在清醒安静情况下出汗多，活动则汗出更甚。盗汗是睡时出汗多，醒时汗止。汗证原因多由于阳虚卫气不固或阴虚内热所致。治疗汗证，如属重者，应辨证用药，辅以食疗。一般汗证，用食疗调理，收效亦佳。

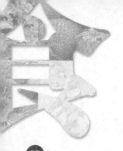

一、预防汗证饮食宜忌

忌：饮食忌辛散攻伐和生冷之品，以免伤阴津、正气，出汗更多。

宜：宜适量补充水分。汗为阴液，汗多易使阴津损耗，宜适量补充水分，多饮水或饮淡盐水，并选用多种营养丰富的食品。

二、辨证施食

按不同病因选用食疗方。

（一）阴虚盗汗食疗方

如睡时汗出，活动时特别汗多、口干者，可适当选用下列各方。

1.健脾止汗方

[作用]　益气健脾，止盗汗、自汗。

[组成、用量]　淮山20克，浮小麦20克，糯根12克，煅牡蛎10克，瘦肉100克，淡菜15克。

[烹调、食法]　淮山浸泡30分钟，糯根洗净，瘦肉飞水。上料同放入锅内，加适量清水，武火煮沸，转文火煲1小时，以盐调味，便可食用。

2.浮小麦大枣汤

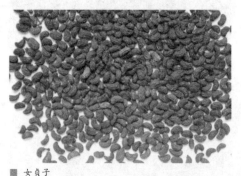

■ 女贞子

[作用]　养阴健脾，止盗汗、自汗。

[组成、用量]　浮小麦30克，糯根15克，女贞子10克，五味子5克，大枣5枚。

[烹调、食法]　糯根洗净，大枣去核。上料同放入锅内，加清水3碗，慢火煎成大半碗，分2次饮用。每天一料，可连服3~5天。

3.海参炖水鸭

[作用]　滋阴补血，益气止汗。

[组成、用量]　海参30克（干品，浸发好的海参用150克），水鸭半只（约250克）。

[烹调、食法]　水鸭切2块，飞水。海参浸泡后洗净切块用姜葱出水。上二味同放入炖盅内，加适量开水，隔水炖2~3小时，以盐调味，便可食用。

4.田鸡焗饭

[作用] 滋阴补虚,健脾止汗。

[组成、用量] 田鸡2只(约150克),大米100克。

[烹调、食法] 田鸡宰好洗净切块,以油、盐、姜丝调味。待大米饭煮至七成熟时,将田鸡放于饭面上,慢火焗至田鸡熟透,便可食用。

5.浮小麦煲羊肚(民间验方)

[作用] 养心健脾,敛盗汗、自汗,治脾虚盗汗,阴虚自汗。

[组成、用量] 羊肚150克,浮小麦30克。

[烹调、食法] 羊肚洗净飞水,与浮小麦同放入锅内,加适量清水,武火煮沸,转文火煲1小时,以盐调味,饮汤食羊肚。

6.止汗方

[作用] 清肝热,健脾胃,止自汗、盗汗。

[组成、用量] 象牙丝10克,麻黄根10克,浮小麦30克,猪瘦肉100克,淡菜25克。

[烹调、食法] 猪瘦肉切块,飞水,淡菜浸泡洗净。上料同放入锅内,加适量清水,武火煮沸转文火煲1小时,以少许盐调味,分2次饮。

(二) 阳虚卫气不固食疗方

如自汗多或出汗后怕冷、精神疲倦,可选用下列各方。

1.党参瘦肉汤

[作用] 益气,健脾,止汗。适合于气虚体倦,自汗、盗汗者。

[组成、用量] 党参15克,白术6克,五味子3克,大枣4枚,猪瘦肉100克。

[烹调、食法] 猪瘦肉切块,飞水,大枣切开去核。上料同放入锅内,加适量清水,煲1小时。约煎成1碗,分2次饮。可连服3~5天。

2.黄芪(北芪)煲牛腱

[作用] 益气养血,固表止汗。

[组成、用量] 黄芪15克,玉竹20克,

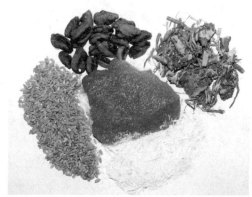

■ 止汗方汤料

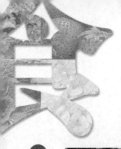

牛腱肉 100 克，大枣 5 枚。

[烹调、食法] 牛腱肉切厚块，飞水，大枣去核，上料同放入锅内，加适量清水，武火煮沸转文火煲 1 小时。以盐调味，饮汤吃肉。

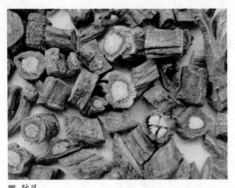

■ 防风

3.北芪白术汤

[作用] 益气固表，健脾止汗，用于病态体虚，盗汗、自汗。

[组成、用量] 北芪 12 克，白术 10 克，防风 3 克，麻黄根 10 克，煅牡蛎 10 克，瘦肉 100 克。

[烹调、食法] 瘦肉飞水。上料同放入锅内，加适量清水，武火煮沸转文火煲 1 小时，便可饮用。

4.蛏子瘦肉汤

[作用] 温补脾胃，益气养血，补虚止汗。治病后体弱，汗多。

[组成、用量] 蛏子肉（干品）30 克，猪瘦肉 100 克。

[烹调、食法] 蛏子肉浸泡，猪瘦肉飞水去肉腥味，上料同放入锅内，加适量清水，武火煮沸转文火煲 2 小时，以盐调味。饮汤吃肉。蛏子肉不易消化，幼儿只宜饮汤。

第十七节 痱子的预防及饮食调理

痱子多发生在炎热潮湿的季节，其原因是由于汗液排泄不畅，引起汗腺周围发炎，患者多为肥胖的婴儿或儿童。痱子临床上一般分为三类。

热痱：多发生在炎热的夏季，为红色小丘疹，散发或融合成片，分布于脸、颈、胸、背部及皮肤皱褶处，瘙痒灼热，遇热时症状加重，常使患者烦躁不安。

晶痱：晶痱又称白痱，多见于新生儿或儿童突然大汗暴晒之后，表现为散发或簇集的直径 1~2 毫米的含清液的表浅疱疹，易破，分布在前额、颈、胸、背部及手臂屈折等处，无自觉症状，1~2 日吸收，留下薄薄的糠状鳞屑。

脓痱：脓痱是孤立表浅与毛囊无关的粟粒小脓包，多在皮肤皱褶处，破后可继发感染，形成小脓肿，即为痱毒。

一般痱子，无须特殊治疗，只要室内通风凉爽，身体清洁干爽，洗温水澡，擦点爽身粉或痱子水，即可消退；如是脓痱，需配合药物治疗。由于小儿易患热痱，常引起食睡不宁，烦躁不安，故应及早预防。

一、痱子的预防

（1）居室要通风凉爽。

（2）勤洗温水澡，保持身体清洁干爽。

（3）宜穿单薄宽松的全棉布衣。

（4）避免在烈日下玩耍。

（5）常食一些清凉饮品，以清解体内暑热湿毒之邪，对预防痱子，有较好效果。

二、预防痱子的食疗方

气候炎热的季节，宜多食冬瓜、西瓜、绿豆、扁豆、海带、银花、杭菊等，并按这些食物的性味功能，配制成消暑清热、解毒利水的汤水给儿童日常饮用，可预防和治疗痱子。

在患痱子期间，忌食辛辣、燥热、煎炸食品，如辣椒、胡椒粉、炸鸡等。忌食公鸡、鹅、猪头肉、鲤鱼等发物。

1.冬瓜扁豆薏苡仁汤

[作用] 清热解暑，健脾祛湿。是夏季常用的清凉饮料，可预防痱子、疖疮。

[组成、用量] 冬瓜500克，炒白扁豆20克，生薏苡仁20克，赤小豆20克。

[烹调、食法] 冬瓜连皮切块，上料同放入锅内，加适量清水，武火煮沸，转文火煲1～2小时，便可饮用，食用时可淡食，也可加入少许盐或糖调味均可。煲时如加入半片新鲜荷叶，其解暑清热之力更强。

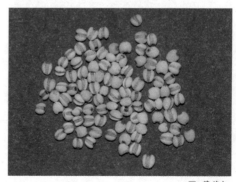
■ 薏苡仁

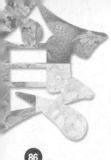

2.蜜糖银菊露

[作用] 疏风清热，解毒利水。适用于痱子的预防，亦可用作痱子合并感染时的辅助治疗。

[组成、用量] 银花10克，杭菊花10克，蜜糖约15毫升。

[烹调、食法] 银花、杭菊用清水2碗半，约煎成1碗，稍凉时调入蜜糖，分2次饮用。

3.赤小豆薏苡仁汤

[作用] 清热健脾，祛湿止痒。用于痱子、湿疹初起皮肤瘙痒。

[组成、用量] 赤小豆20克，生薏苡仁20克，蝉衣6克，蜜枣1枚。

[烹调、食法] 赤小豆、生薏苡仁浸泡30分钟。上料同放入锅内，加适量清水，武火煮沸，转文火煲1小时，约煎成1碗，分2~3次服。

4.臭草绿豆沙

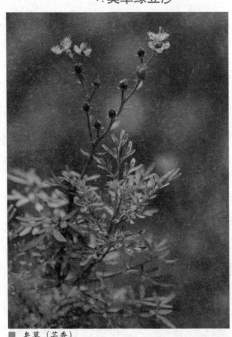

■ 臭草（芸香）

[作用] 清热消暑，凉血解毒。可预防或治疗痱子、疖疮。

[组成、用量] 鲜臭草25克，绿豆50克，红糖适量。

[烹调、食法] 臭草、绿豆洗净，同放入锅内，加适量清水，煲1小时，约煎成3碗，加入红糖调味，分次食用。

注意：臭草在生草药店有售。

5.西瓜

[作用] 清热消暑，生津止渴。

[食法] 夏季气候炎热，每日可适量食用西瓜。但一次量不宜过多，以免引起果冷伤脾，胃口减退。

6.祛湿粥

[作用] 健脾祛湿，消暑，清热利尿。预防痱子。

[组成、用量] 木棉花15克，灯芯花5扎，炒白扁豆20克，生薏苡仁20克，赤小豆20克，川草薢15克，猪苓15克，大米50克。

[烹调、食法] 上述物料洗净后，将木棉花、灯芯花、川萆薢、猪苓放入纱布袋中。锅内注入适量清水，煮沸后，加入上料煲粥。粥成后，将纱布袋取出，以糖或盐调味，便可食用。

7. 莲叶绿豆煲乳鸽

[作用] 祛暑热，解毒，益气养阴。适用于体弱、易出痱子之小儿或夏天炎热，痱子初起者，有预防作用。

[组成、用量] 鲜荷叶1/3片（或干荷叶10克），绿豆50克，乳鸽1只，蜜枣1枚。

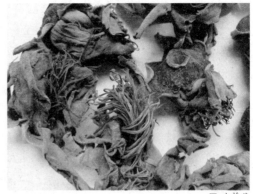

[烹调、食法] 乳鸽宰净，切大块，飞水。上料同放入锅内，加适量清水，武火煮沸，转文火煲1小时，以盐调味，便可食用。

第十八节　肥胖症的预防及饮食调理

由于体内脂肪积聚过多，使体重超过按身高计算的标准体重20%，即称为肥胖症。其主要原因是摄入热量过多，超过消耗的热能，剩余的热能在体内转化为脂肪，引起体内脂肪积聚过多。此外，还与遗传、内分泌失调、缺乏锻炼、运动量少、神经中枢调节失衡等有一定关系。而儿童的肥胖症，绝大多数是属于进食过量而致的单纯性肥胖症，其特征除体重超过正常外，一般食欲甚佳，食量大，喜食高蛋白、高脂肪、高热能食物，如肉类、肥鸡、油脂类及谷面食品，更喜爱甜食、巧克力等，少吃蔬菜和水果，少运动。

肥胖症对儿童的健康有不良的影响，如不及时纠正，可能导致终生肥胖，将来会提早诱发高血压、动脉硬化、冠心病、糖尿病等老年病。由于肥胖限制了体力活动，肥胖者不愿做运动，使热能消耗减少，形成了越肥越少活动，越少活动越肥的恶性循环。据外国专家的调查研究报道，13岁前超出正常体重20%的儿童，到30岁以后，有80%～90%的人成为大胖子。肥胖症是诱发心血管疾病的主要原因之一，故必须在儿童期及时做好预防。

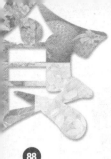

一、单纯性肥胖症的预防

（1）从婴儿出生起，就要注意科学育儿，重视饮食调理，避免过胖。

（2）膳食要平衡。注意全面的营养摄入，婴儿期添加谷类食物，不宜过早，正常情况下，4～5个月添加含淀粉丰富的米糊或面糊，6个月后可吃稀饭、软面，配食菜泥、果泥。牛奶不宜过甜，少食糖水和油脂类食品。食量要适中。儿童不宜多食高脂肪、高热量的食品，如肥肉、炸鸡。膳食要精粗结合，荤素结合，每日进食一定量的粗粮、蔬菜和水果。

（3）适当的体育锻炼。婴幼儿每天要有足够的户外活动。儿童要参加适当的体育活动，如课间操、慢跑、乒乓球、游泳等。

总的来说，对单纯性肥胖的儿童，要遵循两个原则：一是少吃，二是多动。

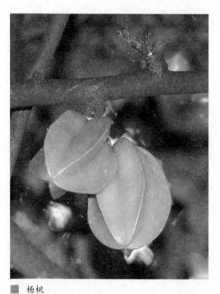

■ 杨桃

二、单纯性肥胖症的饮食调理

在保证儿童正常生长发育所需的热量和营养的原则下，减少热量的供给，限制脂肪与糖类的摄入。

供给适量的蛋白质，如瘦肉、鸡蛋、兔肉、鱼类、豆类及其制品。

供给适量的米面粮食，注意供给糙米、燕麦、荞麦面等膳食纤维可去脂、通便，能有效减肥。

宜多吃蔬菜、水果，以减少主粮，避免饥饿感。可选择热量少、体积大的食物，如冬瓜、节瓜、萝卜、绿叶蔬菜、苹果、西瓜、大蕉、杨桃等。

宜饭前喝汤，增加饱腹感，减少进食固体食物。

少食高热量、高脂肪、高糖的食物，如肥肉、炸鸡、巧克力、奶油蛋糕、糖果等。

三、单纯性肥胖症的食疗方

1.江珧柱焖冬瓜

［作用］清热祛脂，减肥轻身。

[**组成、用量**] 江珧柱 20 克，冬瓜 500 克，生姜 2 片。

[**烹调、食法**] 江珧柱浸泡撕碎，冬瓜去皮切件。

烧锅下油，爆香姜片，加入珧柱冬瓜炒匀，再加入适量清水，中火焖至冬瓜烩，以盐调味，佐膳吃，亦可代饭吃。

注意：常食冬瓜，体瘦轻身，有减肥作用，但脾胃虚寒者，则不宜多食。

2.凉拌黄瓜

[**作用**] 清热，降脂，减肥。

[**组成、用量**] 黄瓜 300 克，蒜 2 瓣。

[**烹调、食法**] 黄瓜洗净去瓤切薄片，蒜捣烂成蒜蓉，与黄瓜拌匀，再加入白糖、盐、醋、香麻油等调味料拌成凉菜，佐膳吃。

3.冬瓜薏苡仁瘦肉汤

[**作用**] 清热祛湿，利水，祛脂减肥。

[**组成、用量**] 冬瓜 500 克，生薏苡仁 30 克，陈皮 2 克，猪腱肉 150 克。

[**烹调、食法**] 冬瓜连皮切件，猪腱肉洗净切大块，飞水去血腥味。上料同放入锅内，加适量清水，武火煮沸转文火煲 1 小时，以盐调味，便可食用。

4.柠檬茶

[**作用**] 行气健胃，生津止渴，消食祛脂，醒脑止呕。

[**组成、用量**] 柠檬半个。

[**烹调、食法**] 柠檬切片，加清水 1 碗半，煮滚 5 分钟，加少量白糖。中午饭后饮 1 碗，每日 1 次。

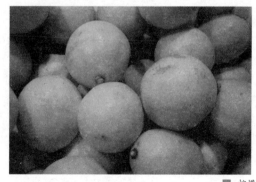

■ 柠檬

5.雪菊杞子茶

[**作用**] 清肝明目，降脂减肥，润肠通便。

[**组成、用量**] 雪菊 1～2 克，杞子 5 克。

[**烹调、食法**] 上二味，用沸水浸泡 2～3 分钟，便可饮用。雪菊味香浓，可冲泡 3～4 次。

注：雪菊是产自昆仑山的野生菊花，茶叶商店有售。

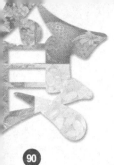

6.冬瓜荷叶饮

[作用] 清热消暑，减肥祛脂。

[组成、用量] 冬瓜皮30克，干荷叶10克。

[烹调、食法] 上二味，清水2碗半，慢火煎成1碗，代茶饮。

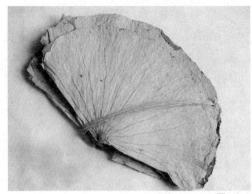

■ 荷叶

7.红萝卜兔肉汤

[作用] 清热健胃，通便降脂。此汤营养均衡，减少高热量蛋白质及脂肪摄入，有助减肥。

[组成、用量] 兔肉250克，红萝卜250克，马蹄150克。

[烹调、食法] 兔肉切块，飞水，红萝卜切块，马蹄去皮拍裂。上料同放入锅内，加适量清水，武火煮沸，转文火煲1小时，以盐调味，助膳吃，减少主粮。

第十九节　瘦弱儿童的饮食调理

瘦弱儿童即指小儿身体虚弱消瘦，体重不足。

正常儿童体重，初生儿体重一般为3千克，周岁时体重为出生时的3倍，两周岁为4倍，两岁至青春发育期前，体重每年约增加2千克，其推算公式是：体重（千克）＝年龄×2+8。

一、儿童瘦弱的原因

儿童瘦弱的原因大致可分为三类：

一是由于脾胃虚弱或喂养不当，损伤脾胃功能，致使饮食减少和不能消化吸收营养物质，使化生气血之源不足，气血虚衰，不能营养肌肤而致消瘦；另一些小儿因活动过多，睡眠不足，体力消耗大，而日常营养摄入不足，供不应求，也会出现消瘦。这些都是属于营养性消瘦。

二是先天不足，胎儿营养不良，精血亏损，出生后禀赋薄弱，形体羸弱，筋骨软弱。

三是因患慢性疾病，如慢性肠炎、结核病、哮喘、肠寄生虫等，影响脾胃消化吸收功能而致消瘦。

对瘦弱儿童，应按其不同的原因，进行调治。

对营养性引起的瘦弱儿童，一般可通过饮食调理，便能得到改善和康复；如果小儿的体重比正常体重轻10%以上，可视为异

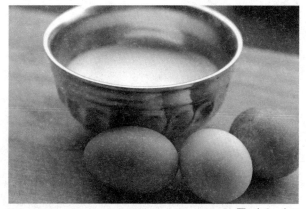

■ 鸡蛋、牛奶

常瘦弱儿童，应进一步检查原因，用药疗与食疗互相配合。此外瘦弱儿童普遍伴有营养性贫血，治疗时应着重治疗贫血。

二、瘦弱儿童的饮食调理

（1）瘦弱儿童首先要注意膳食平衡，精粗结合，荤素搭配，少食多餐，定时进食，食品要多样化，烹调要讲究色香味，以提高儿童的食欲。

（2）宜食蛋白质丰富又容易消化的食物，如鸡蛋、牛奶、猪瘦肉、猪肝、猪腰、鱼类及黄豆制品。

（3）适当增加糖、脂肪类食品。供给充足的维生素，多吃水果、蔬菜。

（4）伴有贫血，宜多食含铁质丰富的食物，如动物内脏、动物血和含维生素C丰富的水果、蔬菜，以促进铁的吸收利用。

（5）选择适当的食疗方。

三、瘦弱儿童的食疗方

根据食物的性味功能，调配成滋阴补血、健脾开胃、强壮身体的食疗方，以调理瘦弱儿童。

1.参术鸭肾汤

[作用] 益气健脾，开胃，增进食欲。

[组成、用量] 党参10克，云苓15克，白术6克，大枣3枚，鸭肾1个。

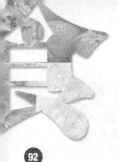

[烹调、食法]鸭肾剖开洗净，撕出鸭内金洗净，大枣去核，上料同放入锅内，加适量清水，煲1小时，以少许盐调味，便可饮用。

2.羊胎盘紫灵芝苹果汤

[作用]健脾益胃，清热排毒，护肤养颜，增强免疫力。

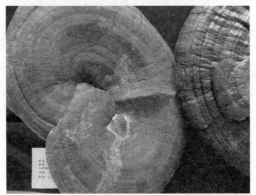

[组成、用量]羊胎盘半个，紫灵芝5克，苹果1个。

[烹调、食法]羊胎盘洗净，切大块，飞水，紫灵芝浸泡30分钟，苹果去皮去心，切大块。上料同放入锅内，加适量清水，武火煮沸，转文火煲1小时，以盐调味，便可食用。

■ 灵芝(左赤芝，右紫芝)

3.冬虫草炖瘦肉

[作用]滋阴健脾，益气力，增强体质。此方补而不燥，可常食用。

[组成、用量]冬虫草2~3克，猪瘦肉30~50克。

[烹调、食法]猪瘦肉飞水，与冬虫草同放入炖盅内，加开水80~120毫升，隔水炖2小时，以盐调味，便可食用。

4.鲫鱼淮山汤

[作用]补中益气，健脾开胃，增进食欲。适合胃纳欠佳的瘦弱儿童，一般儿童食用可增强脾胃功能，帮助消化。

[组成、用量]鲫鱼200克，猪瘦肉100克，莲子20克，淮山20克，陈皮2克，生姜2片。

[烹调、食法]猪瘦肉飞水，莲子、淮山浸泡30分钟，鲫鱼洗净，用少许食油在锅内煎香，加入姜片和少量开水。然后与上料同放入砂锅内，加适量清水，武火煮沸，转文火煲1小时，以盐调味，便可食用。

5.淮莲猪肚汤

[作用]益气，健脾，开胃，增进食欲。

[组成、用量]河南淮山20克，莲子20克，江珧柱10克，蜜枣1枚，猪肚

半个（约300克）。

[烹调、食法] 猪肚洗净，飞水，河南淮山、莲子浸泡30分钟。上料同放入锅内，加适量清水，武火煮沸，转文火煲1~2小时，以盐调味，便可食用。

6.燕窝炖瘦肉

[作用] 补脾益气，养肺胃阴，开胃进食。适合于身体瘦弱、食欲不振之小儿。此炖品用于调理身体，有增强肺脾二脏的功能，促进食欲。一般小儿食之，健脾开胃。

[组成、用量] 燕窝3~5克，猪瘦肉30~50克。

1~2岁小儿用燕窝3克，猪瘦肉30克；3~5岁小儿用燕窝5克，猪瘦肉50克。

[烹调、食法] 燕窝先用清水浸泡4小时，拣去燕毛杂质，猪瘦肉切块，飞水，同

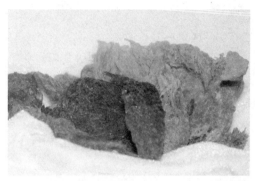

■ 燕窝

放入炖盅内，加入开水80~120毫升，隔水炖1~2小时，以少许盐调味，便可食用。

7.谷麦芽猪横脷（猪胰脏）汤

[作用] 消食化滞，健脾开胃。

[组成、用量] 谷芽20克，麦芽20克，猪横脷1条，蜜枣2枚。

[烹调、食法] 谷芽、麦芽洗净，与上料同放入锅内，加适量清水，煲1小时，便可饮用。

8.淮莲芡实田鸡汤

[作用] 滋阴补虚损，健脾开胃，对小儿疳积及病后体虚者有促进康复作用。

[组成、用量] 田鸡（青蛙）约200克，淮山20克，莲子20克，芡实20克，蜜枣1枚。

[烹调、食法] 田鸡宰洗（去头、皮、内脏），切大块，淮山、莲子、芡实浸泡30分钟。上料同放入锅内，加适量清水，武火煮沸，转文火煲1小时，以盐调味，便可食用。

9.西洋参炖瘦肉

[作用] 益气生津，健脾开胃，增进食欲。适合于口干喜饮、胃口欠佳的瘦

弱儿童。

[组成、用量] 西洋参5克，猪瘦肉30克，蜜枣1枚。

[烹调、食法] 西洋参切片，猪瘦肉切片。上料同放入炖盅内，加适量开水，炖1～2小时，饮参汤。

第二十节　预防龋齿

龋齿已被世界卫生组织列为第一位重点防治的慢性非传染性疾病。它是牙齿硬组织被破坏的一种疾病，多发生在6岁左右的儿童，发病率高达80%，且有不断增加的趋势，故必须及早预防。

龋齿发病开始在牙冠，病变继续发展，形成龋洞，如不及时治疗，整颗牙齿可能完全破坏。龋齿是细菌性疾病，可继发牙髓炎、牙槽骨炎等。

一、龋齿的原因

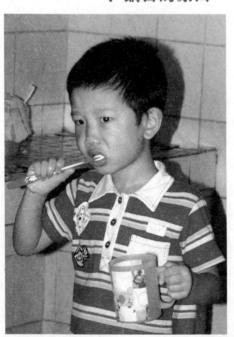

■ 儿童刷牙

龋齿的原因主要与口腔内的细菌、唾液，以及饮食有关。

（1）菌斑致龋。

如口腔内乳酸杆菌与唾液中的黏蛋白和食物残屑混合一起，就会形成一种黏合物，这种黏合物叫菌斑，菌斑牢固黏附在牙齿表面和窝沟中，菌斑中的大量细菌产酸，造成菌斑下面的釉质表面脱钙、溶解，形成龋洞。菌斑多龋齿也多。

（2）饮食残屑留滞致龋。

食品提供了菌斑中细菌活动的能量原料。饮食残屑，尤其是蔗糖、糖果，含有大量的碳水化合物和糖，这些物质通过细菌的代谢作用，使糖酵解产生有机酸，酸长期滞留在牙齿表面和窝沟中，使釉质破坏、脱钙，形成龋齿。

二、龋齿的预防

（1）注意口腔清洁卫生，减少或消除病原刺激物，减少菌斑。

儿童从小养成口腔卫生习惯，做到早晚各刷牙一次，饭后漱口。睡前刷牙，至关重要，因夜间间隔时间长，细菌容易大量繁殖，刷牙可以清除口腔中的大部分细菌，减少菌斑形成。幼儿可由家长用软毛巾擦牙齿，逐渐学会漱口。幼儿3岁后，学

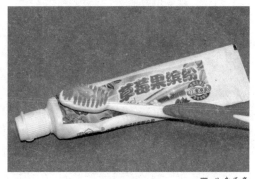

■ 儿童牙膏

会刷牙，刷牙要顺刷，即上牙向下刷，下牙向上刷，里里外外都刷到，还要注意刷磨牙的咬面，这就可把牙缝和各个牙齿面上的食物残渣洗刷干净。刷牙后要漱口。

（2）增强牙齿的抗龋性，最好使用含氟牙膏刷牙。幼儿园或小学儿童，在医务人员的指导下可用0.2%中性氟化钠水溶液漱口，每周或每2周1次，含漱1分钟，不能吞咽。氟对预防龋齿，保护牙齿健康有明显的效果。但氟量不宜过多，过量会引起氟中毒。

使用含氟牙膏预防龋齿是安全有效的，但要注意的是3岁以下儿童不宜用含氟牙膏，3～6岁的儿童在成年人指导下适量使用，每次用量如黄豆粒大小，刷牙后用清水漱净。

（3）减少饮食中的糖。儿童要养成少吃零食和糖果糕点的习惯，尤其睡前不宜吃糖。

（4）做好口腔的保健工作，定期给幼儿、小学生做口腔防龋检查，及早发现龋齿，及早治疗。

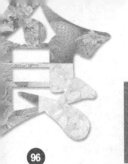

第三章 儿童期生长发育特点及饮食调理

儿童期是生长发育的关键时期，它包括体格发育和神经、精神发育。在这个发育过程中，不同的年龄阶段各有不同的生长特点，了解其特点进行保健则可以根正苗壮，本固身强。

本章着重介绍儿童生长发育期五个年龄段（新生儿期、婴儿期、幼儿期、学龄前期、学龄期）的生长发育特点、保健方法和饮食调理。

第一节　新生儿期生长发育特点与保健

新生儿是指出生后一个月内的小儿。正常初生儿体重3～3.5千克，身高50～51厘米。新生儿离开母体子宫，呱呱一声，降生到人间，在新的天地环境中，营养来源和生活习惯完全改变。

新生儿从体表看，皮肤红润，皮下脂肪丰满，胎脂胎毛少，头发黑润，颅骨质硬，耳郭发育良好，男婴睾丸入阴囊，女婴大阴唇已覆盖小阴唇及阴蒂。

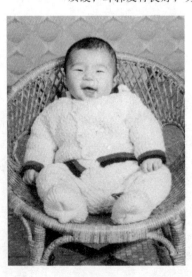

新生儿体内各脏腑器官发育尚未成熟，机能薄弱，尤其是肺、脾功能。对周围环境反应迟钝，适应能力差，生活能力很弱，抗病和防御能力低。一旦喂养和护理不当，就容易引起消化不良和感染疾病，倘若患病，病情发展快且重。所以，新生儿期要特别小心呵护，注意避风寒，保暖，喂养饥饱适宜，清洁卫生，每天要洗澡，更换衣服，衣服宜全棉质料，松软宽阔，不要到公共场所，以防感染。此外，新生儿还应注意避免与感冒、皮肤病患者接触。

一、新生儿常见的生理性症状

1. 生理性的体重下降

新生儿出生后3~4天，可出现生理性的体重下降，下降体重约为出生时体重的7%~8%（200~250克），7~10天左右，可恢复到出生时体重，并逐渐增加。

2. 生理性黄疸

有部分新生儿，在出生后2~3天，出现黄疸，于4~6天时最重，7~10天消退。黄疸表现为皮肤呈浅黄色，先见于面、颈，然后遍及躯干和四肢，巩膜亦有黄疸。早产儿约有80%出生后出现黄疸，持续3~4周可消退。生理性黄疸，不伴有其他症状，精神胃口如常，个别新生儿吃奶稍差。生理性黄疸，无需治疗。如黄疸严重，可能属病理性黄疸，应请医生检查诊治。

二、新生儿的饮食营养

1. 母乳喂养

母乳是新生儿最佳的营养食品，它的营养成分如蛋白质、脂肪、乳糖、维生素等比例适当，温度适宜，没有细菌污染，易被新生儿消化吸收，尤其是初乳（产妇分娩后至12天的奶）富含酶和抗体，吃了能增强新生儿的抗病能力。

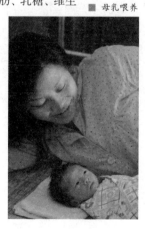
■ 母乳喂养

母乳喂养的方法

母乳喂养，简单方便。据世界卫生组织和联合国儿童基金会对母乳喂养作出的新规定：产后半小时即可喂奶，或可在新生儿断脐和揩干血迹，产妇还在产床时就让其吸吮妈妈的奶头，而且越早越好，这对促进母乳的分泌至关重要。

喂奶可以不定量、不定时，即是说不硬性规定喂奶的间隔时间和次数，也不限制每次喂哺的时间长短，实行勤喂，按需喂哺。这样，有利于母乳分泌，有利于母婴健康。

纯母乳喂养的婴儿，不需要另外喂水，只有在婴儿发生腹泻或夏天出汗较多时，才需喂水。正常分娩，妈妈和婴儿应睡在同一张床上，或让婴儿睡在妈妈身旁的另一张小床上，以便妈妈从一开始便认真关心照料婴儿，且这样喂养方便，有助于提高母乳喂养的成功率。

哺乳时应将一侧乳房吸空后再换吸另一侧，左右两侧的先后，应每次轮换，

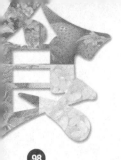
以利于每侧乳房乳汁充分吸空，保持乳汁分泌顺畅。

三、增强新生儿肺脾功能的食疗方

初生乳儿脏腑娇嫩，肺脾功能薄弱，容易外感时邪，或内伤乳食，消化不良。而且"脾胃为后天之本"，增强肺脾功能，有利于增强身体素质和抗病能力。数十年来，笔者常用少量人参给月内新生儿服食，可增强肺脾功能，减少婴儿胃肠道疾病、感冒、痱子和疖疮等疾病的发生。

1.石柱参炖冰糖

此方适宜气候偏于寒冷的冬春季节出生的新生儿服用。

[组成、用量] 石柱参1.5克，冰糖2克。

[烹调、食法] 石柱参切薄片，上两味同放入炖参盅内，加30毫升开水，隔水炖1小时。早上服，每周1次，连服3周。

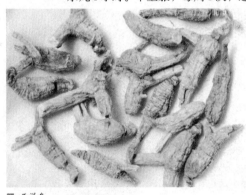

■ 西洋参

2.西洋参炖冰糖

此方适宜夏季或天气炎热期间出生的新生儿服用。

[组成、用量] 西洋参1.5克，冰糖2克。

[烹调、食法] 西洋参切薄片，上二味同放入炖参盅内，加30毫升开水，隔水炖1小时。早上服，每周1次，连服3周。

人参是大补元气之品。能益肺健脾，一般小儿不需服用。临床以少量人参给新生儿服食，可增强体质，预防和减少疾病，而且无副作用。

第二节　婴儿期生长发育特点与保健

一、婴儿期生长发育的特点

婴儿期是从小儿满月至1周岁。这一阶段婴儿脏腑娇嫩，气血未充，生机蓬勃，体格生长迅速，脑发育和心理发展也较快。婴儿1周岁时体重相当于出生时体重的3倍。体重增加的速度与年龄有关，足月新生儿出生时体重平均为

3千克，前半年每月平均增加0.6千克，后半年每月平均增加0.5千克。一般计算方法如下：

$1 \sim 6$ 个月平均体重（千克）$= 3 +$ 月龄 $\times 0.6$

$7 \sim 12$ 个月平均体重（千克）$= 3 +$ 月龄 $\times 0.5$

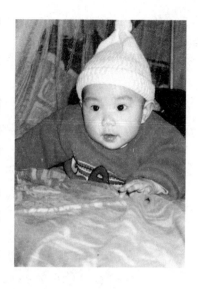

婴儿1周岁时身高相当于出生时的1.5倍。足月新生儿平均身高为50厘米，出生前半年每月平均增长2.5厘米，后半年每月平均增长1.5厘米，1周岁时身高约75厘米。

婴儿期的中枢神经系统发育迅速，条件反射不断形成，但大脑皮质功能还未成熟，不能耐受高热、毒素或其他不良刺激，易见惊厥等神经症状。

婴儿期来自母体的免疫抗体逐渐消失，抗病能力差，应按期进行各种预防接种，预防传染病。

随着体格的生长、大脑的发育，婴儿活动范围日益增大，从学抬头、翻身、坐、立、爬行到走路等活动，必须注意其安全，避免意外损伤。

二、婴儿期的饮食营养

婴儿期小儿生长特别快，需要供给足量的营养物品。如优质蛋白，是大脑发育的物质基础，蛋白质供应不足，会影响大脑的发育。但婴儿脾胃功能薄弱，消化吸收功能未完善，喂养不当，会导致消化不良、吐奶、泄泻，影响营养物质的消化吸收。营养缺乏，又会引起各种营养性疾病，如佝偻病、缺铁性贫血等。因此，婴儿期的饮食营养，既要满足营养的需要，又要适合脾胃的消化吸收。

1. 以母乳为主

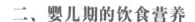

乳类是婴儿最佳的营养品，6个月内的婴儿，应以母乳为主。母乳营养价值高，易消化吸收，对胃肠刺激性少，含有丰富的酶和抗体，有利于婴儿的生长发育，尤其是大脑发育。母乳喂哺，在头2个月，喂奶可以不定量、不定时，只要婴儿有觅食表现，便可给他喂奶。经过一段时间后，逐渐养成有规律的进食习惯，每隔3～4小时喂奶一次，3个月后的婴儿，夜间临睡前要吃饱奶，逐渐养成夜间不吃奶的习惯，以利母婴休息。不要让婴儿含着乳头入睡。

如果母乳不足，可用奶粉或鲜牛奶或代乳粉来代替一部分母乳，但每天喂奶次

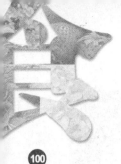

数，不宜少于3次，以免影响母乳分泌；在完全没有母乳的情况下，才用人工喂养。

2.人工喂养

6个月内的婴儿，应以乳类为主食，再按不同的月龄添加辅助食品。

（1）牛奶是婴儿的主食。牛奶主要含有蛋白质和部分维生素，特别富含钙和磷，且容易吸收。

选用奶粉，可按月龄选用母乳奶粉或助长奶粉，6个月内的宜用母乳奶粉，1岁左右可用助长奶粉，国产或进口的奶粉都可选用，关键是要适合婴儿的肠胃，吃后是否消化良好，大便是否正常，能否按时增加体重。如果所选用的奶粉，婴儿喜欢吃，吃后精神活泼，体重增加，大便正常，便可选用。

（2）定时喂养。人工喂奶间隔时间要有规律，2～4个月的婴儿，每隔3小时喂奶一次；5个月以上的婴儿，每隔3～4小时喂奶一次，夜间停6～7小时，白天两次喂奶中间，喂少量温开水或鲜橙汁或菜汤。每次喂奶15～20分钟，最好一次吃饱。有些婴儿吃到一半就睡着了，要将其弄醒，不要任其吃吃睡睡。吃奶时如婴儿要睡，可以搔搔耳朵，挠挠脚心，弄醒他，让他好好吃奶，吃饱后就能睡好。每次喂奶以后，应将婴儿抱起，头部靠在母亲肩上，轻轻向上拍其背部，使胃内空气排出，防止吐奶。

（3）适当添加辅助食品。乳类是婴儿最好的食品，6个月婴儿以母乳或奶粉为主。随着年龄增长，要按时给婴儿添加辅助食品。

2个月时适当补充维生素D，添加浓鱼肝油滴剂，从每日1滴开始，逐滴增加，到1岁时可加至5～6滴（每日400 IU）。婴儿如经常到户外活动晒太阳，鱼肝油用量可适当减少。在增加维生素D的同时，必须适当供给钙片（每日400毫克）或含钙丰富的食物。

2～3个月时添加新鲜橙汁、番茄汁、碎菜汤（用白菜、菜心、胡萝卜等切碎煮汤），以补充维生素C。

4个月时开始加鸡蛋黄，先加1/4只，逐步增加到1/2～1只。可用米汤或温开水将熟蛋黄调成糊状

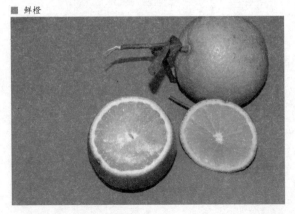

■ 鲜橙

喂给婴儿，以补充铁质。

6个月时添加有味道的米粥、麦片、烂面，以增加热能，同时可喂食菜泥、果泥、鱼肉末（注意拣净鱼骨）。

7个月时喂饼干，有利于婴儿练习咀嚼，帮助牙齿生长。

8个月时喂肝泥、鱼肉、肉末。

9～10个月时吃稠粥，加肉末、碎菜。

11个月后吃烂饭、面条、糕点等，午、晚餐吃烂饭或面条，早上、夜间两餐奶，午睡后喝汤、点心。

18个月后则以谷、肉、菜为主要食品，每日仍需加牛奶。

添加辅助食品时，必须注意由一种到多种，由少量到多量。即每次只添加一种新食品，待婴儿习惯食用后（约10天），再加第二种。每次先给少量，密切注意婴儿的食欲和大便情况，如果消化正常，3～4天后，可逐渐加量。若出现消化不良，应暂时停食或减量。

婴儿脾胃薄弱，凡油腻、肥甘厚味、干硬、煎炸、辛辣食品，不宜食用。

3.断奶

10个月至1岁，是一般婴儿断奶的适当时期，如果母亲奶水充足，可适当延长喂奶时间。断奶前应做好准备，适当添加辅助食品，逐渐减少哺乳次数，以肉粥、面食、牛奶等代替，逐步过渡到停止喂母乳。

断奶最好在春季或秋季。若是乳母患活动性肺结核、严重的心肾疾病、糖尿病、甲状腺功能亢进等病，不宜喂奶，要及时断乳。患急性传染病、化脓性乳腺炎、乳头破裂，可暂停喂奶。如患感冒，哺乳时应戴口罩。

4.饮食调理

根据婴儿精神、消化和大小便情况，适当选用食疗方。

三、婴儿期的饮食调理

（一）大便不畅或便秘

宜清热润肠通便。

1.白粥水调奶粉

用适量大米煲粥，以纱布滤出粥水，再放回小锅中煮滚，吃多少滤多少，用粥水调奶粉吃，每日2次，大便自然通畅。6个月后，可用白粥调奶粉，不必去粥渣，奶粉用量适当减少。

2.燕麦片糊调奶粉

用适量燕麦片加水煮成稀糊，调奶粉吃，每日2次。

3.银花甜茶

银花3克，以清水1碗，慢火煎至半杯，调入少量蜜糖，分1～2次饮用。

（二）乳食积滞

胃口欠佳，大便秽臭，有不消化奶块。宜消食导滞。

麦芽水

生麦芽15克，鸡内金3克，蜜枣1枚。以清水2碗慢火煎至半碗，分2～3次饮，连服2天。

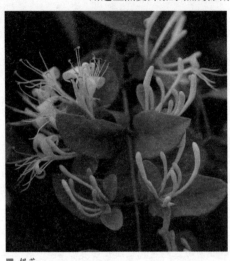

■ 银花

（三）大便稀烂，一日数次

宜健脾祛湿利尿。

莲子粥

芡实20克，莲子20克，大米30克，加适量清水煲粥，粥成后以少许白糖或葡萄糖调味。5个月内的婴儿，只吃粥水。6个月后可吃粥，不吃芡实、莲子。

（四）小便短少

宜健脾清热，祛湿利水。

1.薏苡仁粥

灯芯花4扎，生薏苡仁20克，大米30克，加适量清水煲粥，粥成后，用少许白糖或葡萄糖调味。5个月内婴儿，只吃粥水，不宜吃渣。

2.茅根竹蔗水

茅根（干品）20克，竹蔗500克（切段再切片），加适量清水，煲1～2小时，分次代茶喝，清热利尿。

第三节 幼儿期生长发育特点与保健

一、幼儿期生长发育特点

幼儿期是指1～3岁的小儿，其体格的生长速度比婴儿期相对减慢，但增长仍然是较快的。2岁后的体重每年约增加2千克，身高每年增长5厘米。正常发育的幼儿，可用下列公式推算：

体重（千克）=周岁数×2+8

身高（厘米）=周岁数×5+80

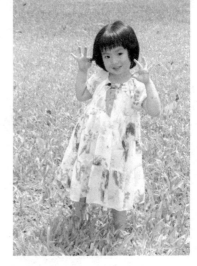

这阶段小儿除身高体重不断增长外，前囟已闭合，乳牙出齐，行动与语言表达能力明显发展，2～3岁小儿是掌握口头语言的最佳期，记忆力逐渐增强。开始会与年长儿童或成人交谈，会背诵儿歌、诗词。此时，应适当进行教育，开始养成良好的卫生习惯和爱劳动的习惯。由于幼儿活动范围扩展，与外界接触的机会增多，来自母体的抗体已消失，而自身的防御机构未健全，感染的机会增多，必须按期进行各种预防接种。

二、幼儿期的饮食营养

幼儿正处在迅速生长发育时期，新陈代谢旺盛，活动量增大，需要的热量和营养逐渐增多，而消化功能尚未健全，咀嚼能力弱。营养过多，容易引起消化不良、呕吐、泄泻；营养不足，容易造成营养缺乏病，如佝偻病、缺铁性贫血等。故供给幼儿的营养物，一定要适应幼儿脾胃功能薄弱的生理特点。

（1）幼儿的膳食宜细碎、质软滑，便于咀嚼消化。

（2）幼儿胃容量小，供给的营养物要求量少而质优。特别要供给优质蛋白，如牛奶、肉类。胃中食物3～3.5小时便排空，每餐隔3～3.5小时，每天宜吃5餐。

（3）营养物品要均衡，精粗结合，荤素搭配，食物要多样化，避免幼儿养成偏食的不良习惯。

1.幼儿每日所需的营养

幼儿每日应供给总热量为1100～1400千卡（1千卡≈4185.85焦耳）。要达到这个要求，每日要供给一定量的食品，如牛奶250～500毫升，鸡蛋1只，肉类

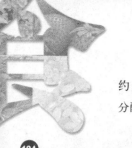

约100克，豆腐50克，蔬菜约100克，粮食100~150克，水果1~2个，调配好分配到一日5餐食用。

2.食谱举例

食谱例1：

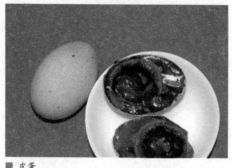

■ 皮蛋

早餐：牛奶250毫升，提子方包。

午餐：节瓜淡菜猪腱汤，冬菇蒸肉饼，烂饭。

午点：水果。

晚餐：肉丸菜心汤，鱼蓉豆腐，烂饭。

晚点：炖鸡蛋。

食谱例2：

早餐：皮蛋瘦肉粥，生肉包。

午餐：云吞面加菜，水果。

午点：谷麦芽鸭肾汤。

晚餐：玉竹鱼头汤，番茄炒蛋，蒸鲩鱼腩（注意拣骨），烂饭。

晚点：牛奶，晶饼。

注意：广东主粮，以大米为主，而面粉所含的蛋白质、铁质比大米高。所以幼儿的主粮宜配适量的面制品。

三、幼儿期的饮食调理

幼儿消化功能尚未健全，喂养不当，容易引起消化不良，食欲减退，或呕吐、泄泻；营养不足，易造成佝偻病或缺铁性贫血等病，影响其生长发育及智力，必须做好预防。

（一）消化不良的饮食调理

消化不良，胃口欠佳，大便溏烂，宜健脾开胃，消滞去湿。

谷麦芽鸭肾汤

[配料] 谷芽15克，麦芽15克，鸡内金3克，鸭肾1个，蜜枣2枚。

[烹调法] 鸭肾切开洗净，撕出鸭内金洗净，与上料同放入砂锅内，用清水3碗，慢火煎成1碗，加少许盐调味，分2次饮用。

（二）大便不调的饮食调理

大便干结，或排便不畅，宜滑肠通便，可用下面食疗方。

1.鲜橙汁

[作用] 润肺生津，润肠通便。

[用量、食法] 鲜橙1～2个，榨汁服。

2.西梅

[作用] 润肠通便，补铁。

[用量、食法] 鲜西梅5～8粒，洗净连皮食。

注：幼儿食用，小心梅核哽喉。

3.酸奶紫薯露

[作用] 润肠通便，助消化。

[用量] 紫心香薯100克，酸奶150～200毫升。

[烹调、食法] 紫心香薯去皮切小块，煮熟，捣烂，加入酸牛奶拌匀即成。

4.番薯糖水

[配料] 番薯250克，红糖适量。

[烹调、食法] 番薯去皮切小块，加适量清水，煮至番薯熟烂，加入红糖调味便可食用，可代饭吃。

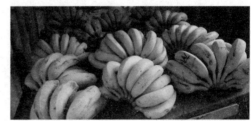

■ 香蕉

5.大蕉

[作用] 润肠通便。

[用量、食法] 大蕉1～2条，空腹食用。

（三）心肝火盛的饮食调理

心肝火盛，烦躁，咬人，夜睡不宁，磨牙。宜清肝热，清心除烦，安神。

独脚金白芍瘦肉汤

[配料] 独脚金10克，白芍6克，生石决15克，麦芽15克，蜜枣2枚，猪瘦肉100克。

[烹调法] 独脚金，石决打碎洗净，猪瘦肉切块飞水。上料同放入锅内，加适量清水，武火煮沸，转文火煲1个小时，煎成1碗，分2次饮。

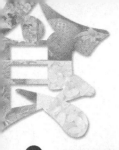
（四）预防贫血的饮食调理

面色苍白，血红蛋白偏低，胃口欠佳，易疲倦。宜养肝血，健脾胃，促进消化吸收功能。

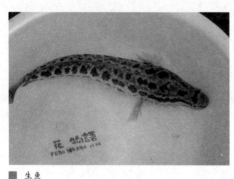

■ 生鱼

1.生鱼莲子红枣汤

[配料] 生鱼1尾（约150克），红枣10枚，莲子20克，猪瘦肉100克。

[烹调法] 红枣去核，莲子洗净，浸泡30分钟，生鱼去鳃、鳞，用少许食油在铁锅内煎至微黄色，加入适量开水，与上料同放入砂锅内，再加适量清水，武火煮沸，转文火煲1～2小时，约煎成2碗，分2～3次饮。

2.清炖猪肝汁

[作用]补血、养血，增加铁元素，促进生血。

[配料] 猪肝50克。

[烹调法] 猪肝洗净切片，或剁成肝泥，放入碗内，加开水半碗加盖，隔水炖30分钟，以盐调味，便可食用。

（五）预防佝偻病的饮食调理

烦躁、啼哭、多汗，食欲减退，夜睡不宁，体重不增，前囟不按期闭合（正常幼儿1岁半左右前囟闭合），脑后枕部出现落发圈，这些多是佝偻病早期表现，应注意及时调理，补充钙质和维生素D，多晒太阳。饮食宜健脾固肾，强壮筋骨，促进骨骼生长。

1.芡实香菇猪骨汤

[配料] 芡实30克，香菇30克，猪脊骨250克。

[烹调法] 芡实洗净，浸泡30分钟，香菇浸泡去脚洗净，猪脊骨切块，飞水。上料同放入锅内加适量清水，武火煮沸，转文火煲1～2小时，以盐调味，便可食用。

2.虾皮鸡蛋羹

[作用]补中壮筋骨，增加钙、磷及维生素D，预防小儿佝偻病。

[配料] 虾皮15克，鸡蛋1只。

[烹调法] 虾皮洗净，用开水浸软，鸡蛋放入碗内打匀，加少许盐、温开水，

和虾皮一起拌匀，放碟中慢火蒸至蛋熟。

3.独脚金蜜枣汤

[配料]独脚金9克，象牙丝10克，葫芦茶6克，麦冬10克，蜜枣2枚。

[烹调法]独脚金、葫芦茶洗净。上料同放入锅内，加清水2碗半，煎成大半碗，分1～2次饮。

第四节　学龄前期儿童生长发育特点与保健

一、学龄前期儿童生长发育特点

学龄前期儿童是指3～6岁的幼儿，这阶段的幼儿由体格的迅速发育转到神经、精神的迅速发育。

美国著名心理学家布鲁姆研究认为：5岁前是人的智力发展的关键期或最佳期，若把人在17岁时所达到的智力水平当作100，那么从出生到4岁已达到50。6岁幼儿脑的重量达到成人脑重的90%，脑细胞的形态和功能已接近成人，由此可见幼儿期是大脑迅速发育时期，语言能力、记忆能力逐步提高，好奇、多问，运动量增加，会跳跃，认字，学写字绘画，看图说话。此阶段幼儿可塑性很强，应进行早期教育，增进智力，开发潜能。可试用下述几种方法。

（1）3～6岁是幼儿口语能力发展最快的时期，他们好奇多问，喜欢听故事，复述故事，背诵诗歌，喜欢与年长儿童或成人交谈，这时期要善于教导，注意语言的准确、生动，说话要有条理，多看图说话，多与他们交谈，幼儿6岁左右，可教读《三字经》《千字文》，使他们有更多发展语言的机会，促进孩子口语的表达能力。

（2）3～6岁是认字最佳年龄。在2002年举办的"学龄前儿童识字教育研讨会"上，京沪两地专家认为3～6岁是幼儿学汉字的最佳年龄段，让儿童尽早阅读，对培养幼儿的学习兴趣很有益。

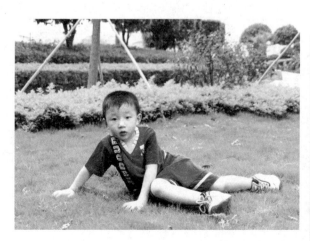

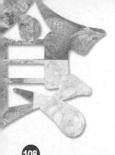

（3）幼儿的模仿性强，大人做什么，他们也会模仿，学着做，也逐渐理解，不妨让他们学做一些日常家务事，如收拾好玩具、衣服、鞋袜，从小培养独立生活能力和应变能力。

（4）把握时机，增进智力。智力主要表现在孩子的观察能力、记忆能力和思维能力上。孩子智力好，其观察能力敏锐，观察得全面、细致，能掌握事物的特征；记忆力强，记得牢固；思维敏捷，回答问题快。启迪孩子的智力，就是要善于诱导、教育，但幼儿又不能像小学生那样，坐在课堂上专心听讲，只能在日常生活中寻找事例，在游戏中得到启迪，潜移默化，达到教育的目的。

例如，给孩子吃水果，是生活中的常见事，也是孩子学习的好机会。怎样去教呢？第一，要运用和训练孩子的感知器官，即眼、耳、口、鼻、手、皮肤等器官的灵敏性。第二，逐步培养孩子的观察能力、记忆能力和思维能力。如给孩子吃香蕉时，先让孩子用手摸一摸香蕉的外形，眼睛看一看香蕉的颜色，鼻子嗅一嗅香蕉的香味，然后再剥开香蕉的外皮，看看蕉肉的颜色、肉质，再咀嚼香蕉的味道。这样教导后，当孩子吃了香蕉，就能将香蕉的色、香、味、形都记得清楚。通过反复教导，孩子就能将各种水果的特征牢记在脑中，知识越来越丰富。游公园、玩游戏，这都是幼儿学习的好课堂，只要家长在日常生活中善于诱导，抓住幼儿好奇爱问的特点，教会从小动脑筋，爱学习，就能使孩子越长越聪颖。

（5）要善于发现孩子的潜能，因材施教。家长要细心观察，善于发现幼儿的兴趣、爱好。幼儿的兴趣、爱好是求知欲的萌芽，学习的动力。幼儿的思维常常是具体而形象的，在幼儿对一些事物发生兴趣时，父母要抓住时机，启发他们思考，认真观察。一旦发现幼儿的爱好，就要用适合幼儿阶段的教学方式方法进行辅导，给予鼓励和支持。如幼儿对绘画有兴趣，虽然是在涂鸦阶段，如果能为其创造良好的环境，结合幼儿年龄特点，观赏中外小朋友的获奖作品，在潜移默化中陶冶其性情，开阔其视野，让他们在实际生活中，抓住某些事物的原型特征、结构等抽象概念，绘成一幅作品，哪怕画得粗糙可笑，先给予肯定成绩，循序渐进，逐步帮助幼儿确定绘画的主题，掌握事物特征，形成良好的观察力和想象力，激发幼儿绘画的兴趣。幼儿的绘画潜能，就能由发现到进一步发挥，将来就能取得成绩。

此外，这阶段的幼儿，由于好奇心重，什么事都想看一看，试一试，故要预防意外事故发生，如跌伤、误服药物等。

这阶段幼儿易患气管炎、扁桃腺炎，要注意预防。

二、学龄前期儿童的饮食营养

膳食营养是保障儿童生长发育、身体健康的重要物质基础。儿童生长快，新陈代谢旺盛，活动量大，故其所需的营养要比成人多，必须供给足量的营养素，如蛋白质、糖类、脂肪、矿物质（如钙、磷、锌、铜、钾、钠等）、维生素和水。学龄前期儿童咀嚼能力和消化能力有所增强，且有吃多种食物的要求，在饮食调配上应结合这些特点，除饮食要均衡外，制作食品不要过于粗糙，款式要多样化，不宜用有刺激性的调味品。

1.学龄前期儿童宜养成良好的生活习惯和卫生习惯

（1）学龄前幼儿要吃好早餐，吃得合理，一周中的早餐，要有牛奶、鸡蛋、粥、面。

（2）吃饭要定时定量，细嚼慢咽，每餐间隔时间3～3.5小时，每餐进食时间约30分钟。

（3）吃饭前要洗手，吃饭时要心情愉快，专心进食，切勿在吃饭时训斥幼儿。

（4）吃饭前不要吃甜食和大量饮水，以免影响食欲。

（5）切忌偏食，因为这阶段幼儿容易养成偏食的毛病。

（6）饭后要漱口，漱口后可以喝些淡茶或温开水，以免食物残渣留在口中，保持口腔清洁卫生。

（7）不要过多吃零食、甜食。

2.学龄前期儿童每日所需的营养

（1）要给幼儿饮足量的水，4～7岁幼儿每天需要的水量为90～110毫升/千克体重。

（2）学龄前幼儿每日应供给总热量为1400～2000千卡。要达到这个要求，每日所需的食物要有牛奶250～500毫升，鸡蛋1只，肉类约150克，豆制品50克，粮食约200克，蔬菜约150克，水果1～2个，适量的油、盐调味品。上述食品分配到1日4～5餐食用。

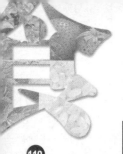

3.食谱举例

表1　学龄前期儿童一周食谱

时间	星期一	星期二	星期三	星期四	星期五	星期六	星期日
早餐	牛奶 马拉糕	皮蛋瘦肉粥 叉烧包	豆浆 生肉包	牛奶 麦片 晶饼	碎肉粥 肠粉	牛奶 蛋糕	白粥 韭黄肉丝炒面
午餐	紫菜蛋花汤 冬菇蒸肉饼 炒菜心 米饭	水饺面 加菜心	豉汁蒸鱼腩 炒豆角粒 米饭	牛腩汤粉 加生菜	枸杞菜 猪肝汤 煎蛋角 米饭	蒸双色蛋 五彩肉丁 米饭	苹果玉竹 瘦肉汤 咸蛋 蒸肉饼 米饭
午点	水果	水果糖果	谷芽麦芽 鸭肾汤	水果	牛奶 威化饼	水果	水果
晚餐	黄豆焖排骨 肉丝炒菜 米饭	生菜鱼丸汤 番茄炒蛋 米饭	肉粒粟米羹 卤水蛋 炒菠菜 米饭	霸王花蜜枣 瘦肉汤 蚝油鸡翼 炒青瓜 米饭	马蹄蒸肉饼 炒小白菜 米饭	节瓜淡菜猪 腱汤 红烧海鱼 炒菜心 米饭	肉蓉豆腐 鱼松煮龙 牙豆 米饭
晚点	面包	牛奶	酸牛奶	三文治	水果	芝麻糊	牛奶

附注：夏季气候炎热，口干，食欲下降，故夏天的主食除米饭外，可吃粥或杂粮。冬季气候寒冷，食欲增加，为使幼儿吃得好，主粮可加面食及面制品。

三、学龄前期儿童的饮食调理

学龄前期，除体格增长快，亦是神经、精神迅速发育时期，宜适当供给健脑益智的食品。这阶段的幼儿易患扁桃腺炎和气管炎，必须做好预防。

（一）健脑益智的饮食调理

1.牛奶杞子燕麦片

[作用] 滋养强身，健脑益智，养眼明目，是助长儿童身体发育和大脑发育的最佳营养食品。

[配料] 牛奶250毫升，快熟燕麦片20克，杞子10克。

[烹调法] 先将燕麦片、杞子用少量清水调匀煮熟，再加入牛奶、少量白糖，煮滚，便可食用。

2.花生玉竹鱼头汤

[作用] 滋养肝阴，健脑益智。

[配料] 花生肉 50 克，玉竹 30 克，鳙鱼头 1 个（约 300 克）。

[烹调法] 鳙鱼头去鳃洗净，用少许油在铁锅内煎至金黄色，加入适量开水，然后与花生、玉竹同放入锅内，再加入适量清水，煲 1 小时，汤将近煲好时，将鱼头戳烂，使鱼脑髓溶入汤内，以少许盐调味，便可饮用。

鱼头味甘鲜美，肉质细嫩，营养丰富，除含有蛋白质、脂肪、钙、磷、铁、维生素 B_1 等成分外，还含有卵磷脂，常吃鱼头，可增强记忆和思维分析能力，使人变得聪颖。

3. 淮山杞子炖猪心

[作用] 健脾养血，宁心安神，健脑增智。

[配料] 河南淮山 15 克，杞子 15 克，猪心 1 个，红枣 5 枚。

[烹调法] 红枣去核，猪心洗净去瘀血，切厚片，飞水，河南淮山浸泡 30 分钟。上料同放入炖盅内，加适量开水，隔水炖 2 小时，以盐调味，便可食用。

如不用炖盅炖服，亦可将上料同放入锅内，加适量清水，煲 1～2 小时，以盐调味，佐膳吃。

（二）预防扁桃腺炎的饮食调理

学龄前期儿童，每因受凉感冒，或过食辛辣、煎炸、燥热食品，使体内蕴积热邪，或因过度疲劳，容易诱发此病。如果扁桃腺炎反复发作，可并发肾炎和风湿病，故必须及早预防，饮食调理，有一定的预防效果。

1. 青壳鸭蛋煲黄花菜

[作用] 清肝火、肺热，适用于肝热烦躁，易患扁桃腺炎的儿童，或有咽喉不适时食之。

[配料] 黄花菜（干品）20 克，青壳鸭蛋 1 只，蜜枣 2 枚。

[烹调法] 黄花菜浸泡洗净，鸭蛋洗净外壳与蜜枣同放入锅内，加适量清水，煮 30 分钟，将鸭蛋取出去壳，放回锅内，再煮 30 分钟，便可饮汤、吃菜、吃蛋。每周饮 1 次。

注意：新鲜黄花菜不宜用。

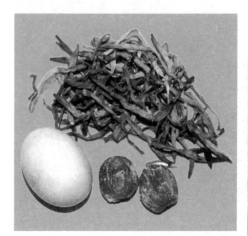

■ 青壳鸭蛋煲黄花菜用料

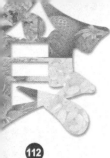

2.水瓜壳冰糖水

[作用] 清热、解毒、润肺。适用于体质偏于实热、易患扁桃腺炎的儿童，在咽喉不适或扁桃体红肿初起时饮用。

[配料] 老水瓜壳 30 克，冰糖适量。

[烹调法] 上二味用清水 3 碗，慢火煎至大半碗，代茶饮用，每天 1 次，连服 3 天。

（三）咳嗽的饮食调理

热咳表现为咳嗽，痰黄稠，口苦咽干，咽喉痛，小便短黄，宜用清热化痰止咳食品。

1.白萝卜川贝汤

[作用] 清肺热，去黄痰，止咳。

[配料] 白萝卜 750 克，川贝 10 克，淡菜 30 克，猪瘦肉 150 克。

[烹调法] 白萝卜去皮切大块，猪瘦肉飞水，淡菜浸泡洗净，与上料同放入锅内，加适量清水，武火煮沸转文火煲 4 小时，约煲成 3 碗汤，分 3 次饮。

寒咳表现为鼻流清涕，咽痒，咳嗽频频，痰白稀薄，宜用祛风散寒、化痰止咳的食品。

2.苏叶黑皮青豆汤

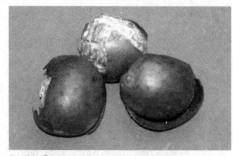

[作用] 祛风寒，止咳，化痰。

[配料] 紫苏叶 10 克，黑皮青豆 30 克，陈皮 2 克，罗汉果 1/5 个。

[烹调法] 黑皮青豆洗净，放入铁锅内，慢火炒至爆裂，与上料同放入锅内，加适量清水，煲 1 小时，约煎成 1 碗，分 2 次饮。平素体质偏热者，黑豆不宜炒。

■ 罗汉果

第五节　学龄期儿童生长发育特点与保健

一、学龄期儿童生长发育特点

学龄期儿童，一般是指 7～12 岁，青春发育期前这一年龄阶段的儿童。这阶段儿童，身体体格发育处于比较平稳的阶段，体重每年增加 2～3 千克，身高每年大约增加5厘米。其简单推算公式如下：

体重（千克）＝周岁数×2+8

身高（厘米）＝周岁数×5+80

个别女孩或男孩提早进入青春发育期，青春发育期是童年过渡到成年的阶段，其生长发育特点与学龄期儿童有显著不同。

青春发育期前就发生明显变化，女孩从10岁开始，进入生长发育的突增阶段，12岁达到突增高峰，每年增高5~10厘米，男孩这一过程却要比女孩迟2年，男孩生长发育的突增高峰从12岁起急起直追，身高每年可增8~12厘米，在14岁前后，身高又超过女孩，以后男孩继续以较快速度增长，因而最终形成了男子显著高过女子的特点。

学龄期儿童生长发育基本特点：颅骨已完全骨化，脑的形态结构基本完成；智能发育进展较快，逐步适应学校及社会生活中各种错综复杂的关系；淋巴系统发育加速，常见扁桃体肥大发炎；乳牙全部更换，恒牙相继长出，到13岁左右长出24颗牙。因恒牙要用一辈子，而6~8岁是龋齿的高发期，所以一定要注意口腔清洁，预防龋齿。

学龄期儿童四肢骨变得粗壮，但脊柱骨和胸廓最易变形，脊柱骨和胸廓变形，会影响内脏器官的发育及其功能，会造成身体姿态不良和不美观，要预防脊柱骨变形。

1.预防脊柱骨变形

脊柱骨变形有两类：一类是由疾病引起，如佝偻病、结核病。另一类是因不正确姿势造成的脊柱骨变形，现主要介绍预防不良习惯造成脊柱骨变形的措施。

（1）要养成正确的坐、立、行走姿势。

（2）儿童学习的书桌、椅子，高矮要适中，以免造成弯腰、驼背。

（3）要有良好的照明条件，以免儿童在书写阅读时姿势不正确而致弯腰、歪头、扭身。

（4）书包要双肩背。农村的孩子，如果挑重物，也要双肩轮换。

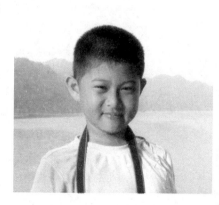

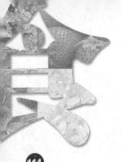

(5) 长时间固定姿势阅读学习，要有课间休息，做课间操。

(6) 参加各项体育活动。

学龄期儿童肌肉发育是不平衡的，大肌肉群先发育，细小肌肉群后发育，故小学初入学新生，用手写字、计数，手指容易疲劳，每次书写时间不宜太长，一般40分钟后，则要适当休息。

2.提高脑神经系统功能，促进智力发展

学龄期儿童脑形态结构基本完成，注意提高脑神经系统功能，促进智力发展。

提高大脑的学习效率，除与饮食营养有关外，首先，要提高脑的功能状态，学会用脑卫生，即要学会调节，脑紧张之余要有放松，上课学习，精神集中，神经显著紧张，所以每学习40～50分钟，需要适当休息，室外活动一会，这样有助于大脑疲劳的恢复。复习各门功课，也要合理安排，口、手、耳、目并用，使学习效率提高。

其次，要尽量给儿童提供一个安静、通风好、布置清雅简洁的学习环境。安静，就是要排除干扰；通风好，氧气充足，大脑工作，需要有充足的氧气；布置清雅简洁，如墙壁可挂上一些激发儿童学习的名言字画，书桌上放一些文具用品和适合儿童学习的各科辅导参考书等，自然形成一个良好的学习氛围，使儿童能集中精神学习思考，学习效率相应提高。

再次，要合理安排作息制度，要有足够的睡眠时间，7～8岁儿童，晚上睡9小时，中午休息1小时，这样才能有饱满精神学习。

最后，要有体育锻炼和户外活动，以保持大脑有良好的功能状态。

二、学龄期儿童的饮食营养

饮食营养是保障儿童生长发育、身体健康、健脑益智的重要环节，营养过多或营养不足都会影响孩子的健康。

1.学龄期儿童每日所需的营养

(1) 营养要合理适中。营养过多，易引起肥胖症。营养不足，会影响儿童的生长发育和智力低下，容易引起各种营养缺乏性疾病，如缺铁性贫血；营养不足，会使身体瘦弱，抗病力降低，容易感染疾病。所以饮食营养，一定要合理适中。一个7～10岁儿童每日需要总热能约2000千卡。10～12岁儿童，学习忙，功课多，活动量大，热量需要进一步增加，每日总热能需2400～2800千卡。一日三

餐中热能的分配，早餐应占 30%，午餐应占 35%～40%，晚餐应占 30%～35%。

（2）各种食物要平衡。每日的食品，要粗细结合，荤素结合，款式要多样化。要达到每日总热能的要求，需要供给牛奶 250～500 毫升，鸡蛋 1 只，肉类 200～250 克，蔬菜 200～300 克，豆制品约 50 克，粮食 250～400 克，水果 1～2 个，分配到一日三餐或四餐中吃，就可得到足量的营养。

2. 食谱举例

表 2　学龄期儿童一周食谱

时间	星期一	星期二	星期三	星期四	星期五	星期六	星期日
早餐	皮蛋瘦肉粥 炒牛河	牛奶 叉烧包 菜肉包	豆浆 三文治 馒头	白果腐 竹粥 韭黄肉丝 炒面	牛奶 麦片 蛋糕 马蹄糕	碎肉粥 肉蓉肠粉	牛腩汤粉 加菜
午餐	白菜菜干猪 骨汤 冬菇蒸肉饼 五彩肉丁 米饭	水饺面 加菜心	紫菜蛋花肉 丝汤 红烧海鱼 番茄炒蛋 米饭	豉汁蒸排骨 牛肉炒时菜 米饭	清蒸鱼腩 肉片炒时菜 米饭	金针云耳冬 菇蒸鸡 韭黄肉丝炒 芽菜 米饭	枸杞菜猪 肝汤 煎蛋角 鱼煮茄瓜 米饭
晚餐	肉蓉豆腐 排骨焖龙 牙豆 米饭	番茄薯仔 脊骨汤 卤水蛋 鱼松煮萝卜 米饭	番茄牛肉 肉片炒时菜 米饭	淮山马蹄兔 肉汤 蚝油鸡翼 炒时菜 米饭	老粉葛鲫 鱼汤 梅菜蒸肉饼 炒时菜 米饭	苹果玉竹猪 腱汤 黄豆焖排骨 肉片炒时菜 米饭	蚝油鲜菇 肉片炒时菜 米饭

附注：①牛奶、水果作点心吃。②时菜，即季节性蔬菜。

三、学龄期儿童的饮食调理

学龄期儿童的饮食营养，除保证供给足量的热能外，还必须注意增强健脑益智和预防视力减退的护眼明目食品，使儿童从参加小学系统学习开始，就打下健壮体魄、耳聪目明、智力聪颖的良好基础。

（一）健脑益智的饮食调理

婴幼儿和学龄期儿童，都是大脑生长发育，智力开发的重要时期。学龄期儿童，脑力劳动消耗比幼儿期更多，健脑益智的食品，相对增加，且食品的种类也要增多。除参照学龄前期儿童健脑益智食品，如牛奶杞子麦片、花生玉竹鱼头汤、淮山杞子炖猪心等，还可常食下列食品。

1.核桃肉

[作用] 补肾益智，壮筋骨。据研究资料，核桃肉含蛋白质、碳水化合物、钙、

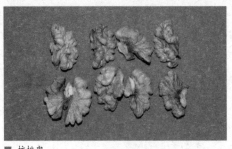

■ 核桃肉

磷、铁、胡萝卜素、核黄素、维生素B_1等，还含有丰富的不饱和脂肪酸，有健脑补脑作用。所以古代考科举的考生，常吃核桃肉，以补益脑髓。

[用量] 每日食2个核桃肉，最好持之以恒。

注意：核桃以小量长期食为佳，多食反为不美，易致腹泻、痰火、阴虚火旺。

2.黑芝麻花生糊

[作用] 补肝肾，益气力，强筋骨，健脑益智，增强脑记忆力。

黑芝麻、花生除含有脂肪、蛋白质外，还含有卵磷脂。

[配料] 黑芝麻20克，花生肉25克，红糖适量，粘米粉约50克。

[烹调法] 芝麻洗净略炒香（切勿炒焦），花生炒脆（切勿炒焦），将此两物料，磨成细末加粘米粉和适量清水调匀，煮成稠糊，加入红糖，煮至米粉熟透，即可食用。

注意：易患扁桃腺炎者，不宜服。

3.小米鹌鹑蛋粥

[作用] 强身健脑，增强记忆力。鹌鹑蛋素有"动物人参"之称，含卵磷脂，食后在体内转化为乙酰胆碱，增强记忆力。

小米含较多的蛋白质、脂肪、钙、铁和维生素，常食有益于脑的健康。

[配料] 小米50克，鹌鹑蛋5只，白糖适量。

[烹调法] 制法一：小米洗净，加适量清水煲粥，粥煲好时，打入鹌鹑蛋，以糖调味便可食用。

制法二：将鹌鹑蛋与小米一同煲粥，滚5～10分钟后，将鹌鹑蛋取出去壳，待粥煲好后，放回锅中，以白糖调味，便可食用。

4.杞子炖猪脑

[作用] 养肝血明目，益脑髓补脑。

[配料] 猪脑1副，杞子20克。

[烹调法] 猪脑剔去红筋膜，与杞子同放入炖盅内，加适量开水，隔水炖1小时，便可食用。

（二）预防视力减退的饮食调理

儿童期眼球的生长还没有定型，尤其是学龄期儿童，用眼时间逐渐增多，如果不合理用眼和不注意保护视力，如一次性长时间近距离看书写字，或长时间看电视、长时间玩电子游戏，或在过强或过暗的光线下看书学习，都会使眼睛疲劳，影响眼球调节功能，造成远视、近视和散光等屈光不正，视力下降。也有因身体虚弱，肝肾阴虚，精血不足，引起"眼矇"（视物模糊不清），视力减弱。预防视力减退，既要合理用眼，又要适当增加护眼明目的营养食品。

护眼明目的营养食品，宜选择含维生素A丰富的食品，如动物的肝脏（猪肝、羊肝、鸡肝）、肾脏、蛋黄、牛奶、黄油、胡萝卜、菠菜、番茄、黄花菜等，并根据这些食物的性味功能，配制成滋养肝肾、益精明目的食品。

1.杞子蒸猪肝

[作用] 滋养肝血，益精明目，适合于肝血不足眼矇，也是儿童日常护眼食品。

[配料] 杞子15～20克，猪肝30克。

[烹调法] 杞子用清水洗，猪肝切片，同放入碗或炖盅内，加适量开水，隔水炖20～30分钟，以盐调味，便可食用。

2.红萝卜丝炒鸡蛋

[作用] 滋养肝血，明目，适合于儿童日常食用。

[配料] 红萝卜100克，鸡蛋1只。

[烹调法] 红萝卜洗净去皮切细丝，鸡蛋去壳打匀。先将红萝卜丝在铁锅内加少许油、盐炒熟，然后加入鸡蛋，炒至鸡蛋熟即成。佐膳吃。

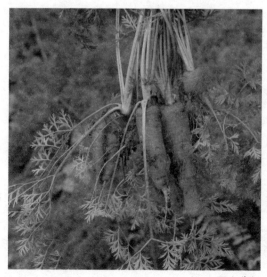

■ 红萝卜

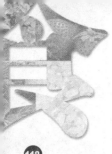

3.杞子玉竹鱼头汤

[作用] 滋养肝血，补脑明目，健脑益智，适合于儿童日常食用，预防视力减退。

[配料] 杞子15～20克，玉竹30克，鲩鱼头1个。

[烹调法] 鲩鱼头去鳃洗净，用少许油在铁锅内稍煎黄，加入适量开水，然后与杞子、玉竹同放入锅内，再加入适量清水，煲1小时，以盐调味，便可食用。

■ 杞子玉竹鱼头汤料

（三）预防扁桃腺炎的饮食调理

参考学龄前期儿童的饮食调理之二。

第四章　儿童保健营养粥

粥品具有营养丰富、易于吸收的特点，在不同季节，选用不同的物料煲粥，不但营养价值高，还能起到防病治病的作用。

本章重点介绍儿童常用的50多款营养保健粥的作用与烹调方法。

第一节　开胃消滞类

1.白粥

[作用] 清热，去胃肠积滞，利尿。

[配料] 大米50克。

[烹调法] 大米洗净，浸泡30分钟。锅内注入适量清水，煮沸后加入大米煲粥。粥成后可淡吃，或加入少许白糖或盐调味。

2.牛乳粥

[作用] 清热开胃消滞，对消化不良、胃纳欠佳、口干者尤为适宜。

[配料] 咸牛乳片8～10片，大米50克。

[烹调法] 大米洗净，浸泡30分钟。

锅内注入适量清水，煮沸后加入大米煲粥。粥煲至七成熟时，再加入牛乳煲至粥成，便可食用。

3.咸瘦肉粥

[作用] 清热降火，开胃，利水。

[配料] 咸瘦肉100克，大米50克。

[烹调法] 大米洗净浸泡30分钟，咸瘦肉切块。锅内注入适量清水，煮沸后加入上料煲粥。粥成后，以盐调味，便可食用。

注意：咸瘦肉即用盐腌过的猪瘦肉，一般腌4～24小时即成。

4.独脚金鲫鱼粥

[作用] 健脾，开胃，清肝热，去积滞。

[配料] 新鲜独脚金30克（干品10克），灯芯花5扎，鲫鱼1尾（约150克），大米50克。

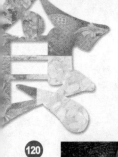

[烹调法] 鲫鱼宰好（去鳞、腮、内脏）洗净，用少许食油在锅内煎至微黄色，与独脚金、灯芯花一同放入纱布袋中。大米洗净浸泡30分钟。锅内注入适量清水，放入纱布袋，煮沸后慢火煲20分钟，再加入大米煲粥，粥成后，取出鱼骨袋，以盐调味，便可食用。

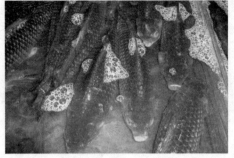

■ 鲫鱼

5.腊鸭肾菜干粥

[作用] 清肺胃热滞，健脾开胃，对消化不良者，尤为适宜。

[配料] 腊鸭肾2个，白菜干25克，大米50克。

[烹调法] 腊鸭肾洗净切片，白菜干浸软洗净切段，大米洗净浸泡30分钟。锅内注入适量清水，煮沸后加入上料煲粥。粥成后调味，可作早餐或午餐食用。

6.玉米（粟米）粥

[作用] 健脾胃、清热利尿。适宜作早餐或午餐食用。

[配料] 甜粟米500克，大米50克，白糖适量。

[烹调法] 甜粟米去须衣，切成约5厘米段，洗净。大米洗净浸泡20分钟。锅内注入适量清水，煮沸后加入上料煲粥。粥成后，可淡食或加入适量白糖调味食用。

7.番薯松子小米粥

[作用] 健脾益智，润肠通便。对小儿大便秘结，尤为适宜。

[配料] 番薯100克，甜玉米粒50克，松子20克，小米50克，红糖适量。

[烹调法] 番薯去皮切小块，小米浸泡30分钟。锅内注入适量清水，煮沸后加入上料，煲粥。粥成后加入红糖调味，便可食用。

8.独脚金牛肚粥

[作用] 清肝热，除烦躁，消积滞，健脾胃，对肝火烦躁、消化不良的小儿，尤为适宜。

[配料] 独脚金15克，牛金钱肚子150克，大米50克。

[烹调法] 独脚金洗净，放入纱布袋或隔鱼骨袋中，牛金钱肚洗净切块，飞水去腥臊味，大米洗净浸泡30分钟。锅内注入适量清水，煮沸后加入上料煲粥。粥成后，取出独脚金，以少许盐调味，便可食用。

9.莲子芡实薏苡仁粥

[作用] 健脾开胃，利水止泻，对脾胃体弱、消化不良、胃口欠佳、大便溏烂者，尤为适宜。

[配料] 炒白扁豆20克，莲子20克，芡实20克，生薏苡仁15克，大米50克。

[烹调法] 上料洗净，用清水浸泡30分钟。锅内注入适量清水，煮沸后，加入上料煲粥，粥成后，可加入少许盐或白糖调味，便可食用。

10.红萝卜玉米粥

[作用] 健脾开胃，清热利尿。

[配料] 甜玉米粒100克，红萝卜50克，猪瘦肉50克，大米75克。

[烹调法] 猪瘦肉剁碎，用少许糖、盐、食油、生粉拌匀。红萝卜切细粒，大米浸泡30分钟。锅内注入适量清水，煮沸后加入大米煲粥，粥煲至八成熟时，加入玉米粒、红萝卜粒煲至粥成，再调入肉碎煮片刻，以盐调味，便可食用。

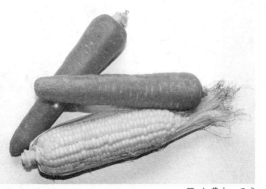

■ 红萝卜、玉米

11.十谷粥

[作用] 补脾益胃，营养平衡，去胃肠积滞，通利二便，常食此粥，有益健康。

[配料] 糙米10克，黑糯米10克，燕麦10克，小麦10克，荞麦10克，玉米10克，小米10克，红薏苡仁10克，莲子10克，芡实10克。

[烹调法] 上料洗净，浸泡1小时。锅内注入适量清水，煮沸后加入上料，中慢火煲粥，粥成后可淡食，也可加入糖或盐调味。可代饭吃，老少咸宜。

12.陈皮砂仁炒米粥

[作用] 温中和胃，健脾止泻。对呕吐、水泻、食欲不振者尤为适宜。

[配料] 陈皮3克，春砂仁2~3粒，大米30克。

[烹调法] 大米洗净，在铁锅内慢火炒至淡黄色。锅内注入适量清水，煮沸后加入上料煲粥，粥成后以少许盐或葡萄糖调味。

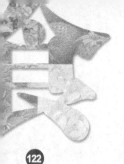

13.夜香牛蜜枣粥

[作用] 清热平肝，开胃消积。

[配料] 夜香牛30克，蜜枣3枚，大米30克。

[烹调法] 夜香牛洗净，用纱布袋装好。大米洗净，浸泡30分钟，锅内注入适量清水，煮沸后加入上料煲粥，粥成后，取出夜香牛，便可食用。

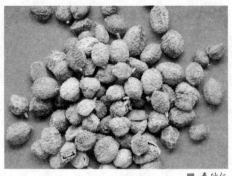

■ 春砂仁

注意：夜香牛是一种草药，药店有售。此粥对肝热烦躁，胃纳差的小儿有效。

第二节　清热消暑类

1.荷叶扁豆冬瓜粥

[作用] 清热解暑，健脾祛湿。夏季常用的清凉食品，并有预防痱子、疖疮的效用。

[配料] 鲜荷叶1/2片，炒白扁豆25克，冬瓜500克，生薏苡仁20克，赤小豆20克，大米50克。

[烹调法] 冬瓜连皮切块，扁豆、生薏苡仁、赤小豆、大米洗净浸泡30分钟。锅内注入适量清水，煮沸后加入上料煲粥。粥煲好后，将荷叶取出，按孩子喜欢的口味，用盐或白糖调味，咸甜均可，老少咸宜。

2.绿豆海带糖粥

[作用] 清热消暑，解毒散结。夏天清凉饮料之一，并有预防和减少生热痱、疖疮的功效，亦可作颈淋巴腺炎的辅助治疗。

[配料] 绿豆50克，海带15克，大米50克，红糖适量。

[烹调法] 海带洗净切小段，绿豆、大米洗净，浸泡30分钟。锅内注入适量清水，煮沸后加入绿豆、大米煲粥，粥煲至八成熟时，加入海带煲至粥好，红糖调味，即可食用。

3.祛湿粥

[作用] 健脾祛湿，清热利尿。此粥是广东人喜爱常食的粥品。

[配料] 木棉花 15 克，灯芯花 5 扎，猪苓 10 克，川草薢 10 克，泽泻 10 克，炒白扁豆 15 克，生薏苡仁 15 克，莲子 20 克，芡实 20 克，大米 75 克。

[烹调法] 将木棉花、灯芯花、猪苓、泽泻、川草薢洗净同放入纱布袋中，扁豆、生薏苡仁、莲子、芡实、大米洗净，浸泡 30 分钟。锅内注入适量清水，煮沸后，上料同放锅内煲粥，粥成后，将纱布袋取出，然后按儿童喜欢的口味加白糖或盐调味，便可食用。

4.白果腐竹粥

[作用] 醒脾胃，补益肺气，清热利尿。此粥甘香可口。常作早餐食用。

[配料] 白果肉 25 克，腐竹 10 克，大米 50 克。

[烹调法] 白果肉去皮，上料洗净，浸泡 30 分钟。锅内注入适量清水，煮沸后，加入上料煲粥。粥成后可淡食或加入少许盐调味食用。

5.臭草绿豆沙

[作用] 清热消暑，凉血解毒，可防治痱子、疖疮。

[配料] 鲜臭草 30 克，绿豆 50 克，大米 30 克，红糖适量。

[烹调法] 绿豆、大米洗净，浸泡 30 分钟。锅内注入适量清水，煮沸后加入上料煲粥，粥成后加入红糖调味，便可食用。

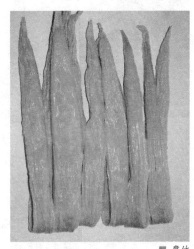
■ 腐竹

6.生菜鱼球粥

[作用] 清热开胃。

[配料] 生菜 100 克，鲮鱼滑 100 克，生姜片 2 片，大米 50 克。

[烹调法] 生菜洗净切粗丝，鲮鱼滑做成鱼丸子，生姜切细丝，大米洗净，浸泡 30 分钟。锅内注入适量清水，煮沸后，加入大米煲粥。粥成后加入姜丝、鱼丸子煮熟，然后再加入生菜丝。以盐调味，作早餐或午餐食用。

7.红萝卜马蹄粥

[作用] 清热利尿，健胃消食。适用于口干唇红，肺胃有热或消化不良时食用，亦可作麻疹、水痘患者的辅助治疗。

[配料] 红萝卜 150 克，马蹄 150 克，大米 50 克，白糖适量。

[烹调法] 红萝卜去皮切块，马蹄去皮拍裂，大米洗净，浸泡 30 分钟。锅内

注入适量清水，煮沸后，加入上料煲粥。粥成后加入白糖或盐调味，亦可淡食。

8.白茅根竹蔗粥

[作用] 清热利尿，开胃，止渴生津。对口干渴，小便赤黄，食欲欠佳者，尤为适宜。亦可作麻疹、水痘患者辅助治疗。

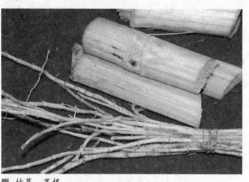
■ 竹蔗、茅根

[配料] 鲜白茅根 50 克，竹蔗 500 克，大米 50 克。

[烹调法] 白茅根洗净，卷成小扎，竹蔗洗净切段再切片，大米洗净浸泡 30 分钟。锅内注入适量清水，煮沸后加入上料煲粥。粥成后，拣去茅根蔗片，即可食用，喜爱甜食者，再加少许白糖调味。

9.甘蔗粥

[作用] 养阴清热，润心肺和脾胃，利水。

[配料] 甘蔗 500 克，大米 50 克。

[烹调法] 制法一：甘蔗洗净，切段（约 10 厘米长）再切片，大米洗净，浸泡 30 分钟。锅内注入适量清水，煮沸后加入上料煲粥，粥成后便可食用。

制法二：甘蔗洗净后榨汁。大米洗净，浸泡 30 分钟，煲粥。粥成后加入甘蔗汁再煮片刻，便可食用。

第三节 清热解毒类

1.膨鱼鳃粥

[作用] 清热解毒，养阴透疹，麻疹、水痘恢复期尤为适宜。

[配料] 膨鱼鳃（干品）15 克，大米 30 克。

[烹调法] 膨鱼鳃用淡盐水洗浸 10 分钟，大米洗净，浸泡 30 分钟。锅内注入适量清水，煮沸后加入上料煲粥，粥成后可淡食或以少许盐调味。

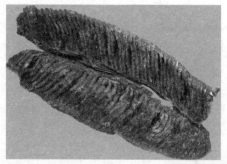
■ 膨鱼鳃

2.绿豆薏苡仁粥

[作用] 清热解毒，健脾祛湿。小儿痱子、疖疮宜用。

[配料] 绿豆50克，生薏苡仁20克，大米50克，红糖适量。

[烹调法] 绿豆、薏苡仁、大米洗净，浸泡30分钟。锅内注入适量清水，煮沸后加入上料煲粥，粥成后，以红糖调味，便可食用。

3.灯芯花薏苡仁粥

[作用] 清利湿热，清心利水，消积滞。小儿烦热、胃纳欠佳、小便短黄者宜食。

[配料] 灯芯花10扎，生薏苡仁25克，赤小豆25克，大米50克。

[烹调法] 上料洗净，浸泡30分钟。锅内注入适量清水，煮沸后加入上料煲粥。粥成后拣去灯芯花，可淡食，也可加入少许白糖或盐调味吃。

4.马蹄粥

[作用] 清肠胃热滞，通利大小便，消食开胃。

[配料] 马蹄250克，大米50克。

[烹调法] 马蹄去皮拍裂，大米洗净浸泡30分钟。锅内注入适量清水，煮沸后加入上料煲粥，粥成后，淡食或加入少许白糖调味吃。

5.白菜干粥

[作用] 清胃肠热滞，通利大小二便。

[配料] 白菜干30克，大米30克。

[烹调法] 白菜干浸泡洗净，切成小段，大米洗净，浸泡30分钟。锅内注入适量清水，煮沸后加入上料煲粥，粥成后，以盐或糖调味，便可食用。

6.马蹄雪梨粥

[作用] 清心润肺，开胃消滞，通利大小二便。对小儿烦热，口舌生疮，口干小便短黄者宜用。

[配料] 马蹄250克，雪梨2个，大米50克。

[烹调法] 马蹄洗净去皮拍裂，雪梨去皮、去心切大片，大米洗净，浸泡30分钟。锅内注入适量清水，煮沸后加入上料煲粥，粥成后加入少许白糖调味或淡食。

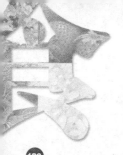

第四节 补益类：健脾、益肺、补肾、护肤养颜

1.芡实猪腰粥

[作用] 滋阴补肾，健脾开胃，对脾胃虚弱、食欲欠佳者，尤为适宜。

[配料] 芡实25克，大米50克，猪腰1个。

[烹调法] 芡实、大米浸泡30分钟，猪腰切开去白色筋膜，切片或切腰花，用白糖、盐、生粉拌匀，备用。锅内注入适量清水，煮沸后加入上料煲粥，粥成后加入猪腰，滚至猪腰熟，调味便可食用。

2.柴鱼花生猪骨粥

[作用] 醒脾和胃，强壮筋骨，助生长发育。

[配料] 柴鱼肉50克，花生肉50克，猪脊骨200克，大米100克。

[烹调法] 猪脊骨切块，飞水，柴鱼肉、花生、大米洗净浸泡30分钟。锅内注入适量清水，煮沸后加入上料煲粥。粥成后，以少许盐调味，可作早餐或午餐食用。如放入少许冲菜粒、芫荽、葱花味更鲜美。

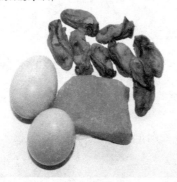
■ 蚝豉皮蛋瘦肉粥料

3.蚝豉皮蛋瘦肉粥

[作用] 养阴益胃，清热降火。食欲欠佳、虚火牙痛者适宜，健康儿童亦可常吃。

[配料] 蚝豉20克，无铅皮蛋1只，咸猪瘦肉50克，大米50克。

[烹调法] 皮蛋洗净切粗粒，备用。蚝豉洗净，大米洗净，浸泡30分钟。锅内注入适量清水，煮沸后，加入上料煲粥。粥煲至八成熟时，加入皮蛋粒煲至粥好，以盐调味，便可食用。

4.燕窝瘦肉粥

[作用] 健脾开胃，增进食欲，补虚损，润肌肤。

[配料] 燕窝5克，猪瘦肉25克，大米25克。

[烹调法] 燕窝用清水浸泡4~6小时，拣去燕毛杂质，大米洗净，浸泡30分钟。猪瘦肉剁碎，用少许白糖、盐、生粉拌匀备用。锅内注入适量清水，煮沸后

加入大米、燕窝煲粥，粥成后，再加入肉碎拌匀煮至肉熟，以盐调味，便可食用。

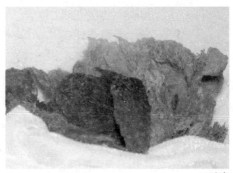
■ 燕窝

5. 窝蛋牛肉粥

[作用] 补脾胃，益气血，身体羸瘦、气血不足者宜食。平时常食，益气补身。

[配料] 牛肉50克，鸡蛋1只，大米30克，生姜片1片。

[烹调法] 牛肉切薄片，用少许白糖、盐、花生油、生粉拌匀，备用。生姜切丝，大米洗净，浸泡30分钟。锅内注入适量清水，煮沸后加入大米煲粥，粥成后加姜丝、牛肉片，煮至肉熟，再打入鸡蛋。以盐调味，便可食用。

注意：此粥偏温，咽喉肿痛、生疮毒、湿疹瘙痒者不宜食。

6. 鹌鹑粥

[作用] 滋补五脏，益气补血，开胃去积，老少咸宜。

[配料] 鹌鹑2只，生姜2片，大米50克。

[烹调法] 鹌鹑宰净去内脏，切成两半，飞水，大米洗净，浸泡30分钟。锅内注入适量清水，煮沸后加入上料煲粥。粥成后，以盐调味，便可食用。

7. 猪肝杞子粥

[作用] 滋补五脏，益气补血，明目，开胃进食，老少咸宜。

[配料] 猪肝50克，杞子10克，大米30克，葱、姜适量。

[烹调法] 猪肝切薄片，用少许白糖、盐、生粉拌匀备用。葱切葱花，生姜切丝，大米洗净，浸泡30分钟。锅内注入适量清水，煮沸后加入大米煲粥，粥成后，加入猪肝片、杞子煮滚片刻，至肝熟透，调味即成。

8. 猪心腰及第粥

[作用] 补气益血，宁心安神。

[配料] 猪心半只，猪腰半只，猪瘦肉50克，生姜2片，葱2条，大米50克。

[烹调法] 猪心剖开去瘀血，洗净切薄片，猪腰剖开两边，切去中间白色筋膜，洗净切成腰花；猪瘦肉切片，分别用少许白糖、料酒、盐拌匀备用。葱切葱花，姜切姜丝。大米洗净，浸泡30分钟。锅内注入适量清水，煮沸后加入大米煲粥，粥成后，加入姜丝、肉片、猪心片、猪腰花煮滚片刻，至猪心、猪腰熟透，

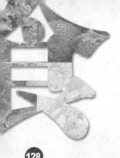

以盐调味，加葱花拌匀即成。

9.板栗鸡球粥

[作用] 滋养肾气，醒脾开胃。

[配料] 板栗肉100克，光鸡约150克，生姜1片，大米50克。

[烹调法] 板栗肉去内皮洗净，生姜切丝，大米洗净，浸泡30分钟。鸡洗净斩件，用少许白糖、生抽、料酒、盐、生粉拌匀，备用。锅内注入适量清水，煮沸后加入板栗肉、大米煲粥，粥成后加入鸡件，煮滚至鸡件熟透，以盐调味，便可食用。

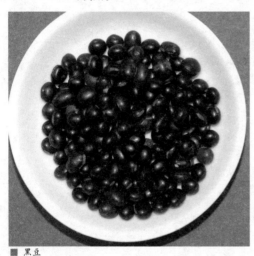

■ 黑豆

10.黑豆柿饼糯米粥

[作用] 补脾、益肺，温肾，对肺虚久咳者，尤为适宜。

[配料] 黑皮青豆25克，大黑枣5枚，柿饼1个，糯米30克。

[烹调法] 黑皮青豆慢火炒至黑皮裂开，黑枣切开去核，柿饼切片，糯米洗净，浸泡30分钟。先将黑皮青豆、黑枣、柿饼放锅内，加适量清水，慢火煎20分钟，再加入糯米煲粥，粥成后，便可食用。

11.荔枝大枣粥

[作用] 补气暖胃，健脾止泻。

[配料] 荔枝干肉20克，莲子20克，大黑枣5枚，大米30克。

[烹调法] 黑枣切开去核，莲子、大米洗净，浸泡30分钟。锅内注入适量清水，煮沸后加入上料煲粥。粥成后，便可食用。

12.淮山莲子扁豆粥

[作用] 健脾和中，利水止泻。平时食用祛湿健脾。

[配料] 河南淮山10克，莲子20克，炒白扁豆10克，炒薏苡仁10克，大米50克。

[烹调法] 上料洗净浸泡30分钟。锅内注入适量清水，煮沸后加入上料煲粥，粥成后，以白糖或葡萄糖调味，便可食用。

13. 田鸡粥

[作用] 滋阴健脾，开胃去积。

[配料] 田鸡约150克，生姜片1片，大米50克。

[烹调法] 制法一：田鸡宰净（去头、皮、内脏），切两块，生姜切丝，大米洗净，浸泡30分钟。锅内注入适量清水，煮沸后加入大米煲粥，煲至米裂开时，加入田鸡，再煲至粥成，以盐调味，便可食用。

制法二：田鸡宰洗干净后，斩件，用姜丝、料酒、盐、生粉拌匀备用。大米洗净，浸泡30分钟。锅内注入适量清水，煮沸后加入大米煲粥，粥成后，放入田鸡，滚至田鸡熟透，便可食用。如加入少许芫荽、葱花，味道更佳。

14. 猪红粥

[作用] 补血，清热，去胃肠积垢。

[配料] 熟猪红150克，大米30克，葱1条，生姜1片。

[烹调法] 熟猪红切小块，大米浸泡30分钟，葱切葱花，姜切细丝。锅内注入适量清水，煮沸后加入大米煲粥，粥成后加入姜丝、猪红煮片刻，再加入葱花，以盐调味即成。

15. 红豆莲子粥

[作用] 健脾益气，养血驻颜。

[配料] 红豆20克，莲子20克，红枣10枚，百合15克，大米50克，红糖适量。

[烹调法] 红枣去核，红豆、莲子、大米洗净，浸泡30分钟。锅内注入适量清水，煮沸后，再加入上料煲粥，粥成后，以红糖调味，便可食用。

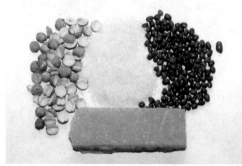

■ 红豆莲子粥料

16. 百合桂圆肉核桃粥

[作用] 益肺固肾，宁心安神。

[配料] 百合20克，莲子20克，核桃肉20克，芡实15克，桂圆肉15克，大黑枣5枚，大米50克，红糖适量。

[烹调法] 黑枣去核，莲子、芡实、大米洗净，浸泡30分钟。锅内注入适量清水，煮沸后加入上料煲粥，粥成后，以红糖调味，便可食用。

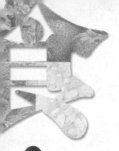

儿童食疗

17.白果腐竹猪肚粥

[作用] 补脾健胃，清热祛湿。

[配料] 白果20粒，生薏苡仁20克，腐竹20克，猪肚200克，大米50克。

[烹调法] 猪肚洗净，切块飞水去腥臊味。白果、薏苡仁、腐竹、大米洗净，浸泡30分钟。锅内注入适量清水，煮沸后加入上料煲粥，粥成后，以盐调味，便可食用。

注意：清洗猪肚可用盐反复洗，也可用白矾洗，一个500~600克猪肚，可用花生米大小的白矾，打碎加少量清水，洗猪肚，猪肚的黏液很快清除，再用清水漂洗几次，猪肚干净无异味。

18.小米绿豆鹌鹑蛋粥

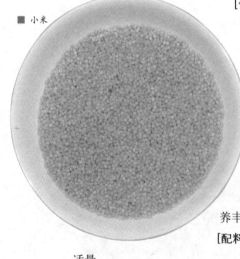

■ 小米

[作用] 健脾胃，益智力，有清补作用。

[配料] 小米50克，绿豆50克，鹌鹑蛋5只，红糖适量。

[烹调法] 鹌鹑蛋煮熟去壳备用。小米、绿豆洗净，浸泡30分钟。锅内注入适量清水，煮沸后，加入小米、绿豆煲粥，粥成后，再加入鹌鹑蛋及红糖调味，作早餐或下午点心餐吃。

19.眉豆花生粥

[作用] 醒脾和胃，祛湿消水肿，是一种营养丰富的粥品。

[配料] 眉豆30克，花生肉20克，大米50克，红糖适量。

[烹调法] 上料洗净，浸泡30分钟。锅内注入适量清水，煮沸后加入上料煲粥，粥成后，加入红糖调味，便可食用。

20.糯米麦粥

[作用] 补脾益胃，养心除烦，滋润肌肤，秋天气候干燥，尤为适宜。

[配料] 糯米50克，燕麦50克，百合20克，红枣5枚，红糖适量。

[烹调法] 上料洗净，红枣去核，浸泡30分钟。锅内注入适量清水，煮沸后加入上料煲粥，粥成后，加入红糖调味，便可食用。

21.益智八宝粥

[作用] 益肝肾，养气血，长智力，宁心安神，秋冬季节，学习繁忙，可常食。

[配料] 桂圆肉10克，花生肉25克，核桃肉25克，红豆20克，生薏苡仁20克，莲子25克，红枣10枚，鹌鹑蛋8只，大米100克，冰片糖50克。

[烹调法] 鹌鹑蛋煮熟去壳，备用。上料洗净，浸泡30分钟。锅内注入适量清水，煮沸后，加入上料煲粥，粥成后，加入鹌鹑蛋、冰片糖调味，便可食用。

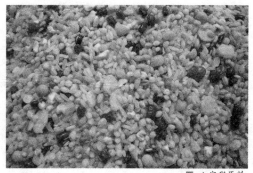
■ 八宝粥原料

22.小米鸡蛋粥

[作用] 补中益气，健脑长智。是一种营养丰富，容易消化吸收的食品，幼儿可常食。

[配料] 小米50克，鸡蛋1只，白糖适量。

[烹调法] 小米洗净。锅内注入适量清水，煮沸后，加入小米煲粥，粥成后，打入鸡蛋，白糖调味，便可食用。

23.菱角瘦肉粥

[作用] 健脾益胃，清热解渴，夏天、秋季口干渴，食欲欠佳，可作早餐或午餐吃。

[配料] 菱角肉150克，猪瘦肉50克，大米50克。

[烹调法] 猪瘦肉切片，用少许盐、白糖、生粉调味拌匀，大米浸泡30分钟，备用。锅内注入适量清水，煮沸后，加入菱角肉、大米煲粥，粥成后，加入肉片拌匀煮熟，以食盐调味，便可食用。

24.花生圆肉大枣粥

[作用] 健脾养血，宁心安神。

[配料] 花生30克，桂圆肉10克，大黑枣 5枚，莲子20克，百合20克，大米50克。

[烹调法] 大黑枣去核，上料洗净浸泡30分钟。锅内注入适量清水，煮沸后，加入上料煲粥，粥成后，可加入少许红糖调味。

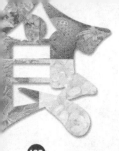
25.鳄鱼肉粥

[作用] 补益肺气，健脾开胃。支气管炎、肺炎恢复期，肺气虚弱，胃纳欠佳者宜食。

[配料] 鳄鱼肉20克（干品）或鲜鳄鱼肉100克，陈皮2克，猪瘦肉50克，大米50克。

[烹调法] 制法一：大米洗净，浸泡30分钟，猪瘦肉切大块飞水。锅内注入适量清水，煮沸后加入上料煲粥，粥成后，以盐调味，便可食用。

制法二：先将大米煲粥，粥成后加入鲜鳄鱼肉，煮至鳄鱼肉熟，以盐调味，便可食用。

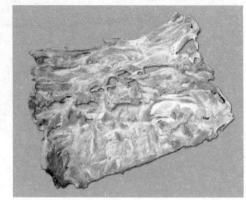

■ 干鳄鱼肉

第五章　常见病的饮食疗法

疾病的发生与身体素质、抗病能力、早期预防有密切关系；疾病的康复除药物治疗外，配合饮食调理，注意饮食宜忌，对促进患者的康复，可起到事半功倍的效用。

本章着重介绍扁桃腺炎、川崎病、手足口病、儿童多功综合征、非典型肺炎等40多种常见病的预防、饮食宜忌和饮食调理。

第一节　呼吸系统疾病

一、感冒

感冒是小儿的常见病，一年四季都会发生，临床上以风寒感冒或风热感冒为多。治疗宜辛温解表，疏风散寒，或辛凉解表清热。按此治则，运用食疗，轻者可愈；重者药疗、食疗互相配合，可促进康复。

（一）感冒的饮食宜忌

宜：膳食宜清淡，宜进食容易消化的软饭或半流质食物。如白粥、燕麦片粥、淡牛奶、多饮水。

忌：忌荤腥、肥腻、煎炒、燥热、滋阴食品。如煎炸肉类、羊肉、狗肉、水鱼、人参、糯米及其制品。

（二）辨证施食

按不同病因、症状选用食疗方。

〈一〉风寒感冒的食疗方

风寒感冒，其主要症状表现为发热轻，怕冷恶寒重，咽痒，咳嗽痰稀。食疗宜辛温解表，疏风散寒。可选用下列各方。

1.葱豉汤（民间常用古方）

[作用] 通阳解表，发汗散寒。

[组成、用量] 葱白(连须)3条，淡豆豉12克。

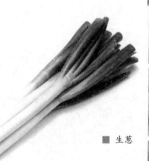

■ 生葱

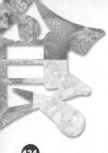

[烹调、食法] 先将淡豆豉放入锅内，用清水1碗半煎成1碗，再入葱白，煎成半碗热饮。

2.陈皮白粥

[作用] 解表散寒。

[组成、用量] 大米50克，陈皮3克。

[烹调、食法] 大米煲粥，粥将近煲好时，加入陈皮，再煲约10分钟，便可食用，可代饭吃。

3.红糖姜汤

[作用] 辛温解表，散寒。风寒感冒，老幼皆可饮。

[组成、用量] 生姜25克，红糖10克。

[烹调、食法] 生姜切片。上二味，以清水2碗，慢火煎成大半碗，分2次热饮。

4.葱豉豆腐汤

[作用] 疏风，解表，散寒。

[组成、用量] 生葱3条(连头须)，淡豆豉12克，豆腐2小块。

[烹调、食法] 先将豆腐放在锅内煎至淡黄色，然后加入淡豆豉，用清水1碗半，煎至大半碗，加入葱，再煮片刻。趁热饮汤食豆腐。饮后即卧床盖被，待微汗出，便可解表散寒。

〈二〉 风热感冒的食疗方

风热感冒，其主要症状表现为发热、鼻塞、流涕、口干、咳嗽、痰黄、小便短黄。食疗宜疏风清热解表，可选用下列各方。

1.蝉衣冬瓜水

■ 蝉衣

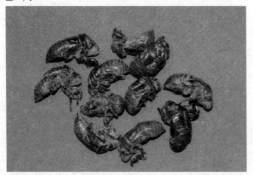

[作用] 清热解暑。对暑天发热或久热不退，口干尿黄者，可代茶饮。

[组成、用量] 蝉衣10克，冬瓜500～750克。

[烹调、食法] 冬瓜连皮切薄片，蝉衣放在冬瓜下面。锅内加清水5～6碗，煎1小时，约煎成2碗，代茶饮。

2.腐竹白粥

[作用] 清热，去胃肠积滞，利尿。

[组成、用量] 大米 50 克，腐竹 10 克。

[烹调、食法] 将上两味同放入锅中，加适量清水，煲粥。粥成后趁热代饭吃。

3.冬瓜薏苡仁粥

[作用] 清热，消暑，利水。

[组成、用量] 冬瓜 500 克，生薏苡仁 20 克，荷包豆 30 克，大米 50 克。

[烹调、食法] 冬瓜切成小块，生薏苡仁、荷包豆、大米浸泡 30 分钟，上料同放入锅内，加适量清水煲粥。粥成后以盐调味，热食。可代饭吃。

4.红萝卜马蹄（荸荠）粥

[作用] 清热消食，止咳，祛痰，利尿。

[组成、用量] 红萝卜 150 克，马蹄 250 克，大米 50 克。

[烹调、食法] 红萝卜切片，马蹄去皮拍裂，与大米同放入锅中，加适量清水煲粥，粥成后，以少许糖或盐调味，便可食用。可代饭吃。

5.白心番薯煲芥菜

[作用] 解表，清热，消暑。

[组成、用量] 白心番薯 250 克，芥菜 150 克。

[烹调、食法] 白心番薯去皮切小块，芥菜洗净，同放入锅中，加适量清水，煮至番薯熟烂。加盐调味，便可食用。可代饭吃。

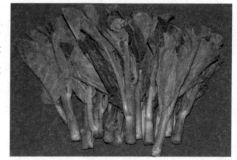

■ 芥菜

6.咸瘦肉粥

[作用] 清热降火。

[组成、用量] 咸瘦肉 100 克，大米 50 克。

[烹调、食法] 咸瘦肉即用盐腌过的猪瘦肉。上两味同放入锅内加适量清水，煲粥。粥成后，便可食用。

（三）感冒的预防

(1) 锻炼身体，多进行户外活动，增强体质。

(2) 注意天气冷暖，增减衣服。

(3) 平时多吃含维生素 C 丰富的水果和新鲜蔬菜，如苹果、橙、奇异果等。

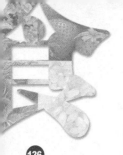

二、过敏性鼻炎

过敏性鼻炎是变态反应性疾病。其临床表现以反复鼻塞、鼻痒、鼻流清涕和频打喷嚏为特征。致病原因，外因多为外感时邪或接触过敏源（如花粉、真菌孢子、微尘、羽毛、油漆或进食虾蟹等）。内因与肺脾脏腑虚损有关。此病治疗，重在预防为主，发病时急则治其标，缓则治其本，早期宜疏风散寒或疏风清热，反复发作，宜调补肺脾，疏风固表。药疗与食疗配合，可促进康复，控制鼻炎反复发作。

（一）过敏性鼻炎的饮食宜忌

宜：饮食宜清淡，宜食营养丰富并容易消化的食物，如牛奶、鸡蛋、肉类；宜多食含锌、含维生素C丰富的水果、蔬菜，如苹果、奇异果、草莓、绿色蔬菜。

忌：忌食辛辣、燥热、肥甘厚味食品，如辣椒、煎炸肥鸡、肉类。

（二）辨证施食

按不同病因、症状，选用食疗方。

1.桑叶黄豆汤

[作用] 疏风清热，适用于过敏性鼻炎，流黄稠涕，口干者。

[组成、用量] 冬桑叶12克，黄豆30克。

[烹调、食法] 冬桑叶洗净，黄豆浸泡30分钟。上料用清水2碗半，煎成1碗，分2次饮。

 辛夷花

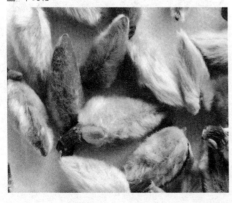

2.苏叶黑豆汤

[作用] 疏风散寒，健脾固表，用于体虚脾弱，流清涕，频打喷嚏。

[组成、用量] 苏叶10克，白芷3克，黑皮青豆30克，大枣3枚。

[烹调、食法] 大枣去核，黑皮青豆慢火炒至爆腰。上料同放入锅内，用清水3碗，煎成1碗，分2次饮。

3.辛夷花苍耳子煲猪鼻

[作用] 疏风散寒，上通鼻窍。用于鼻塞，

流清涕，过敏性鼻炎，单纯性鼻炎。

[组成、用量] 辛夷花 15 克，苍耳子 10 克，白芷 3 克，防风 5 克，猪鼻 1/2 个。

[烹调、食法] 猪鼻切开洗净飞水。上料同放入锅内，清水 4 碗，煎成 1 碗半，分 2～3 次饮。

4.沙梨树寄生煲猪鼻（民间验方）

[作用] 滋养肺阴，上通鼻窍，用于鼻炎反复发作，流涕鼻塞，喷嚏连连。

[组成、用量] 沙梨树寄生 50 克，路路通 10 克，猪鼻 1/2 个。

[烹调、食法] 猪鼻切开洗净飞水。上料同放入锅内，加适量清水，武火煮沸转文火煲 1～2 小时，分 2 次饮用。

注：沙梨树寄生，生草药店有售。

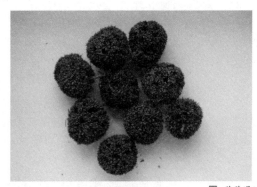

■ 路路通

5.百合南杏润肺汤

[作用] 滋阴润肺，益气健脾。用于肺虚脾弱，过敏性鼻炎，单纯性鼻炎。

[组成、用量] 莲子 20 克，百合 20 克，南杏 15 克，银耳（雪耳）10 克，猪瘦肉 100 克，蜜枣 1 枚。

[烹调、食法] 银耳浸泡 1～2 小时，撕成小朵，猪瘦肉飞水。上料同放入锅内，加适量清水，武火煮沸转文火煲 1～2 小时，以盐调味，便可食用。

6.北芪大枣汤

[作用] 益气健脾，祛风固表。用于肺脾气虚，体弱，过敏性鼻炎反复发作。

[组成、用量] 北芪 12 克，白术 10 克，防风 6 克，大枣 3 枚，瘦肉 100 克。

[烹调、食法] 大枣去核，瘦肉飞水。上料同放入锅内，加适量清水，武火煮沸转文火煲 1 小时，分 2 次饮用。

（三）过敏性鼻炎的预防

预防过敏性鼻炎，注意做好以下几点：

(1) 锻炼身体，增强体质，多进行户外活动，平时可散步、慢跑。夏天游泳锻炼。

(2) 注意天气冷暖，增减衣服被褥。背部不要受凉，寒冷天气出门，戴上口

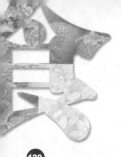
罩。空调环境下，空调温度不宜过低，室内外温差在5℃～8℃为宜。

（3）每日按摩迎香穴2次，每次按摩100下。

（4）避开过敏原，避免接触如花粉、粉尘、动物毛屑、羽绒衣被、油漆等。

（5）避免过度疲劳，如儿童玩耍过度，学习紧张，睡眠时间不足，就会造成过度疲劳。

（6）早上起床漱口后即饮一杯热开水，日常多食含锌、含维生素E丰富的水果，如苹果、草莓、奇异果、绿色蔬菜。常用食疗方调补身体。

三、咳嗽

咳嗽是呼吸系统疾病的主要症状之一。其病因及疾病种类复杂。如感受时邪或五脏六腑的病变影响及肺时，亦可引起咳嗽症状。小儿多以感冒风寒、风热、或燥热或肺脾气虚引起的咳嗽较为常见。治疗宜分清寒热虚实，痰湿，除辨证用药外，常可配合食疗。

（一）咳嗽的饮食宜忌

咳嗽患儿饮食宜清淡、清补。忌肥腻、煎炸、生冷食品，但因咳嗽有寒热虚实之不同，饮食时尤应细辨。

风寒咳嗽宜用温肺化痰食品，如姜蛋汤、黄皮果、核桃。

忌生冷瓜果，如香蕉、西瓜、白菜、萝卜和冷饮品。

实热咳嗽宜用清热化痰之品，如白萝卜川贝瘦肉汤、雪梨、枇杷果。

忌煎炸、肥滞、辛辣刺激食品，如煎炸肉、炸鸡、炸薯条、辣椒等。

（二）辨证施食

按不同病因、症状，选用食疗方。

〈一〉寒咳的食疗方

鼻流清涕、咽痒、咳嗽频频、痰白稀薄。治疗宜祛风散寒、温肺化痰止咳。

1.姜蛋汤

[作用] 祛风散寒止咳。

[组成、用量] 鸡蛋1只，生姜2片。

[烹调、食法] 生姜切细丝。铁锅烧热用少许食油将鸡蛋煎至金黄色，加入

姜丝，加适量开水，煮5~6分钟，约煮成大半碗，以盐调味，便可食用。

2.胡椒芡实煲猪肚汤

[作用] 温肺化痰，健脾暖胃。

[组成、用量] 胡椒15~20粒，芡实25克，猪肚半个（约250克）。

[烹调、食法] 胡椒粒打碎，芡实浸泡30分钟，猪肚洗净飞水。上料同放入锅内，加适量清水，武火煮沸，转文火煲1~2小时，以盐调味，便可食用。

3.法夏苹果汤

[作用] 温肺润肺，化痰止咳。

[组成、用量] 法夏12克，款冬花12克，苹果1个。

[烹调、食法] 苹果去皮、去心、切片，法夏浸泡20分钟。上料同放入锅内，加适量清水，武火煮沸，转文火煲50分钟，煎成大半碗，便可饮用或代茶喝。

4.咸金橘蜜糖茶

[作用] 顺气化痰，止咳。

[组成、用量] 咸金橘2个，蜜糖10毫升。

[烹调、食法] 咸金橘（最好是用盐腌制1年以上的咸金橘）捣烂，加入半碗开水冲泡咸金橘，待咸金橘水降至室温，调入蜜糖，徐徐咽下。

5.甘草黄皮果

[作用] 顺气，化痰，止咳。

[用量、食法] 甘草黄皮果适量，可作口果，随意食用。

〈二〉 热咳的食疗方

痰黄稠，口苦咽干，喉咙肿痛，小便短黄。治疗宜清热，化痰，止咳。

1.鱼腥草煲猪肺

[作用] 清热，化痰，止咳。

[组成、用量] 鱼腥草30克，猪肺250克，罗汉果1/4个。

[烹调、食法] 鱼腥草洗净，猪肺冲洗干净切块，在铁锅中炒透，再漂清水滤干。上料同放入锅内，加适量清水，武火煮沸转文火煲1~2小时，煎成2~3碗，以盐调味，分2~3次饮用。

■ 鱼腥草

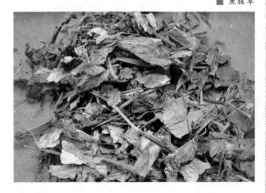

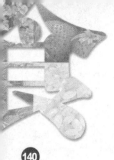

儿童食疗

2.白萝卜川贝瘦肉汤

[作用] 清肺热，祛黄痰，下气止咳。适用于肺热、咳痰黄稠的儿童或成人。

[组成、用量] 白萝卜1000克（最好选购长形的耙齿萝卜），川贝10克，淡菜30克，猪瘦肉150克。

[烹调、食法] 白萝卜洗净切块，猪瘦肉切块飞水，上料同放入锅内，加适量清水，武火煮沸，转文火煲4小时，以少许食盐调味，便可饮用。若黄痰多者，可连服3~5次。

3.西洋菜蜜枣汤

[作用] 清热，化痰，润肺，止咳。用于咳嗽痰稠。

[组成、用量] 西洋菜500克，蜜枣3个，陈皮5克。

[烹调、食法] 西洋菜洗净，出水。上三味同放入锅内，加适量清水，武火煮沸，转文火煲2小时，代茶饮。

4.金银菜猪肺汤

[作用] 清肺胃热，止咳，化痰。用于肺热咳，痰黄，口苦咽干，小便黄。

[组成、用量] 鲜白菜500克，白菜干50克，猪肺1个(约500克)，蜜枣3枚。

[烹调、食法] 白菜洗净，白菜干浸泡洗净，猪肺冲洗干净切块，在铁锅中炒透，再漂洗滤干。上料同放入锅内，加适量清水，武火煮沸，转文火煲2小时，以盐调味，便可食用。

〈三〉燥咳的食疗方

干咳无痰或痰少黏稠难咳出，鼻燥咽干。治疗宜清肺润燥。

1.银耳百合玉竹汤

[作用] 养阴润燥、润肺止咳。

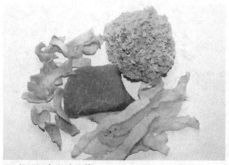
■ 银耳百合玉竹汤料

[组成、用量] 银耳30克，百合30克，玉竹30克，猪腱肉250克，蜜枣2枚。

[烹调、食法] 猪腱肉切块，飞水，银耳用清水浸透，切去硬实蒂部，切小朵。上料同放入锅内，加适量清水，武火煮沸后，转文火煲1~2小时，以盐调味，便可食用。

2.玉竹苹果瘦肉汤

[作用] 养阴生津，润肺止咳。支气管炎

后期，肺炎恢复期，干咳少痰，饮此汤较适宜。

[**组成、用量**] 玉竹30克，苹果2个，蜜枣1枚，猪瘦肉200克。

[**烹调、食法**] 苹果去心切块，猪瘦肉飞水。上料同放入锅内，加适量清水，武火煮沸后，转文火煲1小时，以盐调味，便可食用。

3. 雪梨南杏润肺汤

[**作用**] 清肺热，润肺燥，止咳化痰。

[**组成、用量**] 雪梨2个，南杏15克，北杏10克，蜜枣2枚，猪肺约250克。

[**烹调、食法**] 雪梨去心切块，南杏去皮，北杏去皮、尖。猪肺冲洗干净切块，在铁锅中炒透，再漂洗滤干。上料同放入锅中，加适量清水，武火煮沸，转文火煲1～2小时，以盐调味，便可食用。

4. 川贝炖雪梨

[**作用**] 清肺润燥，止咳化痰。

[**组成、用量**] 川贝5克，雪梨1个，蜜糖5克。

[**烹调、食法**] 川贝打碎成粉末状，雪梨去心去皮，切片，同放入炖盅内，加入少量蜜糖和开水，调匀加盖盖好，隔水炖30分钟，便可食用。

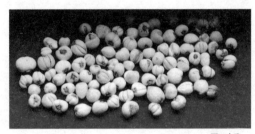

5. 杏仁露

[**作用**] 润肺，止咳，顺气，化痰。

[**组成、用量**] 南杏仁（甜杏仁）20克，北杏仁（苦杏仁）10克，冰糖适量，大米30克。

[**烹调、食法**] 南杏去皮，北杏去皮、尖，大米泡软。上三味共捣烂如粉末，加适量清水、冰糖，煮成稠糊，分2次食用。

6. 炖盐橙

[**作用**] 清热，润肺，化痰，止咳。

[**用量、食法**] 甜橙1～2个。将橙上部1/4处切开，放入少许盐，盖好。置于碗内，隔水炖3分钟，去皮食橙肉。

7. 苹果川贝瘦肉汤

[**作用**] 养阴润燥，止咳化痰。

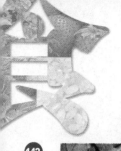

[组成、用量] 苹果 1～2 个，川贝 6～10 克，猪瘦肉 100 克，蜜枣 1 枚。

[烹调、食法] 苹果去皮去心，切块，猪瘦肉飞水。上料同放入锅内，加适量清水，武火煮沸，转文火煲 1 小时，便可饮用。

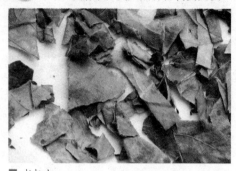

■ 枇杷叶

8.橘饼枇杷叶煎

[作用] 润肺，止咳，化痰。

[组成、用量] 糖橘饼 1/2～1 个，枇杷叶 10 克。

[烹调、食法] 糖橘饼切片，与枇杷叶同放入锅内，清水 2 碗，煎成大半碗，分 2 次饮。

〈四〉肺脾气虚的食疗方

咳嗽，痰多而清稀，呼吸气短，体弱多汗。或久咳，面色㿠白。治疗宜健脾益气，化痰止咳。

1.黑豆柿饼粥

[作用] 补脾，益肺。治肺虚久咳。

[组成、用量] 黑皮青豆 25 克，大黑枣 5 枚，柿饼 1 个，糯米 30 克。

[烹调、食法] 黑皮青豆慢火炒至黑皮裂开，黑枣去核，柿饼切片，糯米洗净。先将黑皮青豆、黑枣、柿饼同放入锅内，加适量清水，慢火煎 20 分钟，然后加入糯米煲粥。粥成后便可食用。婴幼儿饮粥水，不吃渣。

2.燕窝粥

[作用] 补脾，益肺，开胃。

[组成、用量] 燕窝 5 克，大米 20 克，冰糖适量。

[烹调、食法] 燕窝浸泡 4 小时去杂质。先用适量清水将大米煲至开花，然后加入燕窝，慢火煮半小时，加入少量冰糖调味，煮片刻，便可食用。

3.法夏南北杏鹧鸪汤

[作用] 补益肺气，祛痰止咳。对体虚肺弱，易患咳喘的儿童及成人都可食用。

[组成、用量] 法夏 12 克，南杏 15 克，北杏 10 克，鹧鸪 1 只，蜜枣 2 枚，陈皮 3 克。

[烹调、食法] 鹧鸪宰好洗净，切大块飞水，南杏去皮，北杏去皮、尖。上料同放入锅内，加适量清水，武火煮沸转文火煲 1～2 小时，以少许盐调味，便可

食用。幼儿可分2天食。

4. 无花果莲子百合猪腱汤

[作用] 益气健脾，润肺止咳。

[组成、用量] 无糖无花果30克，莲子25克，百合25克，猪腱肉200克。

[烹调、食法] 猪腱肉飞水，上料同放入锅内，加适量清水，武火煮沸转文火煲1～2小时，以少许盐调味，便可食用。

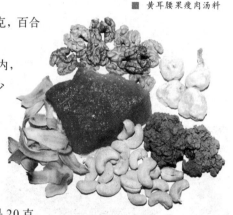

■ 黄耳腰果瘦肉汤料

5. 黄耳腰果瘦肉汤

[作用] 补益肺气，润肺化痰，滋养强壮，增强肺脾肾功能，肺虚体弱者可常食。亦可用于"非典"恢复期调理身体。

[组成、用量] 黄耳（金耳）10克，腰果20克，百合20克，莲子20克，核桃肉20克，无花果6粒（糖制无花果2粒），猪瘦肉150克。

[烹调、食法] 黄耳用淡盐水浸泡12小时，切去硬实蒂部，撕成小朵，猪瘦肉切2块飞水。上料同放入锅内，加适量清水，武火煮沸转文火煲1～2小时，以少许盐调味，便可食用。

四、扁桃腺炎

急性扁桃腺炎是小儿常见的咽喉部急性热性疾病。常因感受风热时邪或多吃辛辣燥热食品，致使肺胃积热、上攻咽喉。其临床特征为发热，全身不适，扁桃体红肿疼痛或表面有黄白色脓样分泌物，吞咽困难。治疗宜疏风清热，解毒利咽喉；热退后则宜滋养肺阴。此病在发病期间，药物治疗为主，佐以食疗，可促进康复。

（一）扁桃腺炎的饮食宜忌

宜：宜食清淡、易消化、营养丰富的流质或半流质食物。如白粥、燕麦片、马蹄粉、咸瘦肉粥。

忌：忌食煎炸辛辣、燥热肥滞食品。如辣椒、煎炸肉类。

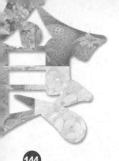

（二）辨证施食

按不同病因、症状，选用食疗方。

1.白萝卜青榄汤

[作用] 清热，利咽，解喉毒。适用于扁桃腺红肿，咽喉痛。

[组成、用量] 白萝卜500克，青橄榄10个，蜜枣3枚。

[烹调、食法] 白萝卜洗净切成小块，青橄榄拍裂，上料同放入锅内，加适量清水，慢火煲1～2小时。约煎成1碗半，分2次代茶饮，并食萝卜。

2.海麻雀瘦肉汤

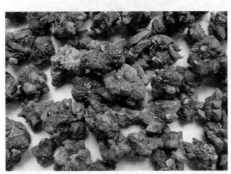

■ 猫爪草

[作用] 滋阴润肺，清热利咽，软坚散结。适合于扁桃腺发炎，咽红口干，或有颈淋巴结肿大。此方甜润易食，但散结力不及散结方。

[组成、用量] 海麻雀8～10克，猫爪草10克，雪梨2个，猪瘦肉100克。

[烹调、食法] 海麻雀打碎，淡盐水浸泡30分钟，雪梨去皮去心，切块，猪瘦肉飞水。上料同放入锅内，加适量清水，武火煮沸，转文火煲1小时，以盐调味，便可食用。

3.白菜猪肺汤

[作用] 清热润肺，利咽喉，去胃肠积热。适用于扁桃腺炎热退后，胃纳欠佳，大便不通畅。

[组成、用量] 白菜500克，白菜干30克，猪肺约250克，蜜枣2枚。

[烹调、食法] 白菜洗净，白菜干洗净浸泡。猪肺冲洗干净切小块，在铁锅中炒透，再用清水漂洗，滤干。上料同放入锅内，加适量清水，武火煮沸，转文火煲2小时，以少许盐调味，便可食用。

4.塘葛菜生鱼汤

[作用] 养阴清热，凉血解毒。适用于易患扁桃腺炎者平时调理身体。

[组成、用量] 鲜塘葛菜100克，生鱼1尾(约150克)，猪瘦肉150克，蜜枣2枚。

[烹调、食法] 猪瘦肉切大块飞水，生鱼去腮、去鳞，洗净，用少许食油在铁锅内煎至淡黄色，加入少量开水，上料同放锅内，加适量清水，武火煮沸，转文火煲2小时，以盐调味，便可饮用。

5.蚝豉咸瘦肉粥

[作用] 清热，降火，开胃。适用于扁桃腺炎热退后胃口欠佳、小便短少者。

[组成、用量] 蚝豉20克，咸瘦肉50克，大米50克。

[烹调、食法] 咸瘦肉（即鲜猪瘦肉用盐腌4～24小时即成），蚝豉浸泡切片，锅内加入适量清水，煮沸后加入上料煲粥。粥煲好后，以盐调味，便可食用。可代饭吃。

6.散结方

[作用] 软坚散结，除痰火，适用于体质偏热，经常患扁桃腺肿大或颈淋巴结肿大者。

[组成、用量] 玄参10克，浙贝6克，风栗壳10克，瘦肉100克，罗汉果1/4个。

[烹调、食法] 上料同放入砂锅内，加适量清水，武火煮沸，转文火煲1小时，便可饮用。

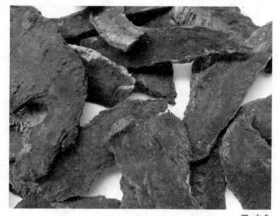

■ 玄参

7.竹蔗马蹄粥

[作用] 养阴，清热，润心肺，调脾胃，利小便。适用于扁桃腺炎余热未清，口干舌燥，食欲不振，小便少者。

[组成、用量] 竹蔗500克，马蹄250克，大米50克。

[烹调、食法] 竹蔗洗净，切段再切片，马蹄去皮、拍裂，锅内加适量清水，煮沸后，加入上料煲粥。粥煲好后，便可食用。婴儿可吃粥水。

五、哮喘

哮喘是小儿时期常见的一种呼吸系统疾病。每因感受外邪，接触异物，或过度疲劳，或因饮食不慎而引起哮喘突然发作。其症状常先有鼻喉作痒，喷嚏，胸闷，呼吸不畅；继则咳逆上气，喘息喉鸣，呼气延长，痰黏稠难咯；甚则气喘痰鸣，不能平卧，面色苍白，嘴唇、指甲青紫，烦躁不安。此时必须迅速用药，控制发作，以治其标。当哮喘渐平，转入缓解期间，则常表现出面色晦暗，精神疲倦，形体虚

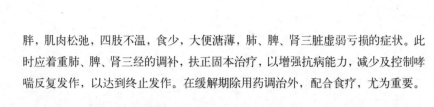

胖，肌肉松弛，四肢不温，食少，大便溏薄，肺、脾、肾三脏虚弱亏损的症状。此时应着重肺、脾、肾三经的调补，扶正固本治疗，以增强抗病能力，减少及控制哮喘反复发作，以达到终止发作。在缓解期除用药调治外，配合食疗，尤为重要。

（一）哮喘的饮食宜忌

宜：哮喘发作期间，饮食宜清淡，宜进食容易消化的半流质食物，少量多餐，如咸瘦肉粥、麦片粥、素汤面。缓解期适当增加营养，配合用调补肺、脾、肾三脏的食品。

忌：慎食寒凉、生冷瓜果，冰冻饮品或肥腻滋滞食品；不宜食过甜、过酸、过咸的食物。不宜食易致过敏的食物，如虾、蟹。不宜食易生痰的食物，如甜品、肥肉、生葱等。忌辛辣刺激性食品，如蒜、辣椒。

此外对易过敏的异物如花粉、油漆、粉尘、禽兽类皮毛，尽量避免接触。

（二）辨证施食

按不同病因、症状，选用食疗方。

1. 沙田柚皮炖鸡蛋（民间验方）

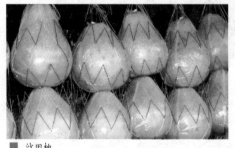

■ 沙田柚

[作用] 补脾养肺，顺气化痰。适宜于肺脾气虚的患者平时调理身体。

[组成、用量] 沙田柚1个，鸡蛋5只。

[烹调、食法] 先将沙田柚切开，取出柚肉，将柚肉内皮剥出，用这些内皮逐一裹住5只鸡蛋，再用沙田柚外皮包好，置于碗中，隔水炖2小时。每日吃鸡蛋1只。第一批鸡蛋吃完了，停两天，再炖1次，可连炖3次。共吃炖蛋15只为1疗程。

2. 核桃蛤蚧汤

[作用] 补肺固肾，纳气止咳平喘。适用于哮喘反复发作患者缓解期后日常调补。

[组成、用量] 蛤蚧1对，核桃肉20克，陈皮2克，猪瘦肉100克。

[烹调、食法] 蛤蚧去头、爪，用淡盐水浸泡10分钟，猪瘦肉飞水。以上四味放入砂锅，加适量清水，武火煮沸，转文火久煲1小时，煲成约1碗半，分2次饮汤。3岁以下小儿可分2天饮用。

3.冬虫草炖水鸭

[作用] 益气血，健脾肺，滋阴补肾，强壮体质。适合于肺虚脾弱，易患喘咳之儿童及成人调理身体时服食。

[组成、用量] 水鸭半只，冬虫草3克，红枣2枚，猪瘦肉100克。

[烹调、食法] 水鸭切大块，猪肉切大块，飞水，红枣去核。上料同放入炖盅内，加开水约500毫升，炖2小时，分2~3次饮。

4.法夏南北杏鹧鸪汤

[作用] 养阴益肺化痰，降逆止咳。

[组成、用量] 法夏12克，南杏15克，北杏10克，鹧鸪1只，陈皮3克，蜜枣2枚。

[烹调、食法] 南杏去皮，北杏去皮、尖，鹧鸪宰好洗净，切大块飞水。上料同放入锅内加适量清水，武火煮沸，转文火煲1~2小时，以盐调味，便可饮用。幼儿可分2天吃。

5.川贝鳄鱼肉汤

[作用] 益肺健脾，化痰止喘。用于喘咳缓解期，体质偏热。

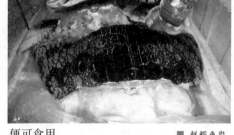

[组成、用量] 川贝6克，鳄鱼肉25克（干品），猪瘦肉100克，生姜1片。

[烹调、食法] 猪瘦肉飞水。上料同放入锅内，加适量清水，煲1小时，以少许盐调味，便可食用。

■ 鲜鳄鱼肉

6.圆杞鳄鱼肉汤

[作用] 补气血，益肺固肾。用于喘咳缓解期，体质偏于虚弱者。

[组成、用量] 桂圆肉6克，杞子15克，核桃肉15克，淮山15克，芡实15克，鳄鱼肉25克（干品）。

[烹调、食法] 淮山、芡实用清水浸泡30分钟。上料同放入锅内，加入适量清水，武火煮沸，转文火煲1小时，以少许盐调味，便可饮用。此方适宜体虚久喘患者在缓解期饮用。

7.燕窝炖瘦肉

[作用] 补脾益气，养肺胃阴，用于哮喘缓解期，体质虚弱、食欲不振之小儿。

[组成、用量] 燕窝5克，瘦肉50克。

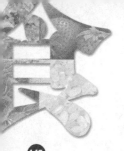

[烹调、食法] 燕窝浸泡4小时，瘦肉飞水，同放入炖盅内，加200～250毫升开水，炖1～2小时，以盐调味，便可食用。

8.灵芝茶

[作用] 安神镇静，止咳化痰，健脾胃，增强免疫功能。哮喘缓解期可代茶常饮。

[用量、服法] 紫芝8克，红芝2克，桂圆肉10克。均切成细碎片，温开水浸泡1小时，连水放入锅内，再加适量清水，文火煎20分钟，约煎成1碗，分2次代茶饮。灵芝渣可复煎1次。

六、肺炎

肺炎是小儿呼吸系统常见病之一。症状表现为发热、咳嗽、气促、鼻翼煽动。因其病情较重，发展快，需迅速用药物治疗，控制病情发展。如在药治过程中，适当选用清肺热或滋阴润肺的食品，配合治疗，可促进患儿身体康复。

（一）肺炎的饮食宜忌

宜：饮食宜清淡，宜食易于消化和营养丰富的流质或半流质食物。如淡牛奶、白粥、咸瘦肉粥，恢复期食瘦肉粥，苹果玉竹汤。

忌：忌油腻、辛辣、燥热和动火生痰食品。如葱、蒜、辣椒、肥肉等。

（二）辨证施食

按不同病因、症状，选用食疗方。

〈一〉清肺热类的食疗方

适用于发热咳嗽，痰稠黄，口干烦渴，大便秘结，小便短黄患者。

■ 白萝卜川贝猪腱汤料

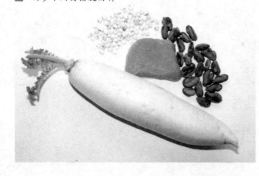

1.雪梨

[作用] 清热润燥，消痰解渴。

[用量、食法] 雪梨1～2个，随意食用。

2.白萝卜川贝猪腱汤

[作用] 清肺热，祛黄痰，止咳。适合于咳嗽、痰黄稠的儿童及成人服用。

[组成、用量] 白萝卜100克（以耙齿

萝卜为佳），淡菜30克，川贝10克，猪腱肉150克。

[烹调、食法] 白萝卜洗净去皮切块，猪腱肉飞水。上料同放入锅内，加适量清水，武火煮沸，转文火煲4小时，分2～3次饮用。

3.鱼腥草煲猪肺

[作用] 清热、化痰、止咳。适合于儿童口干、咳嗽痰黄。

[组成、用量] 鱼腥草30克，南杏15克，北杏10克，猪肺250克，罗汉果1/4个。

[烹调、食法] 鱼腥草洗净，猪肺冲洗干净切块，在铁锅中炒透，再漂清水滤干。上料同放入锅内，加适量清水，武火煮沸，转文火煲2小时，煎成2～3碗，以盐调味，分2～3次饮用。

4.雪梨煲川贝

[作用] 清热、润肺、化痰。

[组成、用量] 雪梨2个，川贝6克。

[烹调、食法] 雪梨去皮、心，切小块，川贝打碎，同放入锅内，加适量清水，文火煲1小时，约煎成1碗。饮汤食川贝、雪梨。婴儿只饮汤。

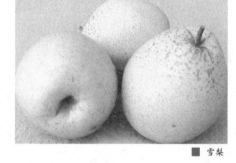

■ 雪梨

5.苹果炖川贝

[作用] 健脾润肺，止咳化痰。儿童咳嗽痰稠者可服。

[组成、用量] 苹果1个，川贝3克，蜜糖1～2毫升。

[烹调、食法] 苹果上1/3处切开，下2/3苹果挖去苹果心，川贝研末，与蜜糖、少量开水拌匀，放入苹果中。将上1/3苹果盖上，放在碗中，隔水炖30分钟，食川贝苹果泥。

〈二〉 滋阴润肺类的食疗方

适合于肺炎后期，身体虚弱，精神疲倦，咳嗽有痰或干咳少痰，胃口欠佳，汗多等症。

1.莲子百合煲鹌鹑蛋

[作用] 养阴益气，润肺健脾。

[组成、用量] 莲子20克，百合20克，鹌鹑蛋5只，冰糖适量。

[烹调、食法] 将莲子、百合、鹌鹑蛋用清水洗净，同放入锅内，加适量清

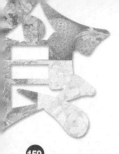

水煲至鹌鹑蛋熟。将蛋取出去壳，继续煲莲子百合。待莲子煮烂，再将鹌鹑蛋、冰糖放入锅中，煮片刻，便可食用。

2.枇杷果瘦肉汤

[作用] 养阴润肺，化痰止咳。适合于肺炎恢复期、干咳、胃纳欠佳者。

[组成、用量] 鲜枇杷果约200克，南杏15克，北杏10克，瘦肉100克。

[烹调、食法] 枇杷果连皮、核切开，南杏、北杏去皮，瘦肉飞水。上料同放入锅内，加适量清水，武火煮沸，转文火煲1小时，以少许盐调味，便可饮用。

3.玉竹百合煲鹧鸪

[作用] 益气，健脾，润肺，止咳。

[组成、用量] 玉竹30克，百合20克，鹧鸪1只，蜜枣2枚。

[烹调、食法] 鹧鸪宰好洗净，切大块，飞水，与玉竹、百合同放锅内，加清水适量，武火煮沸，转文火，煲2小时。以盐调味，便可食用。幼儿饮汤不吃汤渣。

■ 百合

4.淮莲煲鹌鹑

[作用] 健脾，益气，开胃，佐膳。

[组成、用量] 河南淮山20克，莲子20克，鹌鹑2只，蜜枣2枚。

[烹调、食法] 鹌鹑宰好洗净，飞水，河南淮山、莲子浸泡30分钟。同放锅内，加适量清水，武火煮沸，转文火煲1～2小时。以盐调味，便可食用。

5.杏莲水鱼汤

[作用] 滋阴，补脾，益气，润肺。

[组成、用量] 水鱼1只（约350克），猪腱肉200克，南杏仁12克，莲子25克，桂圆肉6克。

[烹调、食法] 水鱼宰好洗净切大块，猪腱肉切2块，一同飞水，南杏仁去皮，与莲子、桂圆肉同放入锅内，加适量清水，慢火煲2小时。以盐调味，便可食用。

6.沙参玉竹瘦肉汤

[作用] 养阴润燥，益胃生津。

[组成、用量] 沙参15克，玉竹20克，百合20克，猪瘦肉150克，蜜枣2枚。

[烹调、食法] 猪瘦肉飞水。上料同放入砂锅内，加适量清水，武火煮沸，转文火煲1～2小时，便可饮用。

7.燕窝炖瘦肉

[作用] 滋阴益气，健脾开胃。

[组成、用量] 燕窝3～5克，猪瘦肉30～50克。

1～2岁小儿，燕窝用3克，猪瘦肉30克；3～5岁小儿，燕窝用5克，猪瘦肉50克。

[烹调、食法] 燕窝先用清水浸泡4小时，拣去燕毛杂质，猪瘦肉切片，同放入炖盅内，加60～100毫升开水，隔水炖1～2小时，以少许盐调味，便可食用。

七、鼻衄

鼻衄，即鼻中出血。这是多种疾病常见的症状，小儿较为常见。其原因多为肺、胃、肝三经的热邪，上灼鼻窍，损伤阳络而致鼻中出血。其治法应急则治其标，内外治法并用，先止血，再辨证施药，配合食疗，促进痊愈和巩固疗效。

（一）鼻衄的饮食宜忌

宜：饮食宜清润清热、凉血止血的食品，如茅根竹蔗水、鲜藕汁。

宜食含维生素C、维生素K丰富的新鲜蔬菜、水果，如番茄、芹菜、萝卜、莲藕、马蹄（荸荠）、西瓜、雪梨、枇杷果、橙、橘子、山楂等。

忌：忌食燥热、煎炸食品，如煎炸肉类、炸鸡。

忌食辛辣刺激性食品，如辣椒酱、胡椒粉。

（二）辨证施食

按不同病因、症状，选用食疗方。

〈一〉肺胃热盛的食疗方

鼻中出血，色鲜红，或少或多，鼻腔干燥，有灼热感。此外，肺热常伴有咳嗽少痰。胃热常伴有口干、口臭，小便短黄，大便干结。治疗宜清肺热，泄胃火，凉血止血。

1.鲫鱼（或咸鱼头）石膏煲豆腐

[作用] 清肺热，降胃火，止鼻衄。

[组成、用量] 鲫鱼1尾约150克（或石斑咸鱼头30克），豆腐约200克，生石膏30克。

[烹调、食法] 鲫鱼宰好洗净（或咸鱼头洗净），与豆腐、生石膏同放入砂锅内，加适量清水煲1小时。以盐调味，便可食用。幼儿饮汤不吃渣，以防鱼骨鲠喉。

2. 藕节芦根饮

[作用] 清肺胃热，凉血止血，治鼻流血。

[组成、用量] 藕节15克，芦根15克，蜜枣1枚。

[烹调、食法] 藕节洗净。上三味，以清水2碗半，慢火煎成1碗，分2次饮，可连用3~5天。

3. 臭草绿豆糖水

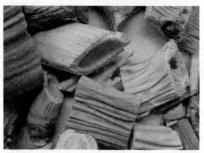

■ 芦根

[作用] 清胃热，利水，解暑凉血，止鼻衄。

[组成、用量] 鲜臭草15克，绿豆30克，红糖适量。

[烹调、食法] 将臭草、绿豆洗净，同放入砂锅内，加适量清水，武火煮沸，转文火煲1小时，再加入红糖，煮片刻，便可食用。食时将臭草渣拣去。

注：臭草是草本植物芸香的别名（广东习惯称呼），又名香草。有清热解毒，凉血散瘀作用。

4. 鲜藕汁饮

[作用] 清热解暑，凉血止血。治体内积热，流鼻血。

[用量、食法] 鲜藕300克。将鲜藕洗净，磨烂或捣碎，挤出藕汁50~100毫升。每次服50毫升，亦可用少许白糖调匀服。幼儿服食此汁时，应将藕汁炖熟后服。

〈二〉肝火上逆的食疗方

鼻中出血，量较多，血色深红，口苦咽干，面红目赤，烦躁易怒。治疗宜清肝泻火，凉血止血。

1. 黄花菜瘦肉汤

[作用] 清热平肝，润燥，止鼻衄。

[组成、用量] 黄花菜（金针菜）20克（干品），猪瘦肉100克，蜜枣2枚。

[烹调、食法] 黄花菜浸泡洗净，猪瘦肉切块飞水。上料同放入砂锅内，加适量清水，文火煲1小时，以盐调味，便可食用。可连服2~3次。

2.白茅根竹蔗水

[作用] 清肝热，和胃，止鼻衄。

[组成、用量] 白茅根 30 克，竹蔗 500 克。

[烹调、食法] 竹蔗洗净，切成段再切片，与茅根同放入锅内，加适量清水，武火煮沸，转文火煲 2 小时，约煎成 2 碗，分 2 次饮。

〈三〉肝肾阴虚的食疗方

鼻中出血，时作时止，量不多，口干少津，或伴有五心（即胸部和手心、脚心）烦热。治疗宜清肝热，养肝阴，凉血止血。

1.莲蓬塘虱鱼汤

[作用] 清肝热，养肝阴，凉血止血，治鼻衄。适合于体虚、烦躁、流鼻血儿童。

[组成、用量] 莲蓬壳 1 个，塘虱鱼（胡子鲶）1 尾（约 150 克），蜜枣 3 枚。

[烹调、食法] 塘虱鱼宰好洗净，与莲蓬壳、蜜枣同放入砂锅内，加适量清水，煲 2 小时。以少许盐调味，便可食用。幼儿饮汤不吃渣，以防鱼骨鲠喉。可连服 2～3 次。

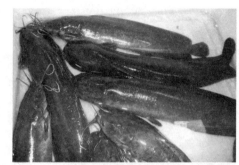

■ 塘虱鱼

2.阿胶炖瘦肉

[作用] 滋阴养血，止血，治鼻衄。

[组成、用量] 阿胶 6 克，猪瘦肉 30 克。

[烹调、食法] 猪瘦肉切片，与阿胶同放入碗内，加适量开水，加盖隔水炖 1 小时，便可食用。亦可加少许食盐调味。

第二节　消化系统疾病

一、积滞

积滞是小儿常见的胃肠道疾病之一。临床表现为不思饮食，食而不化，腹胀，呕吐乳食或嗳腐吐酸，大便臭秽或溏泄。其原因多由于饮食不节，过食肥滞生冷和不易消化的食物，损伤脾胃功能，或由于脾胃虚弱，运化失常所致。治疗时除适当用药外，饮食调理，尤为重要。

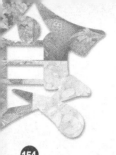

（一）积滞的饮食宜忌

宜：饮食宜清淡、容易消化的食品。如白粥、马蹄粉、素汤面,并要多喝水。

忌：忌油炸,肉类,肥滞炖品,生冷瓜果,雪糕,汽水。忌暴饮暴食,少吃零食。

（二）辨证施食

按不同病因、症状,选用食疗方。

〈一〉乳滞与食滞

伤于乳食积滞者,称为乳滞。其症状主要表现为呕吐乳块,口中有乳酸味,不欲吮奶,腹部胀痛,大便酸臭。伤于饮食过量者,称为食滞。其症状表现为呕吐酸腐及不消化食物,腹部胀满,不思饮食,大便臭秽,烦躁不宁,睡眠欠安。食疗宜选用消食导滞之品。

1.普洱茶

[作用] 消食,解肉类肥滞。

[组成、用量] 普洱茶约3克。

[烹调、食法] 开水冲茶,徐徐饮之。

2.熟木瓜

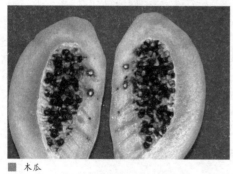

■ 木瓜

[作用] 消肉食积滞。对小儿过食肉类,胸膈饱满,尤为适宜。

[用量、食法] 鲜熟木瓜,随量食之。

3.白粥

[作用] 清热利尿,去胃肠积滞。

[组成、用量] 大米30克,腐竹10克。

[烹调、食法] 上两味洗净,同放入锅内,加适量清水煲粥。粥成后用盐或糖调味。可代饭吃或随量食之。

4.麦芽水

[作用] 消婴儿乳食积滞。

[组成、用量] 麦芽15克,山楂5克,蜜枣1枚。

[烹调、食法] 上三味同放入砂锅内,加清水2碗,慢火煎成半碗,分2次饮用。

5.祛湿消滞茶

[作用] 清热祛湿，消滞开胃，适用于小
儿食滞，消化不良，口干。

[组成、用量] 火炭母15克，山楂6克，麦
芽10克，谷芽10克，乌梅5克，罗汉果1/6个。

[烹调、食法] 上药同放入砂锅内，清水2
碗，慢火煎成大半碗，分1~2次饮用。

注：成人用此方，药量可增加1倍。

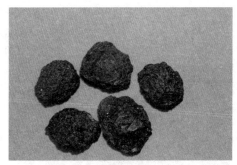

■ 乌梅

6.马蹄粥

[作用] 开胃消食，清热利尿。适用于小儿积滞，食欲不振，口干渴，小便短黄。

[组成、用量] 马蹄(荸荠)150克，大米30克。

[烹调、食法]

制法一：马蹄去皮拍裂，与大米同放入锅内，加适量清水煲粥。粥成后，以
糖或盐调味，便可食用，或代饭吃。

制法二：马蹄去皮，磨碎备用。先将大米加适量清水煲粥，待粥将成时，加
入马蹄碎，再煲至粥好，以盐或糖调味，便可食用，或代饭吃。

〈二〉 脾胃虚弱

其主要症状表现为脾胃运化无力，所吃的营养物品不能消化吸收，食后胀
满；或食欲不振，大便溏烂，身体消瘦，困倦乏力。食疗宜健脾养胃助消化，可
选用下列各方。

1.淮莲猪肚汤

[作用] 滋阴，健胃，助消化。

[组成、用量] 河南淮山15克，莲子15克，猪肚约200克。

[烹调、食法] 猪肚洗净切块。飞水。河南淮山、莲子浸泡30分钟。上料同
放入锅内，加适量清水，武火煮沸，转文火煲2小时，以盐调味，便可食用。

2.羊肚菌瘦肉汤

[作用] 舒肝和胃，消食积，助消化，提高免疫力。适用于体虚、食欲不振、
脘腹胀满、消化不良之小儿。

[组成、用量] 羊肚菌5只，麦芽20克，瘦肉100克，蜜枣1枚。

[烹调、食法] 羊肚菌浸泡5~6分钟洗净，瘦肉飞水。上料同放入砂锅内，

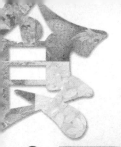

加适量清水，武火煮沸，转文火煲1小时，以盐调味，便可食用。

3.参术鸭肾汤

[作用] 温脾健胃，祛湿助消化。

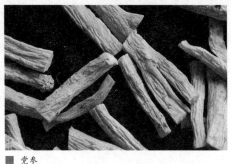

■ 党参

[组成、用量] 党参9克，白术6克，云苓15克，陈皮1克，鲜鸭肾1~2个， 大枣3枚。

[烹调、食法] 鲜鸭肾剖开，撕下鸭内金，去污物洗净，大枣切开去核。以上物料连同鸭内金放入锅内，加适量清水，武火煮沸，转文火煲1小时，分2次饮汤，食鸭肾。

4.谷麦芽鸭肾汤

[作用] 健脾，消食，化积滞。一般消化不良小儿都可食用。

[组成、用量] 谷芽20克，麦芽20克，鲜鸭肾1个，蜜枣1~2枚。

[烹调、食法] 鲜鸭肾剖开，撕下鸭内金，去污物洗净，上料同放入锅内，加适量清水，武火煮沸，转文火煲1小时，分2次饮汤。

5.牛肚荷包豆粥

[作用] 健脾胃，消积滞，祛湿利尿，增强食欲。

[组成、用量] 牛金钱肚150克，荷包豆30克，大米30克。

[烹调、食法] 牛肚洗净切大块，飞水，荷包豆浸泡3小时。上料同放入锅内，加适量清水煲粥，粥成后以盐调味，便可食用或代饭吃。婴儿消化力弱，牛肚渣不宜食。

6.淮山麦芽云苓猪横脷（猪胰脏）汤

[作用] 健脾祛湿，助消化。

[组成、用量] 淮山15克，麦芽20克，谷芽20克，云苓20克，猪横脷1条，蜜枣2枚。

[烹调、食法] 猪横脷飞水。上料同放入锅内，加适量清水，武火煮沸，转文火煲1小时，以少许盐调味，便可分次饮用。

（三）积滞的预防

节制饮食，进食要定时定量，不暴饮暴食，不挑食，不偏食，少吃零食。

二、泄泻

泄泻为小儿常见的消化道疾病，一年四季均可发生，尤以夏秋两季较为常见。主要症状表现为大便稀薄，次数增多，或如水样。其原因多由于外感时邪，或内伤饮食，或脾胃虚弱，运化失调所致，治疗上应审因辨证施治，并配合食疗，其效显著。

（一）泄泻的饮食宜忌

宜：泄泻急性期间，可短暂禁食，以利肠道休息。病情稍缓解后，宜食清淡、容易消化的食品，如藕粉糊、陈皮白粥、米汤。要多饮水，可饮淡盐水或口服补液剂。泄泻停止后，食咸瘦肉粥、通心粉、素汤面。泄泻后期宜调补脾胃，如淮山莲子扁豆粥。

忌：忌食肥腻滋滞食品、鱼汤、生冷瓜果及粗纤维蔬菜，如韭菜、芹菜。忌食黄豆及其制品以免增加肠蠕动胀气。

（二）辨证施食

按不同病因、症状，选用食疗方。

〈一〉食滞泄泻

主要表现为腹部胀满，一日腹泻数次，时有腹痛，痛则欲泻，泻后痛减，大便溏稀，杂有食物残渣或乳块，气味酸臭如败卵。嗳气酸馊，胃口欠佳。食疗宜和中消导，佐以利水，可选用下列各方。

1.白菜干粥

[作用] 清肠胃热滞，通利二便。

[组成、用量] 白菜干30克，大米50克。

[烹调、食法] 白菜干浸泡洗净，切成小段，与大米同放入锅内，加适量清水煲粥。粥成后以盐或糖调味，以饮粥水为主，不吃菜干渣。

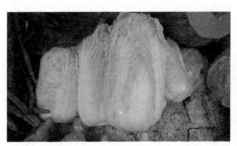

■ 大白菜

2.炖苹果泥

[作用] 和胃生津，涩肠止泻。

[组成、用量] 苹果1个。

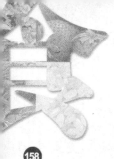
[烹调、食法] 苹果1个去皮去心，切成薄片，放入碗内加盖，隔水炖30分钟，压烂如泥，便可食用。

3.藕粉糊

[作用] 清热止泻，健胃消食。

[组成、用量] 陈藕粉25克，葡萄糖适量（如无葡萄糖可用红糖适量）。

[烹调、食法] 藕粉用少许清水调匀。锅内注入清水约250毫升，煮滚后调入藕粉，煮熟成糊状加入葡萄糖，便可食用。如用红糖，将红糖与清水同放入锅内。煮滚待红糖溶化，调入藕粉，煮熟成糊状，便可食用。

〈二〉 湿热泄泻

主要表现为一日腹泻数次，泻下急迫，如喷射状，稀水样便或有少许黏液。腹部时痛，小便短黄，胃纳欠佳，常伴有发热。食疗宜清热祛湿，利水。可选用下列各方。

1.祛湿粥

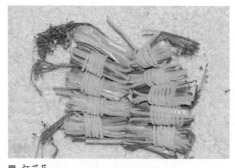

■ 灯芯花

[作用] 健脾祛湿，清热利尿，止腹泻。

[组成、用量] 木棉花15克，灯芯花5扎，猪苓10克，泽泻10克，炒扁豆20克，芡实20克，莲子20克，生薏苡仁20克，大米50克。

[烹调、食法] 木棉花、灯芯花、猪苓、泽泻洗净后，放入纱布袋中，扁豆、芡实、生薏苡仁、莲子、大米洗净，浸泡30分钟。上料同放入锅内，加适量清水煲粥，粥成后将纱布袋取出，以盐或糖调味，便可食用。

2.扁豆薏苡仁粥

[作用] 清热祛湿，健脾止泻。

[组成、用量] 炒白扁豆30克，生薏苡仁30克，莲子20克，大米50克。

[烹调、食法] 上四味放入锅内，加适量清水煲粥，粥成后，以盐或葡萄糖调味，便可食用，或代饭吃。婴儿宜饮粥水不吃渣。

〈三〉 脾虚泄泻

主要表现为精神疲倦，大便稀溏，食后作泻，色淡不臭，时轻时重，一般病程较长，食疗宜温中健脾，祛湿止泻。可选用下列各方。

1.陈皮炒米粥

[作用] 温中和胃,健脾止泻,对脾胃虚寒、水泻不止者效果好。

[组成、用量] 陈皮2克,春砂仁2～3粒,蜜枣1枚,大米30克。

[烹调、食法] 大米洗净,在铁锅内慢火炒至金黄色。然后与上料同放入锅内,加适量清水煲粥,粥成后以少许盐或糖调味,便可食用。婴儿可饮粥水,不吃渣。

注:成人水泻,陈皮用1个,春砂仁用8～10粒,效果更满意。

2.淮山莲子扁豆粥

[作用] 健脾和中,利水止泻。

[组成、用量] 河南淮山、芡实、莲子、炒白扁豆各20克,大米50克。

[烹调、食法] 上五味洗净,浸泡30分钟,同放入锅内,加适量清水煲粥,粥成后以盐或葡萄糖调味。可代饭吃。婴幼儿饮粥水,不吃渣。

3.荔枝大枣粥

[作用] 补气暖胃,健脾止泻。

[组成、用量] 干荔枝肉20克,莲子20克,大黑枣7枚,大米30克。

[烹调、食法] 黑枣切开去核,与荔枝肉、莲子、大米同放入锅内,加适量清水煲粥,粥成后可代饭吃,或随意食用。

4.白醋鸡蛋汤（民间验方）

[作用] 收敛止泻。

[组成、用量] 鸡蛋1只,白醋15毫升(约一汤匙),清水30毫升,葡萄糖适量。

[烹调、食法] 将铁锅洗净无油腻,烧热后打入鸡蛋,慢火煎至老黄色(只煎一面,切勿将蛋翻转),加入白醋,再加入清水,慢火煮1～2分钟,约煎成一汤匙,将醋汤倒出,饮时加少量开水稀释并加入葡萄糖,即可饮用,不吃蛋。

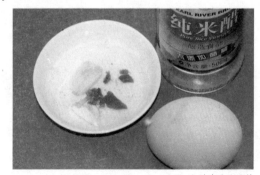

■ 白醋鸡蛋汤用料

（三）泄泻的预防

(1) 婴幼儿的饮食,要合理喂养,要有节制,定时定量,不吃腐馊变质食品。

(2) 注意食品食具的消毒清洁卫生。

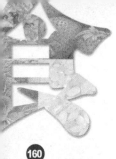

三、便秘

便秘是指大便秘结不通，是小儿常见的一个症候。此症候可单独出现或并发于其他疾病的症状中。其原因多为燥热积滞或气虚体弱所致，治疗宜分清虚实而辅以食疗。

（一）便秘的饮食宜忌

宜：日常适当多食水果及粗纤维的蔬菜，如大蕉、西梅、藤菜、苋菜、菠菜、番薯。多食润肠通便的食品，如蜜糖、豆浆、果汁，或早上空腹饮一杯淡盐水。

忌：热性便秘忌食煎炸燥热食品，如酒、蒜、辣椒等。

气虚便秘忌食生冷瓜果及冷饮品。

（二）辨证施食

按不同病因、症状，选用食疗方。

〈一〉燥热积滞

其主要症状表现为大便干结，排出困难或便秘不通，小便短黄。食疗宜清热消积，润肠通便。可选用下列各方。

1.番薯糖水

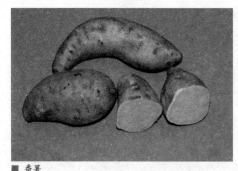

■ 番薯

[作用] 益气润肠，通便。

[组成、用量] 番薯250克，红糖适量。

[烹调、食法] 番薯去皮切成小块，放入锅内加适量清水，煮至番薯熟烂，再加入红糖调味，便可食用，可作早点或代饭吃。

2.蜜糖银花露

[作用] 清肠积热，通便。

[组成、用量] 金银花9克，蜜糖约10克。

[烹调、食法] 金银花加清水1碗半，慢火煎至半碗倒出。待药汤稍凉，冲蜜糖服。

3.大蕉

[作用] 润肠通便。

[用量、食法] 大蕉1~2条，空腹食。

4.西梅

[作用] 润肠通便、补铁。

[用量、食法] 鲜西梅 5~8 粒，洗净连皮食。

注：幼儿食用，小心梅核哽喉。

〈二〉气虚脾弱

其主要症状表现为面色苍白，大便干燥难下。或时有便意，欲便而不能排出。食疗宜益气养血，润肠通便，可选用下列各方。

1.芝麻核桃糊

[作用] 养血滋阴，润肠通便。

[组成、用量] 黑芝麻 10 克，核桃肉 15 克，粘米粉 20 克，红糖适量。

[烹调、食法] 黑芝麻、核桃肉慢火炒香脆（切勿炒焦），磨成细末，与粘米粉同放入锅内和匀，加入适量清水、白糖，煮糊。熟透后便可食用。

2.番薯松子粥

[作用] 健脑益智，健脾胃，润肠通便。适用于儿童肠燥便秘。

[组成、用量] 番薯 100 克，松子 20 克，甜粟米粒 50 克，小米 30 克，蜜糖 10 毫升。

[烹调、食法] 番薯去皮切块，小米浸泡 30 分钟，蜜糖备用。上料同放入锅内，加适量清水煲粥，粥成后，食时调入蜜糖。

3.蜂蜜冲牛奶

[作用] 滋阴，润肠，通便。

[组成、用量] 鲜牛奶 250 毫升，蜂蜜约 20 克。

[烹调、食法] 鲜牛奶煮沸后，待凉调入蜂蜜，便可食用。每日 1 次，如大便不通，可连服 2~3 次。

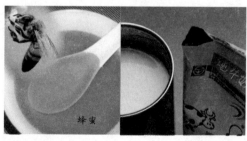

■ 蜂蜜冲牛奶

4.西洋参炖冰糖

[作用] 补气生津，通便，适用于气虚便秘。

[组成、用量] 西洋参 3~6 克，冰糖约 5 克。

[烹调、食法] 西洋参切薄片，与冰糖同放入盅内，加 60~100 毫升开水，炖 1 小时。饮参汤。

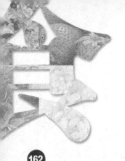

5.酸奶紫薯露

[作用] 润肠通便，帮助消化。

[组成、用量] 紫心番薯100克，酸奶200～250毫升。

[烹调、食法] 紫心番薯去皮，切小块，加适量清水煮熟，食时加入酸奶。

（三）便秘的预防

（1）注意饮食卫生，不偏食，食物要精粗结合、荤素搭配。热性便秘，多食新鲜蔬菜和水果。

（2）养成每天定时排便的习惯。

（3）早上空腹饮一杯淡盐水。

四、厌食

厌食是小儿时期一种常见的病症，表现为较长时间的食欲下降，不思饮食，甚至拒食。其主要原因是脾胃功能受损害。此症状亦常见于多种疾病的症候群中，或在病后出现。治疗时除按病因用药外，配以食疗，效果更好。

（一）厌食的饮食宜忌

宜：（1）注意饮食调节。饮食定时定量，不偏食。饭前不吃零食及甜品，必要时按"胃以喜为补"的方法，给患儿以喜爱的食物，以引起其食欲，诱导开胃。待食欲增进以后，再按照正常营养的需要，供给各种营养食品。

（2）厌食儿往往与缺锌有密切关系，必要时作锌元素的测定，如果缺锌，需要适当补充锌剂或食含锌量丰富的食物来治疗。可参考预防缺锌的饮食及调理篇。

忌：忌食肥腻滋滞食品，如肥肉、糯米饭等。

（二）辨证施食

按不同病因、症状，选用食疗方。

〈一〉胃阴不足

不思饮食或知饥而少食，口干多饮，形体消瘦，大便干结等症状，可选用下列各方。

1.沙参玉竹猪肚汤

[作用] 养胃阴，生津。

[组成、用量] 沙参15克，玉竹25克，猪肚约200克，蜜枣2枚。

[烹调、食法] 猪肚洗净，飞水，切小块，与沙参、玉竹、蜜枣同放入锅内，加适量清水，武火煮沸，转文火煲2小时，以盐调味，便可食用。

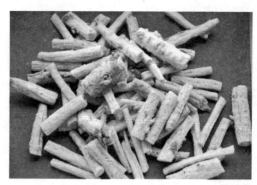

■ 沙参

注意：感冒时不宜食。

2.西洋参红枣炖瘦肉

[作用] 滋养胃阴，益气生津，促进饮食。

[组成、用量] 西洋参5克，红枣3枚，猪瘦肉20克。

[烹调、食法] 西洋参切片，红枣切开去核，猪瘦肉切片，同放入炖盅内，加开水75～120毫升，炖1～2小时。饮参汤，不吃渣。

3.燕窝炖瘦肉

[作用] 滋养肺胃阴，补脾开胃。

[组成、用量] 燕窝5克，猪瘦肉30克 。

[烹调、食法] 燕窝浸泡4小时，拣去杂质，猪瘦肉切片，同放入参盅内，加100～120毫升开水，隔水炖1～2小时，便可食用。

4.蚝豉瘦肉汤

[作用] 益精养血，开胃佐膳。蚝豉含锌量较高，对小儿缺锌厌食症，可作辅助治疗。

[组成、用量] 蚝豉30克，马蹄50克，猪瘦肉150克。

[烹调、食法] 蚝豉浸泡，猪瘦肉切块，飞水，马蹄去皮拍裂。同放入锅中加适量清水，武火煮沸，转文火煲1～2小时，以盐调味，便可食用。

5.夜香牛蜜枣粥

[作用] 清热平肝，开胃消积。

[组成、用量] 夜香牛30克，蜜枣3枚，大米30克。

[烹调、食法] 夜香牛洗净，用纱布袋装好，与蜜枣、大米同放入锅内，加适量清水煲粥。粥煲好后，取出夜香牛，粥可代饭吃。

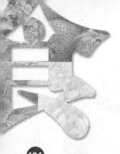

儿童食疗

〈二〉脾不健运

不思饮食或拒食，面色不润泽，形体消瘦，大便溏烂或有不消化物等症状，可选用下列各方。

1.清炖瘦肉汁

[作用] 益气养血，健脾开胃。治病后体虚，身体瘦弱，食欲不振。

[组成、用量] 猪瘦肉100克，旧陈皮2克。

[烹调、食法] 猪瘦肉剁烂，与陈皮同放入瓦盅内，加温开水约250毫升，浸泡30分钟。隔水炖1小时，以盐调味，饮肉汁。

2.参术猪肚汤

[作用] 益气，健脾，开胃。用于小儿脾虚，食欲不振。

[组成、用量] 党参10克，白术6克，云苓12克，猪肚约200克，大枣3枚。

[烹调、食法] 猪肚洗净飞水，大枣去核，与党参、云苓、白术同放入锅内，加适量清水，武火煮沸，转文火煲1～2小时，饮汤食猪肚。

3.陈皮牛肉汁

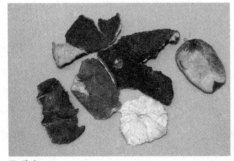

■ 陈皮

[作用] 行气健脾，开胃。用于儿童脾虚，胃纳欠佳，口不干渴。

[组成、用量] 牛肉100克，陈皮2克。

[烹调、食法] 牛肉切碎剁烂，与陈皮同放入炖盅内，加适量开水，隔水炖1小时。以盐调味，饮牛肉汁。

4.羊肚菌瘦肉汤

[作用] 健脾开胃，消积滞，化痰。用于脾胃虚弱、消化不良、食欲不振之儿童，并能增强身体免疫力。

[组成、用量] 羊肚菌15克，麦芽15克，瘦肉100克，蜜枣1枚。

[烹调、食法] 羊肚菌用清水浸泡10分钟，洗净，瘦肉飞水。上料同放入锅内，加适量清水，武火煮沸，转文火煲1小时，以盐调味，便可食用。

5.谷麦芽鸭肾汤

[作用] 健脾开胃，助消化。对脾虚食欲不振或厌食之小儿，尤为适宜。

[组成、用量] 谷芽20克，麦芽20克，鲜鸭肾1个，蜜枣2枚。

[**烹调、食法**] 鲜鸭肾剖开，撕下鸭内金，去污物洗净。上料同放入锅内，加适量清水煲1小时。分1~2次饮汤。

6.谷麦芽水炖红参

[**作用**] 补脾益气，健胃，增进食欲。

[**组成、用量**] 谷芽12克，麦芽12克，大枣2枚，红参5克。

[**烹调、食法**] 红参切片，大枣去核。先将谷芽、麦芽、大枣用清水1碗半，慢火煎半碗（约100毫升），去渣后与参片同放入炖盅内隔水炖1小时，便可饮用。

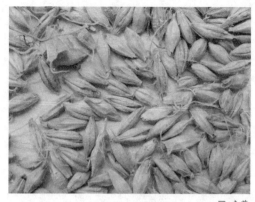

■ 麦芽

7.姜汁制黑枣

[**作用**] 补中益气，健脾开胃，治小儿脾胃虚弱，食少。

[**烹调、食法**] 黑枣100克，去核，洒入少量姜汁，拌匀，在饭面上蒸过。每日食3~5枚，作水果，能增进食欲。

五、口疮

口疮是指口腔黏膜上出现如绿豆大小般的黄白色溃疡点。常见于口腔内唇、齿龈、舌面、舌边、两颊、上腭等处黏膜上，局部灼痛，常影响吞咽及进食。其原因多由于心脾积热或虚火上炎所致。治疗上以滋阴降火或清心泻火为主。按此治则，辅以食疗，效果显著。

（一）口疮的饮食宜忌

宜：膳食宜清淡，宜进食营养丰富的流质或半流质食物。含维生素C丰富的果汁，如雪梨汁、西瓜汁、番茄汁等。

忌：忌食辛辣、燥热食品，如蒜、辣椒、煎炸肉类和过咸、过酸食物，以免刺激口腔黏膜。

（二）辨证施食

按不同病因、症状，选用食疗方。

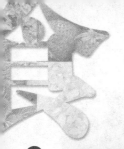

〈一〉虚火上炎

热病后伤阴，虚火上炎所致口疮，宜食清润滋阴降火食品。

1.二冬汤

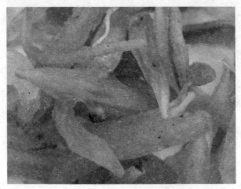

■ 天冬

[作用] 滋阴润燥，生津降火，清肠通便。

[组成、用量] 天冬10克，麦冬10克，玄参12克，罗汉果1/4个。

[烹调、食法] 上料同放入锅内，加清水2碗，煮成大半碗，便可饮用。

2.红萝卜煲冰糖

[作用] 养阴清热，润燥生津。能促进溃疡点愈合。

[组成、用量] 红萝卜200克，冰糖适量。

[烹调、食法] 红萝卜切片，与冰糖同放入锅内，加适量清水，武火煮沸，转文火煲1小时，约煎成2碗。代茶喝，同时可食红萝卜。每天1次，连服2~3天。

3.淮山煲冰糖

[作用] 滋阴益气，促进溃疡点愈合。

[组成、用量] 河南淮山50克，冰糖适量。

[烹调、食法] 河南淮山浸泡30分钟，与冰糖同放入锅内，加适量清水，武火煮沸，转文火煲1小时，煎成1碗半，徐徐饮之。每天1次，连服2~3天。

4.蚝豉皮蛋咸瘦肉粥

[作用] 滋阴降火。

[组成、用量] 蚝豉30克，皮蛋1只，咸猪瘦肉100克，大米50克。

[烹调、食法] 蚝豉浸泡切片，皮蛋去壳切块，咸猪瘦肉飞水，与大米同放入锅内，加适量清水煲粥。可代饭吃。

5.鲫鱼豆腐汤

[作用] 健胃，清热，降火。

[组成、用量] 鲫鱼1尾（约150克），豆腐2块（约100克），生石膏25克。

[烹调、食法] 鲫鱼宰好洗净，放入铁锅中用少许油煎至淡黄色。上料同放入锅内，加适量清水，煲1小时，约煎成1碗，以少许盐调味，饮汤。

〈二〉 心脾积热

宜食清热泻火食品。

1.生石膏煲豆腐

[作用] 清热降火。

[组成、用量] 生石膏 20～30 克，豆腐 2块(约100克)，咸鱼头30克。

[烹调、食法] 上三味放入砂锅中，加适量清水煲1小时，约煎成1碗。徐徐饮之。

2.西瓜汁

[作用] 清热泻火。

[用量、食法] 西瓜500克。榨汁，将西瓜汁含于口中1～2分钟，徐徐咽下。反复多次。

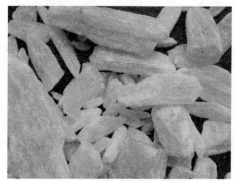

■ 生石膏

〈三〉 肺胃热

宜清热润肺。

马蹄雪梨粥

[作用] 清心润肺，清胃热，消滞，通利大小二便，治小儿烦躁，口舌生疮，口干、小便短黄。

[组成、用量] 马蹄150克，雪梨2个，大米50克。

[烹调、食法] 马蹄去皮拍裂，雪梨去皮去心，切大块，大米洗净。锅内注入适量清水，煮沸后加入上料煲粥，粥成后加入少许盐或白糖调味，或淡食。

（三） 口疮外治法

(1) 双料喉风散喷患处，每日3次。

(2) 维生素E搽患处，每日3～4次。

(3) 含服蜜糖或用蜜糖搽患处，每日3～4次。

（四） 口疮的预防

(1) 婴幼儿的奶瓶、餐具，宜每日消毒。

(2) 注意口腔清洁。

(3) 保持大便通畅。

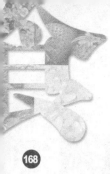

六、疳证

疳证也称疳积。疳证主要由于脾胃虚损、运化失宜，导致消化吸收功能障碍，形体瘦弱。轻者食欲不振，精神疲倦，逐渐消瘦，易哭易怒，烦躁，口干，夜睡不宁，腹部胀满，大便不调；重则精神萎靡，毛发焦枯，肌肤干瘦，不思饮食，烦躁哭闹无常，腹部胀大，青筋暴露等。其症情复杂，寒热互见，虚实并存。故治疗上或消或补或消补兼施，按具体病情而定。如适当配合食疗，可减轻症状和促进病体康复。

（一）疳证的饮食宜忌

宜：注意饮食调节，不宜过饥过饱，食物多样化，荤素结合。选择易于消化、营养丰富的食品，如牛奶、燕麦片、淮山莲子粥。先少食多餐，待症情好转，逐渐转为定时定量。不偏食。

忌：忌食辛燥肥滞、煎炒、刺激性及坚硬不易消化食品，如煎炸肉类，冰冻饮品。

（二）辨证施食

按不同病因、症状，选用食疗方。

〈一〉清热平肝、消积开胃

适用于小儿疳瘦、烦躁、易怒、不思饮食。

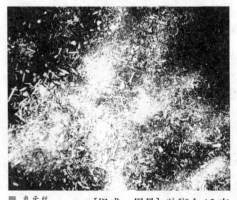

■ 象牙丝

1.谷麦芽象牙丝猪横脷汤

[作用] 清热平肝，开胃消积。

[组成、用量] 谷芽15克，麦芽15克，象牙丝10克，白芍6克，猪横脷1条。

[烹调、食法] 猪横脷飞水。上料同放入锅内，加适量清水，武火煮沸，转文火煲1小时，约煎成1碗，分2次饮用。

2.独脚金煲鸭肾

[作用] 清热，除烦，消积，开胃。

[组成、用量] 独脚金12克，麦冬6克，鸭肾1个，蜜枣2枚。

[烹调、食法] 鸭肾剖开，撕下鸭内金去污物洗净，上四味用清水2碗半，煎成半碗，饮汤。每天或隔天1次，可连服5~7天。

3.独脚金牛肚粥

[作用] 清肝热，除烦躁，健脾胃，消积，对肝火烦躁、消化不良的小儿，尤为适宜。

[组成、用量] 独脚金（干品）15 克，牛金钱肚 150 克，大米 50 克，蜜枣 2 枚。

[烹调、 食法] 独脚金洗净放入纱布袋中，金钱肚洗净，切块，飞水，大米浸泡 30 分钟。上料同放入锅内，加适量清水煲粥，粥成后，取出纱布袋，以盐调味，便可食用。

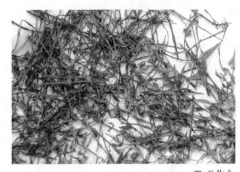

■ 独脚金

〈二〉健脾补虚、益胃消积

适用于面黄神倦，体虚瘦弱，食欲不振，烦躁不安者。

1.羊肚菌瘦肉汤

[作用] 健脾开胃，消积滞，化痰。用于脾胃虚弱、消化不良、食欲不振之小儿，并能增强身体免疫力。

[组成、用量] 羊肚菌 15 克，麦芽 15 克，猪瘦肉 100 克，蜜枣 1 枚。

[烹调、食法] 羊肚菌用清水浸 10 分钟，洗净，猪瘦肉飞水。上料同放入锅内，加适量清水，武火煮沸，转文火煲 1 小时，以盐调味，便可食用。

2. 田鸡粥

[作用] 健脾胃，消积滞，助消化，增进食欲。用于小儿烦躁，食欲不振，大便烂。

[组成、用量] 田鸡（青蛙）3～4 只，莲子 20 克，芡实 20 克，炒扁豆 20 克，大米 50 克。

[烹调、食法] 田鸡宰净（去头、皮、爪、内脏），莲子、芡实、扁豆、大米浸泡 30 分钟。上料同放入锅内，加适量清水，煲粥，粥成后，以盐调味，便可食用。

3.太子参麦冬汤

[作用] 健脾开胃，去疳积、除烦躁。

[组成、用量] 太子参 10 克，麦冬 8 克，白芍 6 克，猪瘦肉 100 克，蜜枣 1 枚。

[烹调、食法] 猪瘦肉飞水，上料同放锅内加适量清水，武火煮沸，转文火煲 1 小时，便可食用。

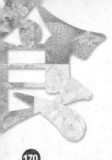

七、胃痛

胃痛又称胃脘痛，以上腹胃脘部靠近心窝处经常发生疼痛为主症，痛时可牵连肋背，或兼恶心，呕吐，嗳气吐酸，胃口欠佳，大便烂或秘结。严重者有呕血，便血。过去认为儿童较少有胃痛，胃炎或胃、十二指肠溃疡，近年来通过临床及纤维镜对儿童胃病检查，发现患胃炎，胃、十二指肠溃疡的病例不断增加，这与儿童喜食零食和学习压力大、精神紧张有关，零食中不易消化物和各种添加剂易损伤胃肠黏膜；儿童学习压力大，精神高度紧张，会造成胃肠功能紊乱、内分泌失调，导致胃肠溃疡病发生，因此应及时注意预防和治疗。

儿童胃脘痛常见的病因，大致可分为三类：一为饮食所伤；二是肝热；三是脾胃虚弱。治疗宜用消食导滞，疏肝行气，清热和中，益胃健脾的药物外，饮食调理，十分重要。

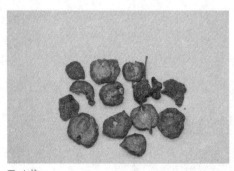

■ 山楂

（一）胃痛的饮食宜忌

宜：(1) 饮食宜定时定量，不要过饱或过饥。

(2) 宜食容易消化的软饭或汤面，常嗳气吐酸者，宜食碱水面，饥饿感明显时可即食适量的苏打饼，胃酸多者可食皮蛋或咸苏打饼。

(3) 胃寒痛者宜食温中散寒的食物，如胡椒蛋汤、姜蛋汤。

(4) 食积伤胃疼痛，宜食消滞的山楂、麦芽、萝卜、杨桃、熟木瓜等。

忌：(1) 忌暴饮暴食。

(2) 忌食酸辣、过冷、过热及刺激性的食物，如酒、浓茶、辣椒。

(3) 忌食太油腻和滞气的食物，如芋头、榄角。

(4) 忌食坚硬不易消化的食物。

(5) 胃酸过多者，不宜食酸性食物和具有促进胃酸分泌的红薯、泡菜等。

（二）辨证施食

按不同病因、症状，选用食疗方。

1. 胡椒蛋汤

[作用] 温中散寒，暖胃止痛。

[组成、用量] 鸡蛋1只，白胡椒8~12粒。

[烹调、食法] 胡椒粒打粉碎，鸡蛋在铁锅中煎至黄色，加入胡椒碎粒，加入适量开水，慢火滚10分钟，以少许盐调味，便可食用。

2. 姜蛋汤

[作用] 祛风散寒，温胃止痛。

[组成、用量] 鸡蛋1只，生姜2~3片。

[烹调、食法] 生姜切细丝。鸡蛋在铁锅内煎至淡黄色，同时放入姜丝，加适量开水，慢火煮5分钟，以少许盐调味，便可食用。

3. 胡椒猪肚汤

[作用] 温中散寒，补气健胃，治胃寒痛。

[组成、用量] 猪肚1个，白胡椒20~30粒。

[烹调、食法] 猪肚洗净，飞水，将胡椒粒放入猪肚内，然后放入锅中，加适量清水，武火煮沸，转文火煲2小时，以盐调味，饮汤食猪肚。胡椒粒可不食，或留作次日拌其他食物一同食。

4. 山楂麦芽鸭肾汤

[作用] 消食导滞，疏肝气和胃。

[组成、用量] 山楂10克，麦芽15克，谷芽15克，鸭肾1个，蜜枣2枚。

[烹调、食法] 鸭肾切开洗净，撕下鸭内金洗净。上料同放入锅内，加适量清水，武火煮沸，转文火煲1小时，以少许盐调味，便可食用。

5. 佛手瘦肉汤

[作用] 疏肝行气，健胃止痛。

[组成、用量] 佛手10克，川扑花10克，延胡5克，猪瘦肉100克。

[烹调、食法] 猪瘦肉切块飞水。上四味同放入锅内，加清水3碗半，煎成大半碗，分2次饮。

6. 淮莲猪肚汤

[作用] 健脾和中，开胃助消化。

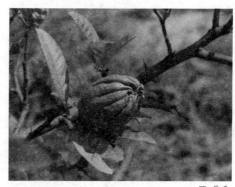
■ 佛手

[组成、用量] 猪肚1/2个，河南淮山30克，莲子30克，陈皮3克。

[烹调、食法] 猪肚洗净，飞水，上料同放入锅内，加适量清水，武火煮沸，转文火煲2小时，以盐调味，便可食用。

7.蛋花汤（民间验方）

[作用] 健胃，中和胃酸，止胃酸多胃痛。

[组成、用量] 鸡蛋1只。

[烹调、食法] 鸡蛋打匀，冲入半碗开水。不加盐糖，淡食。

8.阿胶炖瘦肉

[作用] 暖胃和中，止血，治胃出血。

[组成、用量] 阿胶10克，猪瘦肉30克。

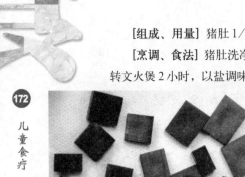

■ 阿胶

[烹调、食法] 猪瘦肉切片，与阿胶同放入炖盅或碗内，加开水约150毫升，隔水炖1小时，以少许盐调味，便可食用。

9.草果春砂仁煲猪肚（民间验方）

[作用] 行气健胃，和中止痛。治脾胃虚寒引起的胃脘胀痛，嗳气频频。

[组成、用量] 草果2粒，春砂仁5粒，猪肚半个。

[烹调、食法] 猪肚洗净，飞水。上料同放入锅内加适量清水，武火煮沸，转文火煲2小时，以盐调味，便可食用。

第三节　传染性疾病

一、麻疹

麻疹是由麻疹病毒引起的小儿期常见的发疹性传染病(近年来普及麻疹疫苗接种，有效地控制流行，发病率显著下降)。其病程一般分为疹前期、出疹期、疹回期三个阶段。疹前期主要症状为发热、咳嗽、眼睑红赤、泪水汪汪；2～3天后，皮肤出现红疹，即转入出疹期，此期发热高，咳嗽剧，红疹自头面、颈部、胸腹至四肢；疹点出齐后转入疹回期，此时发热渐退，咳嗽减轻，疹点依次消失，皮肤呈糠麸状脱屑，并有色素沉着。其治疗方法，疹前期以辛凉透疹；出疹期以清热解毒、佐以透疹；疹回期宜甘凉养阴，清解余热。在此过程中，如配合食疗，能起到更好的协同作用，促进康复。

（一）麻疹的饮食宜忌

宜：饮食宜吃清淡、容易消化的流质或半流质食物，注意多饮开水。出疹期可饮红萝卜马蹄水，白茅根竹蔗水，白粥，淡牛奶。疹回期甘凉养阴，可食牛奶，咸瘦肉粥，瘦肉苹果蜜枣汤。

忌：忌食滋滞、油腻、辛燥、酸涩、温补食品，如辣椒、煎炸肉类、虾蟹、鹅鸭等。

（二）辨证施食

按不同出疹症期、症状，选用食疗方。

〈一〉疹前期的食疗方

麻疹初起宜辛凉透疹。

1.芫荽煮水外洗

[作用] 辛凉透疹。

[组成、用量] 芫荽150克，米酒约100毫升。

[烹调、食法] 芫荽洗净，加适量清水，煲滚数分钟后加米酒，再煮片刻，倒在盆中熏洗头面及四肢。

2.芫荽红萝卜马蹄水

[作用] 清热透疹。

[组成、用量] 芫荽30克，红萝卜250克，马蹄250克。

[烹调、食法] 红萝卜切片，马蹄去皮切片，加适量清水煲1小时，再加入芫荽煮片刻，约煎成1碗半，代茶饮用。

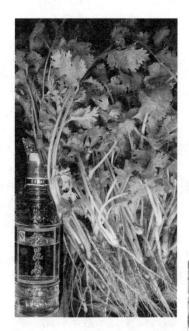

■ 芫荽

〈二〉出疹期的食疗方

宜清热解毒，佐以透疹。

1.红萝卜马蹄粥

[作用] 清热透疹，消食。

[组成、用量] 红萝卜150克，马蹄250克，大米50克。

[烹调、食法] 红萝卜切片，马蹄去皮拍裂，大米洗净。锅内注入适量清水煮沸后，加入上料煲粥，粥成后以少量盐或糖调味，可代饭吃，婴儿吃粥水。

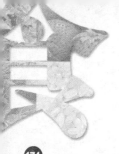

2.白茅根竹蔗水

[作用] 清热，凉血，生津。

[组成、用量] 白茅根 25 克，竹蔗 500 克。

[烹调、食法] 竹蔗切段切片，与白茅根同放锅内，加适量清水，武火煮沸，转文火煲 2 小时，约煎成 3 碗，分次代茶饮。

3.老粉葛汤

[作用] 清热除烦。

[组成、用量] 粉葛 500 克，蜜枣 2 枚。

[烹调、食法] 粉葛去皮切片，加适量清水，武火煮沸，转文火煲 2 小时，约煎成 2 碗，代茶饮用。

〈三〉疹回期的食疗方

宜甘凉养阴，清解余热。

1.雪梨煲川贝

[作用] 清热生津，化痰止咳。

[组成、用量] 雪梨 2 个，川贝 6 克。

[烹调、食法] 雪梨去皮去心，切片，川贝打碎，用清水 2 碗半，慢火煎至 1 碗，便可食用。雪梨、川贝均可吃。

2.膨鱼鳃粥

[作用] 清解麻毒。

[组成、用量] 膨鱼鳃 20 克，咸瘦肉 100 克，大米 25 克。

[烹调、食法] 上三味加适量清水煲粥，粥成后淡吃或以盐调味吃。可连吃 2~3 天。

3.象牙丝蜜枣瘦肉汤

[作用] 清热，除烦，开胃。

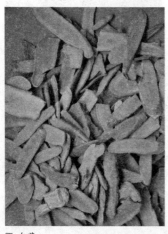

■ 白芍

[组成、用量] 象牙丝 10 克，白芍 6 克，蜜枣 2 枚，猪瘦肉 100 克。

[烹调、食法] 猪瘦肉飞水，上四味加清水 3 碗，慢火煎成大半碗，便可饮用。

二、水痘

水痘是由水痘病毒引起的急性传染病。其临床特征为：发热，或不发热，皮肤分批出现斑丘疹、疱疹、结痂。其疹演变快，在病变同一部位可见各期皮疹。

疱疹形态如豆，色泽明净如水泡，故名水痘。治法宜疏风清热，解毒去湿。轻者可用食疗调理，重者则药治与食疗并用。

（一）水痘的饮食宜忌

宜：饮食宜清淡、容易消化的半流质食物，如白粥、牛奶、咸瘦肉粥。

忌：忌食滋腻、肥滞、辛燥食品，如煎炸肉类、虾、鹅鸭等。忌用芫荽煎水内服或外洗。

（二）辨证施食

按不同症状，选用食疗方。

1.红萝卜马蹄水

[作用] 清热，利水。

[组成、用量] 红萝卜150克，马蹄250克。

[烹调、食法] 红萝卜洗净切片，马蹄去皮拍裂，加适量清水，慢火煲1小时，约煎成1碗半，代茶饮用。

2.绿豆薏苡仁粥

[作用] 清解热毒，去湿利尿。

[组成、用量] 绿豆50克，生薏苡仁25克，大米30克。

[烹调、食法] 上三味洗净，浸泡30分钟，锅内加适量清水煲粥。粥成后以糖或盐调味，便可食用。

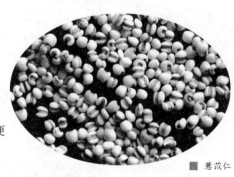

■ 薏苡仁

3.白茅根竹蔗水

[作用] 清热，凉血，生津，利水。

[组成、用量] 白茅根25克（干品，鲜茅根50克），竹蔗750克。

[烹调、食法] 白茅根洗净，竹蔗洗净切段切片，同放入锅内，加适量清水，武火煮沸，转文火煲1～2小时，约煎成3碗，分次代茶饮。

4.咸瘦肉粥

[作用] 清热开胃。

[组成、用量] 咸猪瘦肉100克（即鲜瘦肉用盐腌4～24小时），大米50克。

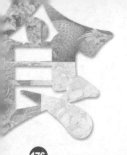
[烹调、食法] 上两味同放入锅内，加适量清水煲粥，粥成后，可代饭吃。

5.膨鱼鳃瘦肉粥

[作用] 清热解毒，开胃、增进食欲，解水痘毒。

[组成、用量] 膨鱼鳃20克，猪瘦肉100克，大米30克。

[烹调、食法] 膨鱼鳃以淡盐水浸洗。猪瘦肉飞水，大米浸泡30分钟。上料同放入锅内，加适量清水煲粥，粥成后，以盐调味，便可食用。

三、腮腺炎（痄腮）

痄腮是由腮腺炎病毒引起的急性传染病。临床表现以发热、耳垂下腮部漫肿、疼痛为特征。治疗宜疏风清热，消肿散结。轻者局部用药外敷（可用青黛粉开白醋或六神丸开水外搽）并配合食疗调理，重症须及时辨证用药，并可配用食疗。

注意：腮腺炎一周后，易并发睾丸炎，要及时治疗。

（一）腮腺炎的饮食宜忌

宜:饮食宜清淡，宜食容易消化的流质或半流质食物，如白粥、牛奶、燕麦片、咸瘦肉粥。

忌:忌食酸辣、辛燥、滋腻、肥滞食品，如煎炸肉类。忌食发物，如公鸡、鲤鱼、鹅、猪头肉等。忌食酸性食物。

（二）辨证施食

按不同症状，选用食疗方。

1.板蓝根红糖水

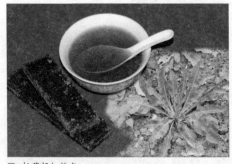

[作用] 清热，解毒。适用于腮腺炎初期患者。

[组成、用量] 板蓝根20克，红糖20克。

[烹调、食法] 上两味用清水两碗半，慢火煎成1碗，分两次饮用。

2.膨鱼鳃咸瘦肉粥

[作用] 清热解毒，开胃增进食欲。减轻腮腺肿痛。

■ 板蓝根红糖水

[组成、用量] 膨鱼鳃20克，咸瘦肉100克，大米30克。

[烹调、食法] 膨鱼鳃以淡盐水浸洗。咸瘦肉切块飞水，大米浸泡30分钟。上料同放入锅内，加适量清水煲粥，粥成后，以盐调味，便可食用。

3.海麻雀雪梨瘦肉汤

[作用] 滋阴，清热消肿，软坚散结。减轻腮腺及淋巴结肿痛。

[组成、用量] 海麻雀8～10克，雪梨1～2个，夏枯草10克，瘦肉100克。

[烹调、食法] 海麻雀打碎，淡盐水浸洗。雪梨去皮去心，切块，瘦肉飞水。上料同放入锅内，加适量清水，武火煮沸，转文火煲1小时，分2次饮。

4.蚝豉煲豆腐

[作用] 清热降火，解毒消肿。

[组成、用量] 蚝豉20克，豆腐2块(约100克)，咸橄榄3～5个。

[烹调、食法] 蚝豉浸透切片，与豆腐、咸橄榄同放入锅内，以3碗清水慢火煎成1碗，分2次饮。

5.红萝卜马蹄水

[作用] 清热，解毒，消腮腺肿痛。

[组成、用量] 红萝卜250克，马蹄250克。

[烹调、食法] 红萝卜去皮洗净切块，马蹄去皮拍裂，同放入锅内，加适量清水，慢火煲1小时，代茶饮。

6.猫爪草风栗壳煲瘦肉

[作用] 清热，解毒，软坚散结。消腮腺肿及淋巴腺肿。

[组成、用量] 猫爪草10克，风栗壳10克，夏枯草12克，猪瘦肉100克，蜜枣1枚。

[烹调、食法] 猪瘦肉飞水，上料同放入锅内，加适量清水，煮沸后，慢火煲1小时，约煎成1碗，分两次饮。

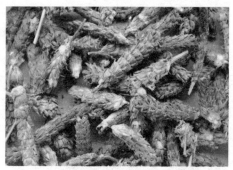

■ 夏枯草

四、非典型肺炎 (SARS)

传染性非典型肺炎，目前病因尚未明确（有学说云冠状病毒感染），其发病急重，传染力强，热毒症状明显，临床表现为发热重，伴咳嗽胸痛，头痛，关节

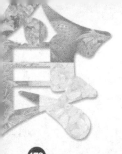

肌肉酸痛，乏力；严重者出现气促或明显的呼吸窘迫综合征。舌苔厚腻。此病属中医的"湿热疫"范畴。因其来势凶猛，必须及早预防。预防措施如下：

〈一〉注意环境卫生

（1）生活、工作、居住环境，保持空气清新流通，勤开窗门，空调设备经常清洗隔尘网，保持良好性能。

（2）室内消毒：①用白醋熏蒸，一间10平方米房用60～80毫升白醋。文火煮熏，酸化空气。15～30分钟后，开窗通风。②用苍术、黄柏点燃气熏，净化空气。用苍术、黄柏各30克，加90%酒精点燃，发出的气味，能使湿浊空气净化。上两种方法，有一定预防作用。

〈二〉重视个人卫生

（1）勤洗手，饭前饭后，便前便后，吃药之前，接触过鼻涕痰液等污物，外出工作、运动、购物回家等，一定要用肥皂、流动水洗手。

（2）尽量避免到空气不流通或人多拥挤的公共场所活动。

（3）提高抗"非典"的抗病能力，《黄帝内经》中指出："邪之所凑,其气必虚。"提高身体素质，增强机体抗病能力是预防疾病的关键,故在日常生活中，要生活规律，定时作息，避免过度疲劳，戒烟限酒，加强体育锻炼，适当使用食疗方，去除体内热毒痰湿之邪，使正气强盛，邪不易侵。提高身体免疫力，便能起到良好的预防作用。

（一）非典型肺炎的饮食宜忌

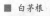

宜：饮食宜清淡，宜食流质或半流质食物，如葛粉糊，藕粉糊，马蹄粉糊，白粥，咸瘦肉粥，素汤面。

忌：忌食酸辣、辛辣、滋腻、肥滞、煎炸食品、巧克力糖等。忌食虾、蟹、鹅、狗肉、猪头肉。

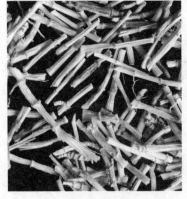

（二）辨证施食

按不同病因，症状选用食疗方。

1. 白茅根竹蔗百合汤

[作用] 清热解毒，养肺润燥，适用于"非典"发热期干咳少痰，亦可用于健康人群预防"非典"时日常

饮用。

[组成、用量] 鲜白茅根100克(干品50克)，竹蔗500克，鲜百合100克（干品40克），红萝卜250克，马蹄250克，罗汉果1个。

[烹调、食法] 白茅根洗净，竹蔗去皮切段再切片，马蹄去皮拍裂，红萝卜切块。上料同放入锅内，加适量清水，武火煮沸转文火煲1小时，分多次代茶饮。

2.绿豆臭草糖水

[作用] 清热解毒，凉血，用于"非典"发热期口干尿少，亦可用于健康人群预防"非典"时日常饮用。

[组成、用量] 绿豆50克，鲜臭草30克，红糖适量。

[烹调、食法] 绿豆、臭草洗净，同放入砂锅内，加适量清水，武火煮沸，转文火煲1小时，加入红糖调味，便可食用。

注意：臭草在生草药店有售。

3.粉葛生薏苡仁汤

[作用] 清热解肌，生津止渴，用于"非典"发热期肌肉、关节酸痛，口干。

[组成、用量] 老粉葛750克，生薏苡仁30克，赤小豆30克。

[烹调、食法] 粉葛去皮切片，上料放入锅内，加适量清水，武火煮沸，转文火煲2小时，煎成2~3碗，分次代茶饮。

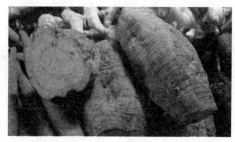

■ 粉葛

4.马蹄雪梨粥

[作用] 清心润肺，清肺胃热滞，通利二便，用于"非典"发热，干咳少痰，二便不畅。

[组成、用量] 马蹄250克，雪梨2个，大米50克。

[烹调、食法] 马蹄洗净，去皮拍裂，雪梨去皮去心，切大块，大米洗净。锅内注入适量清水，煮沸后加入上料煲粥，粥成后，宜多饮粥浆，少吃渣。

5.鱼腥草煲猪肺

[作用] 清热、化痰、止咳，用于"非典"发热、咳嗽、痰黄稠。

[组成、用量] 鱼腥草30克，猪肺半个（约300克），罗汉果1/2个。

[烹调、食法] 鱼腥草洗净，猪肺冲洗干净切块，在铁锅中炒透，再用清水

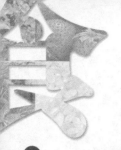

漂洗,滤干水。上料同放入锅内,加适量清水,武火煮沸,转文火煲1～2小时,以少许盐调味,便可饮用。

6. 西洋参石斛瘦肉汤

[作用] 益气养阴,生津,活血祛瘀,清解余邪,用于"非典"恢复期,气短乏力。

[组成、用量] 西洋参6克,金石斛12克,丹参10克,猪瘦肉150克,无花果4粒。

[烹调、食法] 西洋参切片,金石斛浸泡12小时,丹参用清水浸泡30分钟,猪瘦肉飞水。上料同放入锅内加适量清水,武火煮沸转文火煲1小时,分2次饮用。

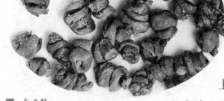

■ 金石斛

7. 苹果玉竹猪腱汤

[作用] 养阴益气,清润肺燥,健胃生津,用于"非典"恢复期调理身体。

[组成、用量] 苹果2个,玉竹30克,百合30克,猪腱肉150克,蜜枣1枚。

[烹调、食法] 苹果去皮去心,切块,猪腱切大块,飞水。上料同放入锅内,加适量清水,武火煮沸,转文火煲1小时,以少许盐调味,便可饮用。

8. 淮莲炖水鱼

[作用] 益肺健脾,滋阴强壮。用于"非典"恢复期调理身体。

[组成、用量] 河南淮山20克,莲子30克,桂圆肉10克,水鱼1只(约500克),瘦肉150克,生姜2片。

[烹调、食法] 河南淮山、莲子浸泡30分钟,水鱼宰好洗净,飞水,瘦肉切大块飞水。上料同放入炖盅内加适量开水,隔水炖2～3小时,以盐调味,便可食用。亦可用电子炖盅炖。

9. 黄耳腰果瘦肉汤

[作用] 补益肺气,润肺化痰,滋养强壮,增强肺脾肾功能,肺虚体弱者可常食。用于"非典"恢复期调理身体。

[组成、用量] 黄耳(金耳)10克,腰果30克,百合20克,莲子20克,核桃20克,无花果6粒(糖制无花果2粒),猪瘦肉150克。

[烹调、食法] 黄耳用清水浸泡10～12小时,切去硬实蒂部撕成小朵,瘦肉切块飞水。上料同放入锅内,加适量清水,武火煮沸,转文火煲1～2小时,以少

许盐调味，便可食用。

五、人禽流感

禽流感是禽流行性感冒的简称，禽流感病毒可分为高致病性、低致病性和非致病性三类。高致病性禽流感病毒可直接感染人类。

人感染高致病性禽流感病毒（H5N1）后，起病急，早期表现类似普通型感冒，主要表现为发热，体温多在39℃以上，伴有鼻塞、流涕、头痛、咽痛、咳嗽、肌肉酸痛和全身不适。部分患者可有恶心，腹痛，腹泻，大便呈稀水样。危重病者出现肺炎，急性呼吸窘迫综合征，甚至死亡。

由于人禽流感来势急猛，死亡率高，必须及早预防。早发现，早隔离、早治疗，使用抗病毒的中、西药物并配合食疗，绝大部分患者能康复出院。这里着重介绍预防措施和饮食疗法。

预防措施：

（1）提高人群抗病能力，增强身体素质，多进行体育锻炼。尤其是老人、儿童、体弱者更应注意防范。

（2）注意个人卫生，平时养成良好的生活习惯，生活作息规律，劳逸适当，避免过劳，戒烟限酒，勤洗手，若发热及有呼吸道症状，应戴上口罩。

（3）重视饮食卫生，餐饮用具要消毒，不吃生食物或半熟食物，不吃未煮熟的禽肉、蛋，不宜食白切鸡。

（4）搞好厨房清洁卫生，排水道要通畅，生、熟砧板要分开，储存的食物要生熟分开。

（5）保持室内空气流通，经常开窗换气或使用抽气扇换气。

（6）发现疫情时，尽量避免与禽类接触，如鸡、鸭等家禽及鸟类。尤其是儿童，更应避免与家禽和野禽接触。

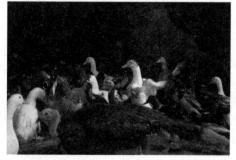

■ 鸡鸭

（一）人禽流感的饮食宜忌

宜：饮食宜清淡，进食容易消化的流质或半流质食物，如白粥、燕麦片、素汤面、咸瘦肉粥。宜多饮水。宜多喝含维生素C丰富的果汁，如西瓜汁、奇异果汁等。

忌:忌食酸辣、辛辣、滋腻、肥滞、煎炸食品,如煎炸鸡、肉类。忌食虾、蟹、鹅、狗肉、猪头肉。

(二) 辨证施食

按不同病因、症状,选用食疗方。

1.蝉衣炖冬瓜

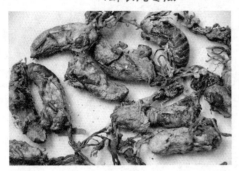

■ 蝉衣

[作用] 消暑退热,除烦渴。用于发热不退,口干口苦。

[组成、用量] 冬瓜750克,蝉衣10克。

[烹调、食法] 冬瓜连皮切薄片,蝉衣洗净。炖时先将蝉衣放入炖盅底部,冬瓜放在蝉衣上面,加500毫升开水。炖2小时,倒出原汁分多次饮。(最好用电子炖盅)

2.葛粉糊

[作用] 解肌发表,清热除烦,生津,止泻痢。用于发热腹泻。

[组成、用量] 葛粉25克,白糖适量。

[烹调、食法] 葛粉先用小量清水调匀。锅内加入清水1碗(约250毫升),加入白糖煮溶化,调入葛粉浆,煮熟成稠糊,便可食用。

3.板蓝根夏枯草茶

[作用] 清热解毒,消炎利水。用于发热口干,亦可用于健康人群作预防人禽流感时饮用。

[组成、用量] 板蓝根15克,夏枯草12克,银花10克,蜜糖10克。

[烹调、食法] 上三味药用清水两碗半,慢火煎成大半碗,倒出药汁,调入蜜糖,便可服用。

4.白菜干扁豆薏苡仁粥

[作用] 清热消滞,利尿止泻。用于发热腹泻,大便稀水样。

[组成、用量] 白菜干50克,炒扁豆30克,生薏苡仁30克,大米50克。

[烹调、食法] 白菜干浸泡洗净切成小段,扁豆、薏苡仁、大米洗净,浸泡30分钟。锅内加入适量清水,煮沸后加入上料煲粥,粥成后,以少许盐或糖调味,便可食用。

5.白萝卜川贝瘦肉汤

[作用] 清肺热，祛黄痰，下气止咳。用于咳嗽，气逆，痰黄稠。

[组成、用量] 白萝卜1000克，川贝10克，淡菜20克，猪瘦肉150克。

[烹调、食法] 白萝卜切大块。猪瘦肉切大块飞水。上料同放入锅内加适量清水，武火煮沸，转文火煲4小时，以盐调味，便可食用。

6.银耳南北杏瘦肉汤

[作用] 养阴润燥，润肺止咳，用于热退后干咳少痰。

[组成、用量] 银耳(雪耳)25克，百合25克，南杏20克，北杏10克，猪瘦肉150克，无花果6粒。

[烹调、食法] 银耳用清水浸泡，去硬实蒂部，撕成小朵，南杏去皮，北杏去皮、尖，猪瘦肉切块，飞水。上料同放入锅内，加适量清水，武火煮沸，转文火煲1小时，以盐调味便可饮用。

7.西洋参金石斛炖蛤蚧

[作用] 养阴益气，补肺固肾，促进身体康复，适合于人禽流感恢复期。

[组成、用量] 西洋参5～10克，金石斛10克，淮山20克，蛤蚧1对，瘦肉100克，蜜枣1～2枚。

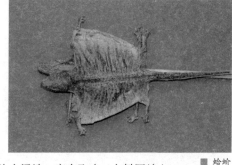

■ 蛤蚧

[烹调、食法] 金石斛浸泡12小时，淮山浸泡30分钟，蛤蚧去头、爪，保留全尾，用淡盐水浸洗，瘦肉飞水。上料同放入炖盅内，加约500毫升开水炖2小时，以盐调味，便可食用。汤渣可复煎一次。

8.山稀菌煲鸡肉

[作用] 清补滋养，强壮体质，提高身体免疫力。用于人禽流感恢复期调理身体。亦可用于健康人群预防人禽流感时日常食用，可提高身体免疫力。

[组成、用量] 山稀菌5克，鸡肉100克，蜜枣1枚。

[烹调、食法] 山稀菌浸泡20分钟，鸡肉飞水，上料同放入锅内，加适量清水，武火煮沸，转文火煲1小时，以少许盐调味便可食用。

六、手足口病

手足口病是由肠道病毒引起的传染病，其中以感染柯萨奇病毒最常见，此病

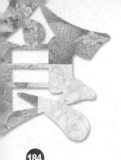

多发于夏秋季节，4岁以下幼儿发病较多。其临床特征是口腔硬腭、颊部、齿龈及舌部出现水疱或溃疡，手掌足底部位出现米粒或豆粒大小，圆形或椭圆形疱疹或内有液体。皮疹不痒，出疹期常伴有低热。此病如无并发感染，一般1周内可痊愈，并可获得较持久的免疫力。但要注意个别病例可并发心肌炎、脑膜炎。

此病按其症候分析，属中医的"湿温"范畴，除适当用药外，配以清热解毒、健脾祛湿的汤水，可促进患儿康复。

（一）手足口病的饮食宜忌

宜: (1) 饮食宜清淡、容易消化的流质或半流质食物，如素汤面、祛湿粥、咸瘦肉粥。

(2) 宜多饮水，每日宜用温淡盐水漱口数次，保持口腔清洁，口腔溃疡处可用西瓜霜或双料喉风散喷涂，促进溃疡面愈合。手足心疱疹切勿挑破，以免引起局部感染。

(3) 宜食含维生素C丰富的蔬菜水果，如番茄、奇异果、西瓜汁、雪梨汁等。

忌: (1) 忌食辛辣、煎炸、燥热、肥滞食品，如煎炸肉类、辣椒、虾、蟹、鹅、公鸡等。

(2) 不宜食过咸过酸食品，以免刺激口腔黏膜。

（二）辨证施食

疾病初起，发热，口腔溃疡疼痛，手足心出现斑丘疹或疱疹，按不同症状选用食疗方。

〈一〉疾病初起，发热、口腔溃疡疼痛，手足出现斑丘疹或疱疹，可选用下列方

■ 夏枯草

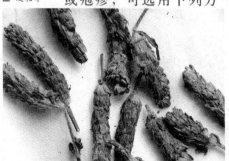

1.板蓝根夏枯草茶

[作用] 清热解毒，消炎利水。对防治手足口病有辅助治疗作用。

[组成、用量] 板蓝根12克，夏枯草10克，红糖10克。

[烹调、食法] 板蓝根、夏枯草浸泡20分钟，上三味用清水2碗半，煎成1碗，分

次代茶喝。

2.红萝卜马蹄水

[**作用**] 清热解毒,消食利水。

[**组成、用量**] 红萝卜200克,马蹄200克。

[**烹调、食法**] 红萝卜洗净切片,马蹄去皮拍裂。上两味同放入锅内,加适量清水,武火煮沸,转文火煲1小时,约煎成1碗半,分次代茶。

3.绿豆薏苡仁粥

[**作用**] 清热消暑,解毒祛湿,利尿。

[**组成、用量**] 绿豆50克,生薏苡仁25克,大米30克。

[**烹调、食法**] 上三味洗净,同放入锅内,加适量清水煲粥,粥成后,以少许盐或红糖调味,便可食用。

4.冬瓜扁豆薏苡仁汤

[**作用**] 清热解暑,健脾祛湿。

[**组成、用量**] 冬瓜750克,炒白扁豆25克,生薏苡仁25克,莲蓬1个(干或鲜品均可),蜜枣2枚。

[**烹调、食法**] 冬瓜连皮切块。上料洗净同放入锅内,加适量清水,武火煮沸后转文火煲2小时,约煎成3碗,分次代茶饮。

5.祛湿粥

[**作用**] 健脾祛湿,消暑清热利尿。

[**组成、用量**] 木棉花15克,灯芯花5扎,猪苓10克,泽泻12克,川萆薢10克,炒白扁豆15克,生薏苡仁15克,莲子20克,赤小豆15克,大米50克。

[**烹调、食法**] 将木棉花、灯芯花、猪苓、泽泻、川萆薢等洗净同放入纱布袋中,扁豆、生薏苡仁、莲子、赤小豆、大米浸泡30分钟,与上料同放锅内,加适量清水煲粥,粥成后,把纱布袋取出,然后按幼儿喜欢的口味加白糖或盐调味,便可食用。

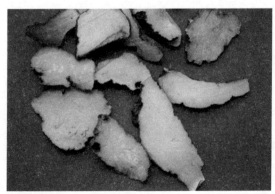
■ 猪苓

〈二〉热退后宜养阴生津，促进皮肤疱疹、口腔溃疡愈合，可选用下列方

1.淮山冰糖水

[作用] 养阴益气，促进溃疡点愈合。

[组成、用量] 河南淮山50克，冰糖适量。

[烹调、食法] 河南淮山用清水浸泡30分钟，放入锅内，加适量清水，武火煮沸后转文火煲1小时，加入适量冰糖，约煎成1碗，徐徐饮之。

2.苹果玉竹猪腱汤

[作用] 益气养阴，清燥润肺，健胃生津。

[组成、用量] 苹果2个，玉竹30克，猪腱肉150克。

[烹调、食法] 苹果去心切块，猪腱切块飞水。上料同放入锅内，加适量清水，武火煮沸后转文火煲1小时，以盐调味，便可食用。

3.银耳莲子汤

[作用] 养阴清热，健脾胃。

[组成、用量] 银耳20克，莲子30克，百合30克，猪瘦肉100克，蜜枣2枚。

[烹调、食法] 银耳用清水浸泡洗净，切小朵，莲子浸泡30分钟，猪瘦肉切块飞水。上料同放入锅内，加适量清水，武火煮沸后转文火煲1小时，以盐调味，便可食用。

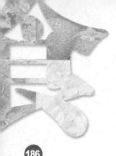
■ 银耳

七、登革热

登革热是由登革热病毒经伊蚊传播的一种急性传染病。流行于夏末秋初。其临床特征为起病急骤，寒战高热，头痛，全身肌肉、骨关节剧烈疼痛，浅表淋巴结肿大。部分病例出现斑丘疹或麻疹样皮疹。病情严重者，出现登革出血热和登革休克综合征。

本病目前尚无特效药。宜采用中西医结合对症治疗和服用清热解毒中药，并配合饮食疗法，能收到满意效果。

（一）登革热的饮食宜忌

宜: 宜食清淡的流质或半流质，如牛奶、白粥、燕麦片、素汤面、咸瘦肉粥。

宜多饮水。宜食含维生素C丰富的水果、蔬菜，如西瓜汁、雪梨汁、柠檬、奇异果、番茄、绿叶蔬菜。

忌：忌食辛辣刺激性食品，如辣椒、胡椒、姜、葱。忌食煎炸肥滞食品，如煎炸肉类。忌食虾、蟹、鹅、羊肉、狗肉。

（二）辨证施食

按不同症状，选用不同食疗方。

〈一〉登革热发病期的食疗方

1.白茅根藕节汤

[作用] 清热解毒，凉血止血，用于发热、头痛、鼻衄、咯血、便血、尿血。

[组成、用量] 白茅根20克，藕节20克，蜜枣1枚。

[烹调、食法] 藕节浸洗干净，与上料同放入锅内，加清水3碗，慢火煲1小时，约煎成1碗，代茶饮用。

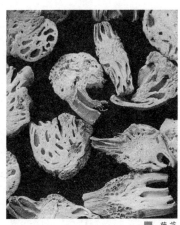
■ 藕节

2.三花茶

[作用] 清热祛湿，解毒利水。

[组成、用量] 金银花10克，杭菊花6克，夏枯草12克，罗汉果1/4个。

[烹调、食法] 上四味同放入锅内，加清水2碗半，浸泡20分钟，约煎成大半碗代茶饮用。

3.羚羊钩藤饮

[作用] 清热解毒，凉肝熄风，解痉止痛。用于发热、头痛、口干，肌肉、骨关节疼痛。

[组成、用量] 羚羊骨12克，冬桑叶10克，鲜竹卷心20支，生石决15克，罗汉果1/4个，钩藤12克。

[烹调、食法] 钩藤用清水浸10分钟，后下用。前五味用清水3碗，文火煎40分钟，约煎成1碗半时，加入钩藤，煎10分钟，约煎成大半碗，分1~2次饮。

4.冬瓜扁豆薏苡仁汤

[作用] 清热解毒，消暑祛湿，消除疲劳。用于发热、口干、怠倦乏力。

[组成、用量] 冬瓜1000克，炒白扁豆20克，赤小豆20克，生薏苡仁25克，

莲蓬1个。

[烹调、食法] 冬瓜洗净连皮切大块，扁豆、赤小豆、生薏苡仁浸泡30分钟，与上料同放入锅内，加适量清水，武火煮沸后转文火煲1~2小时，约煎成3碗，分次代茶饮。

5.老粉葛桑枝汤

[作用] 清热解肌，祛骨火。用于发热头痛，肌肉、骨关节痛。

[组成、用量] 老粉葛500克，老桑枝15克，蜜枣2枚。

[烹调、食法] 粉葛去皮切薄片。上料同放入锅内，加适量清水，武火煮沸后转文火煲1~2小时，约煎成2碗，代茶饮用。

〈二〉 登革热恢复期的食疗方

1.苹果玉竹汤

[作用] 养阴润肺，益气生津，滋润筋脉。用于热退后神倦口干，胃纳欠佳。

[组成、用量] 苹果2个，玉竹20克，百合15克，猪瘦肉100克，蜜枣2枚。

[烹调、食法] 苹果去皮去心切块，猪瘦肉切块飞水。上料同放入锅内，加适量清水，武火煮沸后转文火煲1小时，约煎成2碗，便可食用。

2.鲫鱼粉葛汤

[作用] 甘凉清润，益气健脾，滋养筋脉，通利关节，消除肌肉、骨关节疲劳。

[组成、用量] 鲫鱼1尾（约300克），老粉葛500克。

[烹调、食法] 鲫鱼去鳞及内脏洗净后，用少许油在锅内煎至两面微黄色，装入骨袋内。粉葛去皮切薄片。上料同放入锅内，加适量清水，武火煮沸后转文火煲1~2小时，以盐调味，便可食用（幼儿喝汤时，小心鱼刺鲠喉）。

■ 苦瓜黄豆排骨汤料

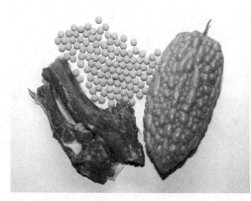

3.苦瓜黄豆排骨汤

[作用] 养阴益气，清凉解余热。

[组成、用量] 苦瓜300克，黄豆25克，排骨200克。

[烹调、食法] 凉瓜去瓤切块，排骨飞水，上三味同放入锅内，加适量清水，武火煮沸，转文火煲1小时，以盐调味，便可食用。

八、肺结核

肺结核是由结核杆菌引起的慢性传染病。症状表现为潮热盗汗，咳嗽，消瘦。此病属祖国医学中的"肺痨""痨瘵"等范畴。小儿抵抗力弱，如不注意预防，易感染此病。治疗除适当选用抗结核药物治疗外，配合食疗，疗效更好。

（一）肺结核的饮食宜忌

宜：宜选用易于消化，富含蛋白质及维生素A、维生素C、维生素D的食物，以及含钙丰富的食品，如鸡蛋、牛奶、瘦肉、猪肝、牛肉、鱼类、红萝卜、菠菜、番茄、大豆及水果如奇异果、樱桃等，烹调成多样化的食品，以引起患者食欲，增加营养。

忌：忌食辛辣刺激性食品，如酒、浓茶、辣椒等。

（二）辨证施食

按不同病因、症状，选用食疗方。

〈一〉清热润肺类的食疗方

1.红丝线瘦肉汤

[作用] 清肺热，止咳，化痰。

[组成、用量] 红丝线15克，猪瘦肉100克。

[烹调、食法] 猪瘦肉飞水与红丝线同放入砂锅内，用清水3碗，煎成1碗，分1～2次饮用。

注意：红丝线又称山蓝、观音草，为爵床科山蓝的全草，民间常用草药，味甘淡，功能清肺热，止咳，化痰，止血。草药店有售。

2.白及炖瘦肉

[作用] 清肺补肺，止咳止血。

[组成、用量] 白及末3克，猪瘦肉30克。

[烹调、食法] 猪瘦肉切片，与白及末和匀，放入碗内，加少许开水，盖好，隔水炖1小时，分1～2次食用，结核病患者可常食。

3.西洋菜生鱼汤

[作用] 清肺，润燥，止咳。结核患者宜常食。

[组成、用量] 西洋菜500克，生鱼1尾（约150克），猪瘦肉150克，蜜枣2枚。

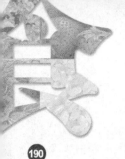

[烹调、食法] 西洋菜出水，猪瘦肉飞水，生鱼去鳞、鳃后，在铁锅内用少许油煎至金黄色，加适量开水，与西洋菜、瘦肉、蜜枣同放砂锅内，加适量清水，武火煮沸后转文火煲2小时。以盐调味，便可食用。

4. 川贝梨肉汤

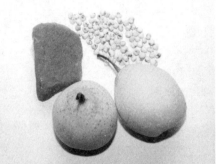

■ 川贝梨肉汤料

[作用] 养阴润肺，止咳化痰。

[组成、用量] 川贝6克，雪梨2个，瘦肉100克。

[烹调、食法] 雪梨去心切块，瘦肉飞水切大块，与川贝同放入锅内，加适量清水，慢火煲1小时，约煎成1碗半，分1～2次饮。

〈二〉益气养阴、平补肺脾类的食疗方

1. 花胶炖鸡

[作用] 滋阴补肺，固肾养血养颜，对肺病体虚者，有促进康复作用，儿童及成人结核病可食。

[组成、用量] 花胶30克，鸡肉150克。

[烹调、食法] 花胶浸泡。上料同放入炖盅内，加开水1碗半（约400毫升），炖1～2小时，以盐调味，便可食用。

2. 莲子百合煲鹌鹑蛋

[作用] 养阴益气，润肺健脾。可用于儿童及成人结核病者调补身体。

[组成、用量] 莲子20克，百合20克，鹌鹑蛋5只，冰糖适量。

[烹调、食法] 莲子去心，百合、鹌鹑蛋用清水洗净，同放入锅内，加适量清水，煲至鹌鹑蛋熟。将蛋取出去壳，继续煲莲子百合，待莲子煮烂，再将鹌鹑蛋、冰糖放入锅内，煮片刻，便可食用。

3. 淮山百合炖白鳝（鳗鲡）

[作用] 滋阴润肺，益气健脾。可用于儿童及成人结核病者调补身体。

[组成、用量] 淮山20克，百合20克，白鳝（鳗鲡）1条（约200克），生姜2片。

[烹调、食法] 白鳝宰好洗净切小段，淮山、百合浸泡30分钟，上料同放入瓦盅内，加适量开水，隔水炖2～3小时。以盐调味，分2～3次食。

4.冬虫草炖水鸭

[作用] 滋补肺阴，和胃益精。可用于儿童及成人结核病者调补身体。

[组成、用量] 冬虫草5克，水鸭1/2只。

[烹调、食法] 水鸭宰好洗净，去皮切大块飞水，与冬虫草同放入炖盅内，加适量开水，用盖盖好，隔水炖2～3小时。以盐调味，便可食用。幼儿可分两天食，饮汤不吃渣。如没有水鸭，可改用老鸭250克。

5.鲍鱼煲鸡

[作用] 滋阴益气，健脾补肺。可用于儿童及成人结核病者调补身体。

[组成、用量] 鲜鲍鱼100克，鸡肉150克，生姜1片。

[烹调、食法] 鲍鱼切片，鸡肉切片，上料同放入锅内，加适量清水，武火煮沸，转文火煲2小时。以盐调味，便可食用。

6.燕窝炖瘦肉

[作用] 补脾益气，养肺胃阴，开胃进食。

[组成、用量] 燕窝5克，猪瘦肉30克。

[烹调、食法] 燕窝先用清水浸泡4小时，拣去燕毛杂质，猪瘦肉切片，同放入炖盅内，加适量开水，隔水炖1～2小时。以少许盐调味，便可食用。

7.苹果玉竹猪腱汤

[作用] 益气养阴，补肺润肺，健胃生津，结核病者可常食。

[组成、用量] 苹果2个，玉竹30克，黄耳10克，猪腱肉150克，蜜枣2枚。

[烹调、食法] 苹果去心切块，黄耳浸泡12小时，切小朵，猪腱肉切块飞水，上料同放入锅内，加适量清水，武火煮沸后转文火煲1小时，以盐调味，便可饮用。

8.淮莲炖水鱼

[作用] 益肺健脾，滋阴强壮。可用于儿童及成人结核病者调补身体。

[组成、用量] 河南淮山20克，莲子20克，桂圆肉6克，水鱼1只（约300克），猪瘦肉150克，生姜2片。

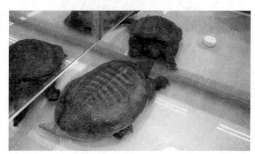

■ 水鱼

[烹调、食法] 水鱼宰好洗净，猪瘦肉切块，一同飞水，河南淮山、莲子以清水浸泡30分钟，上料同放入炖盅内，加适

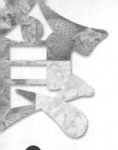

量开水，隔水炖3小时，以盐调味，便可食用。

九、猩红热

猩红热是由β-溶血性链球菌感染引起的急性呼吸道传染病，多发于冬春季节，以2～8岁的儿童发病率较高。临床以发高热，咽喉肿痛溃烂，全身有弥漫性猩红色皮疹，疹后有脱皮屑为特征。此病应用西药或中药治疗，都有好的疗效；如能配合清热、解毒、利咽喉、养阴生津的食品，会促进患者早日康复。

（一）猩红热的饮食宜忌

宜：饮食宜清淡、易消化的流质或半流质，如白粥、马蹄粉、燕麦片、素汤面、咸瘦肉粥等。

宜多饮水。每日宜用温淡盐水含漱数次，以保持口腔清洁，疹后脱皮屑时可用炉甘石水剂擦局部皮肤，以减少瘙痒。

忌：出疹期忌食荤腥食品。忌食辛辣、煎炸、燥热、肥滞食品，如辣椒、胡椒、生姜、煎炸肉类、巧克力糖等。忌食虾、蟹、鹅、鸡蛋、羊肉、狗肉、猪头肉等。

（二）辨证施食

按不同症状，选用食疗方。

1. 银花露

[作用] 清热解毒，利咽喉，适用于猩红热患者发热、咽痛。

[组成、用量] 银花10克，杭菊花10克，蜜糖少量。

[烹调、食法] 银花、杭菊花以清水两碗，慢火煎成大半碗，冲入蜜糖，分2次饮用。

2. 板蓝根茶

[作用] 清热解毒，清利咽喉，适用于猩红热患者咽喉肿痛。

[组成、用量] 板蓝根30克，红糖适量。

[烹调、食法] 板蓝根用清水3碗，慢火煎成一碗，加入红糖，煮片刻，分3次饮用。

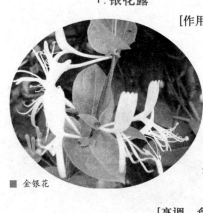

■ 金银花

3.金银菜汤

[作用] 清肺胃热，利咽喉，通利二便，适用于发热、咽干痛、大便秘结。

[组成、用量] 鲜白菜500克，白菜干50克，蜜枣3枚。

[烹调、食法] 白菜洗净，白菜干浸泡洗净。上料同放入锅内，加适量清水，慢火煲1小时，分次代茶饮。

4.竹蔗马蹄粥

[作用] 清热生津，润心肺，和脾胃，适用于猩红热后期，咽干口渴，胃口欠佳。

[组成、用量] 竹蔗500克，马蹄250克，大米50克。

[烹调、食法] 竹蔗洗净切段再切片。马蹄去皮拍裂，锅内加适量清水煮沸后加入上料煲粥。粥煲好后，便可食用。

5.苹果玉竹瘦肉汤

[作用] 养阴生津，健脾和胃，适用于恢复期，口干，胃口欠佳。

[组成、用量] 苹果2个，玉竹25克，猪瘦肉150克。

[烹调、食法] 苹果去心切片，猪瘦肉飞水切块。上料同放入锅内，加适量清水，武火煮沸转文火煲1小时，以少许盐调味，分次饮汤。

6.沙参玉竹麦冬汤

[作用] 养阴生津，润肠通便，适用于热退后口干，食饮不振，大便秘结。

[组成、用量] 沙参15克，玉竹30克，麦冬10克，猪瘦肉150克，蜜枣2枚。

[烹调、食法] 猪瘦肉飞水切块，上料同放入锅内，加适量清水，武火煮沸后转文火煲1～2时，以少许盐调味，分次饮汤。

7.雪梨南杏润肺汤

[作用] 养阴生津，清润肺燥，适用于热退后，口干唇红，干咳少痰。

[组成、用量] 雪梨2个，南杏15克，蜜枣1枚，猪瘦肉150克。

[烹调、食法] 雪梨去皮去心切块，南杏去皮，猪瘦肉飞水切块，同放入锅内，加入适量清水，慢火煲1小时，以少许盐调味，便可食用。

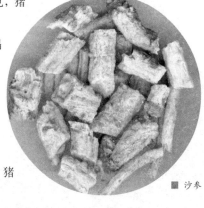

■ 沙参

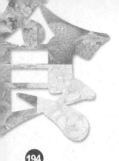

十、伤寒

伤寒是由伤寒杆菌引起的急性肠道传染病，一年四季均可发病，但以夏、秋季节较为多见。学龄前期儿童症状较成人轻，学龄期儿童症状与成人相似。临床症状以持续高热，玫瑰疹，肝脾肿大，相对缓脉和白细胞减少为主要特征，并以肠出血、肠穿孔为主要并发症。本病属中医学的"伤寒""温病"的范畴。其治则在发热初期宜解表清热、利湿；高热期宜清热解毒，凉血；热退期宜益气养阴生津。因此病易并发肠出血、肠穿孔，故在饮食宜忌上，应多加注意，并配合食疗。

（一）伤寒的饮食宜忌

宜：饮食宜清淡、易消化又营养好的流质或半流质。选择高热量、高蛋白、高维生素的食物，如白粥水、牛奶、肉汁汤、马蹄粉等。

宜多饮水或饮适量淡盐水；新鲜果汁，如梨汁、西瓜汁等。

宜少食多餐。热退症状缓解后，可进食少油少渣的清淡食物，如咸瘦肉粥、蛋花汤、鱼汤、面片汤。

忌：忌食生冷食物、水果。忌食含纤维多的蔬菜。忌饮食过饱。肠出血或肠穿孔患者应禁食。有腹胀者忌食牛奶、豆浆及甜食，以免刺激肠蠕动或使肠胀气。忌食高脂肪食物，如肥肉、花生等。忌食辛辣刺激性食品，如辣椒、胡椒、姜等。

（二）辨证施食

按不同症状，选用食疗方。

〈一〉伤寒高热期的食疗方

■ 蝉衣

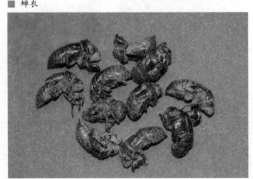

1.冬瓜蝉衣薏苡仁汤

[作用] 清热消暑，祛湿利水，适用于午后潮热，小便短少。

[组成、用量] 冬瓜1000克，蝉衣10克，生薏苡仁30克，莲蓬1个。

[烹调、食法] 冬瓜连皮切块，与上料同放入锅内，加适量清水，慢火煲1～2小时，分次代茶饮。

2.蝉衣炖冬瓜

[作用] 清暑退热，除烦渴。其清热力比冬瓜蝉衣薏苡仁汤强，但祛湿之力微，适用于久热不退、口苦、口干。

[组成、用量] 冬瓜750克，蝉衣10克。

[烹调、食法] 冬瓜连皮切薄片，蝉衣洗净用少量温开水浸泡约10分钟。炖时将蝉衣连浸泡的水放入炖盅底，上面放冬瓜片，加入约500毫升开水，炖2小时，倒出原汁，分多次饮。（最好用电子炖盅）

3.红萝卜马蹄水

[作用] 清热，清肠胃食积，利水，适用于发热未清、口干、小便黄。

[组成、用量] 红萝卜250克，马蹄250克。

[烹调、食法] 红萝卜去皮切块，马蹄去皮拍裂，上料同放入锅内，加适量清水，慢火煲1小时，代茶饮。

4.苦瓜干煲蚝豉

[作用] 清热，除烦渴，治久热不退，烦渴喜饮水。

[组成、用量] 苦瓜干30克，蚝豉25克。

[烹调、食法] 蚝豉浸泡切片，与苦瓜干同放入锅内，加清水4碗，煎成1碗，分2次饮。

〈二〉伤寒恢复期的食疗方

热退口干、胃口欠佳，或有便秘。

1.苹果玉竹瘦肉汤

[作用] 益气养阴生津，健脾和胃。

[组成、用量] 苹果2个，玉竹25克，沙参15克，猪瘦肉150克。

[烹调、食法] 苹果去心切块，猪瘦肉飞水切块。上料同放入锅内，加适量清水，慢火煲1小时，以少许盐调味，饮汤，少吃汤渣。

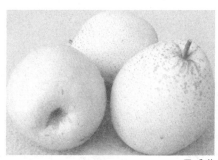
■ 雪梨

2.雪梨无花果瘦肉汤

[作用] 清心润肺，益气生津，润肠通便。

[组成、用量] 雪梨2~3个，无花果25克(糖制无花果2个)，猪瘦肉150克。

[烹调、食法] 雪梨去皮去心切块，猪瘦肉飞水切块，上料同放入锅内，加

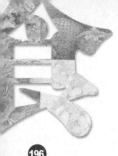

适量清水，慢火煲1小时，以盐调味，饮汤，少吃汤渣。

3.淮山百合猪腱汤

[作用] 润心肺，健脾胃，益气生津。

[组成、用量] 河南淮山20克，百合20克，莲子20克，玉竹20克，蜜枣2枚，猪腱肉150克。

[烹调、食法] 河南淮山、莲子先用清水浸泡半小时，猪腱肉切块飞水，上料同放入锅内，加适量清水，武火煮沸，转文火煲1～2小时，以少许盐调味，饮汤，不宜吃渣。

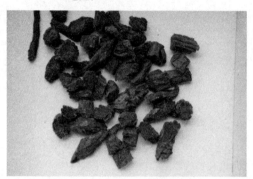

■ 丹参

4.大生地丹参瘦肉汤

[作用] 养阴清热，凉血活血，适用于余热未清，唇红口干。

[组成、用量] 大生地30克，丹参10克，瘦肉100克，蜜枣1枚。

[烹调、食法] 上四味用清水3碗半，煎成大半碗，分2次饮。

注意：此汤对缩小肝脾肿大有一定疗效。

十一、百日咳

百日咳是由百日咳杆菌引起的小儿急性呼吸道传染病。其临床特点是病情长和阵发连续不断的痉挛性咳嗽，最后伴随鸡鸣样深呼吸气声，故俗称"鸡咳"。临床按具体症状分初咳期、痉咳期和恢复期。治法是用宣肺化痰，或清热泻肺，或养阴益肺等化痰止咳剂，配合民间常用的食疗方法，效果显著。

（一）百日咳的饮食宜忌

宜：饮食宜选用易于消化、营养丰富的食品，如咸瘦肉陈皮粥、淡牛奶。为避免痉咳呕吐，宜少食多餐。

忌：忌肥腻、燥热和辛辣刺激性食品；不宜吃过甜、过咸和酸性食品。

（二）辨证施食

按不同症状，选用食疗方。

1. 桑白皮红萝卜汤

[作用] 宽胸下气，化痰止咳，用于咳嗽口干有痰。

[组成、用量] 桑白皮10克，红萝卜100克，红枣6枚。

[烹调、食法] 红萝卜连皮切块，红枣去核。上三味用清水3碗，慢火煎成1碗，分2～3次饮。

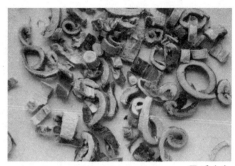
■ 桑白皮

2. 咸金橘蜜糖茶

[作用] 顺气，化痰，止咳。

[组成、用量] 咸金橘2个，蜜糖10毫升。

[烹调、食法] 咸金橘（最好是用盐腌制一年以上的咸金橘）捣烂。加入半碗开水冲泡咸金橘，待金橘水降至室温，调入蜜糖，徐徐咽下。

3. 百合润肺汤

[作用] 养阴润肺，化痰止咳。

[组成、用量] 百合30克，南杏15克，北杏10克，陈皮3克，猪肺半个（约250克），蜜枣2枚。

[烹调、食法] 猪肺冲洗净，切块，在铁锅中炒透，再漂清水，滤干。上料同放入锅内，加适量清水，武火煮沸，转文火煲1～2小时，以盐调味，便可食用。

4. 苹果炖川贝

[作用] 健脾和胃，化痰止咳。

[组成、用量] 苹果1个，川贝3克，蜜糖1毫升。

[烹调、食法] 苹果于上1/3处切开，下2/3苹果挖去苹果心，川贝研成细末，用少许开水、蜜糖拌匀，装入苹果内，用上1/3苹果盖上，放在碗或炖盅内，炖30～40分钟，便可食川贝、苹果泥。

十二、肝炎

病毒性肝炎是由肝炎病毒引起的一种以肝脏病变为主的全身性疾病。临床上分为五种类型，甲型、乙型、丙型、丁型、戊型，以甲、乙型较为常见。小儿病毒性肝炎急性期可分为黄疸型与无黄疸型。黄疸型肝炎属中医学的"黄疸"范畴，按其症状又可分为阳黄与阴黄。无黄疸型则多从"胁痛""郁症"等疾患来

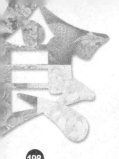
辨证施治。阳黄病因主要是湿热蕴结于肝胆，治疗用药宜清热解毒、疏肝利湿、退黄。阴黄是由于寒湿凝滞于肝胆，用药治疗宜温化寒湿。迁延性肝炎、慢性肝炎多因湿热余邪未清，损伤脾胃，耗损肝肾之阴，治疗宜着重调理脾胃，滋养肝肾。肝炎治疗除用药外，配以饮食调理，对改善症状，护肝和促进肝功能恢复，有一定辅助作用。

（一）肝炎的饮食宜忌

宜：饮食要有节制，定时定量。饮食宜高糖、高蛋白、低脂肪的食物和充足的维生素。急性期饮食宜清淡，少油，可食牛奶、肉汁、豆浆、鸡蛋花汤。恢复期宜食清润滋养食物，如炖水鱼、沙参玉竹瘦肉汤。注意饮食卫生，食具碗筷要消毒。

忌：忌食煎炸、肥腻、高脂肪及辛辣、烟酒等刺激性食物，如肥肉、狗肉、公鸡、生蒜、辣椒等。忌暴饮暴食。

因肝病患者常伴有消化功能障碍，胆汁分泌或排泄不足，酶的分泌减少，往往影响消化吸收。所以，日常饮食调理既要增强脾胃的消化与吸收功能，又要从饮食中摄取促进肝炎病人康复的各种营养物质，维生素C丰富的新鲜蔬菜和水果，如梨、苹果、奇异果、葡萄等；含蛋白质丰富的瘦肉、鸡、蛋类、牛奶、鱼类等。结合食物的性味功能，配制成各种食品、汤水，帮助肝脏解毒，降低转氨酶，退黄疸，修复和保护肝细胞，消灭体内肝炎病毒，促进肝炎患者的康复。故应该多加注意饮食宜忌。

（二）辨证施食

按不同类型、症状，选用不同食疗方。

■ 绵茵陈煲鲫鱼汤料

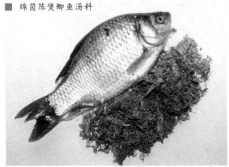

〈一〉急性黄疸期的食疗方

患儿面目及周身发黄，黄如橘子色；胃口呆滞，恶心呕吐，疲乏无力，胁痛腹胀；或伴有发热，小便黄赤，大便秘结。宜清热解毒，疏肝利湿，退黄。

1.绵茵陈煲鲫鱼

[作用] 清热解毒，利湿退黄，降低转氨酶，促进肝功能恢复，效果显著。

[组成、用量] 绵茵陈30克，鲫鱼1尾（约150克）。

[烹调、食法] 鲫鱼去鳞及内脏，洗净，用少许油在铁锅中煎至淡黄色，加适量开水，与洗净的绵茵陈同放入锅内，煲1小时，约煎成1碗，以盐调味，饮汤不吃渣，分2次饮。每天1剂，可连服7～15天。

2.鸡骨草黄皮核煲瘦肉

[作用] 舒肝解毒，理气退黄。

[组成、用量] 鸡骨草15克，黄皮核10克，红枣10枚，陈皮3克，猪瘦肉100克。

[烹调、食法] 猪瘦肉飞水，红枣去核。上料同放入锅内，加适量清水，武火煮沸，转文火煲1小时，约煎成1碗，分2次饮用。

3.玉米须煲蚌肉

[作用] 清肝热，利尿，退黄。

[组成、用量] 玉米须30克，蚌肉150克。

[烹调、食法] 上两味放入锅内加适量清水，武火煮沸，转文火煲1～2小时。以此汤代茶喝，可连服5～7天。

4.车前草茶

[作用] 清热解毒，利水退黄。急性黄疸型肝炎患者，可作辅助治疗。

[组成、用量] 车前草20克，田基黄15克，红糖10克。

[烹调、食法] 上三味同放入锅内，以清水2碗半，煎成大半碗，分1～2次饮用。

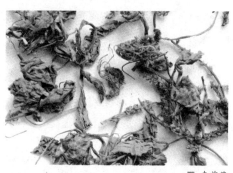
■ 车前草

〈二〉阴黄的食疗方

全身面目黄而晦暗，食欲不振，胸闷腹胀。治疗宜温化寒湿。

1.猴头菇苹果瘦肉汤

[作用] 疏肝行气，消胀和胃，增进食欲。

[组成、用量] 猴头菇30克，陈皮3克，苹果2个，猪瘦肉100克。

[烹调、食法] 猴头菇以淡盐水浸泡半小时，苹果去皮去心，切块，猪瘦肉飞水。上料同放入锅内，加适量清水，煲1小时，以盐调味，便可食用。

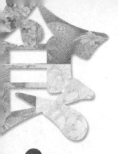

2.苓术猪肚汤

[作用] 温中散寒，健脾利湿。

[组成、用量] 云苓20克，白术9克，绵茵陈12克，陈皮2克，猪肚约200克，蜜枣2枚。

[烹调、食法] 绵茵陈洗净，猪肚洗净切块，飞水，上料同放锅内，加适量清水，武火煮沸，转文火煲1~2小时，约煎成1碗。分2次喝汤。

〈三〉 无黄疸型的食疗方

肝胁胀痛，胸闷不舒，烦躁易怒。治宜疏肝和胃，清热利湿。

1.蜂蜜（蜜糖）

[作用] 养肝护肝，健胃润肺，解毒，增强抗病力。

[用量、服法] 蜂蜜10~15毫升，冲温开水服，每天1~2次。

注意：1岁以下小儿，不宜食。

2.象牙丝白芍瘦肉汤

[作用] 疏肝和胃，清热除烦。适用于小儿解热烦躁，胃纳欠佳。

[组成、用量] 象牙丝10克，白芍9克，麦芽15克，猪瘦肉50克，蜜枣1枚。

[烹调、食法] 猪瘦肉飞水，麦芽洗净，与象牙丝、白芍、蜜枣同放锅内，用清水4碗，煎成1碗，分2次饮汤。

3.灵芝茶

[作用] 宁心安神，护肝养肝，增强机体免疫力和抗病力。

[组成、用量] 紫灵芝10克，桂圆肉10克。

[烹调、食法] 紫灵芝切薄片，浸泡1小时。上二味放入砂锅内，以清水2碗，煎成大半碗，代茶饮，可常服。灵芝渣可复煎一次。

■ 桑寄生

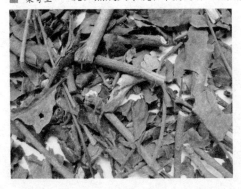

〈四〉 脾胃虚损、肝肾阴亏者的食疗方

面色苍白，神短乏力，食欲不振，腰膝酸倦。治宜滋养肝肾、润燥和血。

1.杞子大枣煲鸡蛋

[作用] 滋养肝血，补脾益胃。

[组成、用量] 杞子10克，桑寄生15克，大黑枣4枚，鸡蛋1个。

[烹调、食法] 黑枣去核，上料同放锅内，用清水2碗，慢火煎成1碗，打入鸡蛋。待鸡蛋煮熟便可食用。

2.沙参玉竹瘦肉汤

[作用] 滋养肝阴，益胃生津。

[组成、用量] 沙参15克，玉竹20克，百合20克，猪瘦肉150克，蜜枣2枚。

[烹调、食法] 瘦肉切块飞水，上料同放入砂锅内，加适量清水，煲1～2小时，便可饮用。

3.淮莲炖水鱼

[作用] 滋养肝血，补益心脾。适合于肝炎患者调理身体。

[组成、用量] 河南淮山20克，莲子20克，水鱼1只(约300克)，猪瘦肉150克，桂圆肉10克。

[烹调、食法] 水鱼宰好洗净，猪瘦肉切块，一同飞水，河南淮山、莲子浸泡30分钟，上料同放入炖盅(可用电子炖盅)内，加适量开水，隔水炖3小时，以盐调味，便可食用。

4.冬菇海参瘦肉汤

[作用] 滋阴养血，补肾和中，适合于无黄疸型肝炎或慢性肝炎患者调理身体。

[组成、用量] 冬菇20克，海参20克（干品，如用已发好海参100克），猪瘦肉150克。

[烹调、食法] 冬菇浸泡4小时，发好海参，姜葱出水，猪瘦肉切大块飞水。上料同放入锅内，加适量清水，煲1～2小时，以盐调味，便可食用。

5.莲子百合煲鹌鹑蛋

[作用] 养阴益气，健脾补中。适合于肝炎患者调理身体。

[组成、用量] 莲子20克，百合20克，鹌鹑蛋5只，冰糖适量。

[烹调、食法] 将莲子、百合、鹌鹑蛋洗净，同放入锅内，加适量清水煲至鹌鹑蛋熟。将蛋取出去壳，继续煲莲子百合，待莲子煮烂，再将鹌鹑蛋、冰糖放入锅中，煮片刻，便可食用。

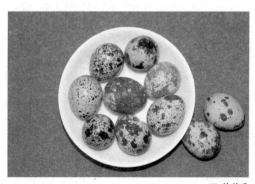

■ 鹌鹑蛋

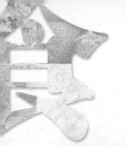

6.淮山莲子兔肉汤

[作用] 滋养肝阴，益胃健脾。

[组成、用量] 河南淮山 20 克，莲子 20 克，杞子 20 克，兔肉 250 克，马蹄 100 克。

[烹调、食法] 兔肉洗净，切大块飞水，马蹄去皮拍裂。河南淮山、莲子浸泡30分钟。上料同放入锅内，加适量清水，武火煮沸，转文火煲 1～2 小时，以盐调味，便可食用。

7.荷包豆排骨汤

[作用] 益气养血，补肾祛湿，增进食欲，促进患者康复。

[组成、用量] 荷包豆50克，排骨200克，红枣5枚。

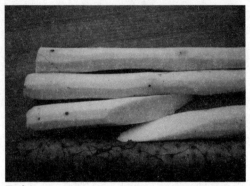

■ 淮山

[烹调、食法] 荷包豆浸泡3～4 小时，排骨斩件飞水，红枣去核。上料同放入锅内，加适量清水，武火煮沸，转文火煲 1 小时，以盐调味，便可食用。

十三、痢疾

细菌性痢疾是儿科常见的一种急性肠道传染病，多发生于夏秋季节。主要症状是大便次数增多。夹杂有黏液、脓血，里急后重，腹痛，常伴有发热。其原因多为外感温热毒邪，内伤饮食生冷或食入不洁食物所致。治疗除及时辨证用药外，配合食疗，可加快改善症状，促进痊愈。

（一）痢疾的饮食宜忌

宜：痢疾急性期饮食宜清淡无油，容易消化的流质或半流质食物，可食白粥、米汤、藕粉糊等。宜多饮水或饮口服补液剂。

恢复期宜适当补脾胃，食物要少油少渣，可食软饭、汤面、瘦肉汁、瘦肉饼。少食多餐。

忌：急性期忌食油腻、荤腥、煎炒、燥热、辛辣食品，如牛奶、豆浆、汽水、鸡蛋、辣椒、酒等，以减少肠道的刺激并避免引起肠胀气、腹泻。

整个患病期间，要限制甜食、油类。不宜食坚硬难消化的食物和生冷食品。

（二）辨证施食

按不同病因、症状，选用食疗方。

〈一〉急性期痢疾的食疗方

急性痢疾多是感受湿热毒邪或食入不洁食品而引起。其症状表现为大便次数增多，粪质稀烂，夹杂有黏液、便血，腹痛，里急后重，常伴有发热。治疗宜清热利湿解毒，佐以消积导滞，可选用下列各方。

1.鲜马齿苋汤

[作用] 清热利湿，去肠中积滞。

[组成、用量] 鲜马齿苋 250 克。

[烹调、食法] 马齿苋洗净，加适量清水煲汤，约煎 30 分钟。以盐调味，便可食用。每日 1 次，可连食 3 次。

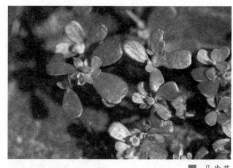

■ 马齿苋

2.簕苋菜头煲鸭蛋（民间验方）

[作用] 清热祛湿，利水止泻，适用于大便稀烂，夹杂有黏液。

[组成、用量] 簕苋菜头 250 克，青皮鸭蛋 1 只。

[烹调、食法] 簕苋菜头洗净，切段。上料同放入锅内，加适量清水煲 30 分钟，将鸭蛋取出去壳放回锅中，再煲 1 小时，饮汤。

3.赤小豆薏苡仁粥

[作用] 清热消暑，利湿止泻，健脾开胃。

[组成、用量] 赤小豆 20 克，木棉花 15 克，生薏苡仁 30 克，大米 30 克。

[烹调、食法] 上四味洗净，锅内加适量清水，煮沸后加入上料煲粥。粥成后，拣去木棉花，以少量葡萄糖或红糖或盐调味，便可食用，亦可淡吃，可代饭吃。

注意：婴儿吃此粥，宜饮粥水，不吃渣。

4.葛粉糊

[作用] 清热除烦，生津，止泻痢。

[组成、用量] 葛粉 20 克，白糖少量。

[烹调、食法] 葛粉用少许清水调匀。先将白糖放入锅内，加适量清水煮沸，然后调入葛粉浆，煮熟成糊状，便可食用。

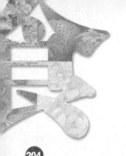

〈二〉痢疾恢复期的食疗方

精神疲倦，胃纳欠佳，大便烂。宜适当调补脾胃，祛湿利水，可选用下列各方。

1.牛蒡淮山瘦肉汤

[作用] 健脾补胃，清热消积，解毒利水，促进身体康复。

[组成、用量] 鲜牛蒡200克（干品30克），河南淮山20克，莲子20克，猪瘦肉100克。

[烹调、食法] 牛蒡去皮，切片，河南淮山、莲子浸泡30分钟，猪瘦肉飞水。上料同放入锅内，加适量清水，武火煮沸，转文火煲1小时，以盐调味，便可食用。

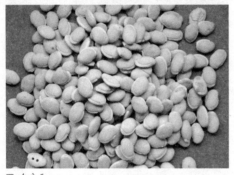

■ 白扁豆

2.淮山扁豆芡实粥

[作用] 健脾固肾，开胃和中，利水止泻。

[组成、用量] 河南淮山20克，炒白扁豆20克，莲子20克，芡实20克，大米50克。

[烹调、食法] 上五味洗净浸泡30分钟，同放入锅内，加适量清水煲粥。粥成后，以少许红糖或葡萄糖或盐调味，便可食用。

注意：婴儿吃此粥，宜饮粥水，不吃渣。

〈三〉痢疾的预防

预防细菌性痢疾，关键是注意饮食卫生。

(1) 不喝生水，不食未经洗净的蔬菜、瓜果和腐馊变质的食物。

(2) 饭前便后要洗手，并纠正小儿吮指的习惯。

(3) 痢疾流行期间可多吃蒜、白醋，有一定预防作用。

十四、流行性脑脊髓膜炎

流行性脑脊髓膜炎简称流脑。它是由脑膜炎双球菌引起的急性呼吸道传染病。每年冬春季发病率高，3～4月份是发病的高峰期。此病多见于14岁以下的少年儿童，特别是6个月至2周岁的婴幼儿。其临床特点是起病急，病情重，传播快，主要症状以发热、头痛、呕吐（喷射性呕吐）为其三大特征。因病情峻猛，一日内即会头痛加剧、高热神昏、颈项强直、角弓反张、抽搐昏迷、皮肤黏膜出现瘀点或瘀斑。本病属中医的"春温""温疫"范畴，治疗宜清热解毒为主。邪在卫气，佐以辛凉透表；邪在营血，宜清营凉血，镇痉熄风。恢复期气阴两伤，又当用养阴凉血。因此病来势凶猛,宜及早采用中西医结合治疗,再配合饮食调理,可促进患者康复。

(一) 流行性脑脊髓膜炎的饮食宜忌

宜:饮食宜清淡、易消化的流质或半流质,如白粥、马蹄粉、燕麦粥、素汤面、咸瘦肉粥等。宜多饮水,每日宜用温淡盐水漱口,保持口腔清洁。宜饮新鲜果汁,如西瓜汁、雪梨汁等。

忌:忌食辛辣、煎炸、燥热、肥滞食品,如辣椒、胡椒、生姜、煎炸肉类。忌食虾、蟹、鹅、羊肉、狗肉、猪头肉。

(二) 辨证施食

按不同症状,选用食疗方。

〈一〉流行性脑脊髓膜炎发病期的食疗方

1.白茅根蝉衣饮

[作用] 清热解毒,凉血镇痉。用于流脑初起,发热头痛口干。

[组成、用量] 白茅根20克(鲜品用50克),蝉衣10克,罗汉果1/4个。

[烹调、食法] 上三味同放入锅内,加清水3碗,慢火煎成1碗,代茶饮用。

2.羚羊角竹卷心汤

[作用] 清热解毒,凉肝解痉熄风,通利大便。用于流脑高热,颈项强直,抽搐。

[组成、用量] 羚羊角2克,鲜竹卷心30支,蜜糖适量。

[烹调、食法] 羚羊角、竹卷心放入锅内,加清水3碗,煎成大半碗,倒入碗中,待药汤稍凉时(温度降至30~40℃),调入蜜糖,便可饮用。可再复渣一次,复渣时,拣出竹卷心,再放入新鲜竹卷心,与羚羊角同煎。

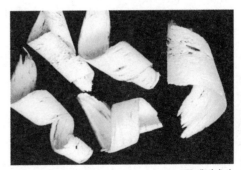

■ 羚羊角片

3.老粉葛汤

[作用] 清热解痉,生津止渴。用于流脑发热、头痛项强、口渴尿黄。

[组成、用量] 粉葛750克,蜜枣2枚。

[烹调、食法] 粉葛去皮切片。上料同放入锅内，加适量清水，武火煮沸后转文火煲2小时，煎成2～3碗，分次代茶饮。

〈二〉流脑恢复期的食疗方

1.雪梨桑葚饮

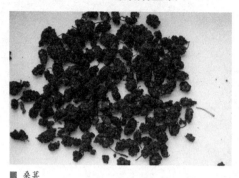

■ 桑葚

[作用] 滋养肝肾阴，健胃生津。

[组成、用量] 雪梨2个，桑葚12克，女贞子12克，猪瘦肉100克，蜜枣2枚。

[烹调、食法] 雪梨去皮去心切块，猪瘦肉切片飞水，上料同放入锅内，加适量清水，武火煮沸后转文火煲1小时，约煎成1碗，分2次饮用。

2.沙参玉竹百合汤

[作用] 养阴生津，宁心安神，补脾开胃，增进食欲，促进康复。

[组成、用量] 沙参15克，玉竹20克，百合20克，河南淮山20克，蜜枣2枚，兔肉200克。

[烹调、食法] 兔肉切大块，飞水，河南淮山以清水浸泡30分钟，上料同放入锅内，加适量清水，武火煮沸后转文火煲1小时，约煎成2碗，便可食用。

3.西洋参炖瘦肉

[作用] 益气生津，增强体质，促进康复。

[组成、用量] 西洋参5克，猪瘦肉30克。

[烹调、食法] 西洋参切片，猪瘦肉切片，同放入炖盅内，加开水100～150毫升，隔水炖1小时，便可服用。

4.燕窝炖冰糖

[作用] 补脾益气，养肺胃阴，开胃进食，促进康复。

[组成、用量] 燕窝5克，冰糖适量。

[烹调、食法] 燕窝用清水浸泡4小时，拣去燕毛，与冰糖同放入炖盅内，加开水约200毫升，隔水炖1小时，便可服用。

5.冬虫草炖瘦肉

[作用] 滋养肺阴，健脾胃，益气力，增强体质，促进康复。

[组成、用量] 冬虫草3～5克，猪瘦肉50克。

[烹调、食法] 猪瘦肉切片，与冬虫草同放入炖盅内，加开水 200～250 毫升，隔水炖 2 小时，以少许盐调味，便可食用。

十五、传染性单核细胞增多症

传染性单核细胞增多症，多是由 EB 病毒引起的急性传染病。临床以发热，咽喉肿痛，双颈淋巴结肿大和肝脾肿大为特征，外围血常规检查，淋巴细胞和异形淋巴细胞增多。此病属中医"湿热"范畴，发热期宜清热利咽，凉血解毒；恢复期宜养阴生津，软坚散结。治疗本病除用中药外，配合食疗可促进患者早日康复。

（一）传染性单核细胞增多症的饮食宜忌

宜：饮食宜清淡、易于消化的流质、半流质食物，如白粥、燕麦片粥、咸瘦肉粥、素汤面。

咽喉肿痛，宜用淡盐水漱口，并可适量饮用。

忌：忌食生冷、肥滞、煎炸食品，如煎炸鸡、肉、鹅、鸭、羊肉、猪头肉等。

（二）辨证施食

按不同症状，选用食疗方。

〈一〉发热期的食疗方

发热期宜疏风清热，利咽解毒。

1.白花蛇舌草茶

[作用] 清热解毒，凉血利咽。

[组成、用量] 白花蛇舌草 15 克，夏枯草 10 克，红糖适量。

[烹调、食法] 上二味以清水 2 碗半煎成半碗，加入红糖，煎片刻，分 2 次饮用。

2.红萝卜马蹄水

[作用] 清热解渴，利尿，消胃肠积滞。

[组成、用量] 红萝卜 250 克，马蹄 250 克。

[烹调、食法] 红萝卜去皮切块，马蹄去皮拍裂。上料同放入锅内，加适量

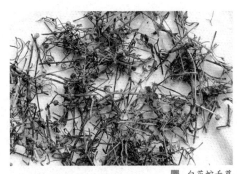
■ 白花蛇舌草

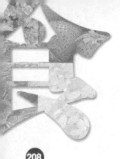

清水，武火煮沸，转文火煲1小时，代茶饮用。

〈二〉恢复期的食疗方

恢复期宜养阴生津，软坚散结。

1.海麻雀雪梨瘦肉汤

[作用] 滋阴解毒，软坚散结。适合于发热后咽干或有淋巴结肿大。

[组成、用量] 海麻雀8～10克，雪梨2个，瘦肉100克，生姜1片。

[烹调、食法] 海麻雀打碎，淡盐水浸泡30分钟，瘦肉飞水，雪梨去皮去心，切块。上料同放入锅内，加适量清水，武火煮沸，转文火煲1～2小时，以盐调味，便可食用。

2.风栗壳猫爪草煲瘦肉

[作用] 清热解毒，软坚散结。适宜于双颈淋巴结肿大。

[组成、用量] 猫爪草12克，风栗壳12克，浙贝6克，夏枯草10克，猪瘦肉100克，蜜枣2枚。

[烹调、食法] 猪瘦肉切2块，飞水。上料同放入锅内，加适量清水，武火煮沸，转文火煲1小时，约煎成1碗，分2次饮。

3.大生地丹参瘦肉汤

[作用] 养阴清热，凉血活血，适用于余热未清，唇红口干。

[组成、用量] 大生地30克，丹参10克，猪瘦肉100克，蜜枣1枚。

[烹调、食法] 猪瘦肉切块，飞水。上四味同放入锅内，用清水4碗，煎成1碗，分2次饮。

注意：此汤对缩小肝脾肿大，有一定疗效。

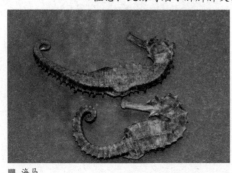

■ 海马

4.海马瘦肉汤

[作用] 活血去瘀，软坚散结，补肾壮阳。

[组成、用量] 小海马1对，浙贝6克，猪瘦肉100克，生姜1片。

[烹调、食法] 猪瘦肉切2块，飞水去血腥味。上四味同放入锅内，用清水4碗，煎成1碗，分2次饮。

注意：此汤对缩小淋巴结及肝脾肿大，有一定疗效。

第四节　泌尿系统疾病

一、泌尿道感染

泌尿道感染是幼儿时期的常见病，婴幼儿发病率较高，女孩多于男孩。其主要症状表现为发热，尿频尿急，小便刺痛、短少、黄赤，排尿困难或排血尿。婴儿表现为小便时哭闹不安。原因主要是由于肾虚或膀胱湿热蕴结或心脾有热，心移热于小肠所致。临床一般分急性期与慢性期。此病除及时用药外，辅以食疗，可加快症状的缓解与痊愈。

（一）泌尿道感染的饮食宜忌

宜：饮食宜清淡，多饮水。宜多食新鲜蔬菜水果，如丝瓜、冬瓜、西瓜、雪梨等。

忌：忌辛燥刺激性和温热性食品，如姜、韭菜、胡椒、酒、羊肉、狗肉等。

（二）辨证施食

按不同病因、症状，选用食疗方。

〈一〉急性期的食疗方

常表现为尿频、尿急，小便刺痛，小腹胀痛，尿黄赤。食疗宜以清热利湿为主。

1. 车前草煲猪小肚

[作用] 清热利湿，利水通淋，缓解小便刺痛。

[组成、用量] 鲜车前草30克(干品15克)，金钱草15克，猪小肚2个，蜜枣2枚。

[烹调、食法] 猪小肚洗净飞水，车前草、金钱草洗净，与蜜枣同放入锅内，加适量清水煲1小时。分2次服，或代茶喝。

2. 西瓜

[作用] 清热利尿，急性期膀胱炎、尿道炎患者大量食之，能利小便，减轻尿频尿痛。

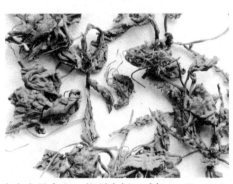

■ 车前草

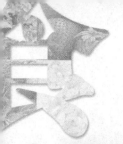

[用量] 西瓜 1 个随意食之。

3.茅根竹蔗水

[作用] 清热利尿，凉血止血，养阴生津，可减轻血尿症状。

[组成、用量] 白茅根 20 克，竹蔗 500 克。

[烹调、食法] 竹蔗洗净切段(约 10 厘米)再切片，与茅根同放入锅内，加适量清水，武火煮沸转文火煲 2 小时，便可饮用。

4.冬瓜薏苡仁粥

[作用] 清暑祛湿，利尿通淋。对暑天湿热，小便短赤者，效果显著。

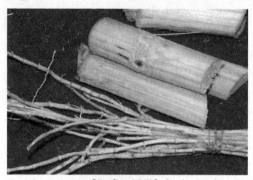

■ 竹蔗、茅根

[组成、用量] 冬瓜 500 克，生薏苡仁 30 克，赤小豆 20 克，灯芯花 5 扎，大米 50 克。

[烹调、食法] 冬瓜连皮切块，生薏苡仁、赤小豆、大米洗净，浸泡 30 分钟。锅内加入适量清水，煮沸后加入上料煲粥，粥成后，以盐或糖调味，便可食用。或加一些瘦肉同煲味道鲜美，可代饭吃。

〈二〉 慢性期的食疗方

一般症状表现为正气虚损而小便不畅。如面色苍白，怠倦，乏力，胃口欠佳，小便不畅，艰涩疼痛，时发时止。食疗宜用健脾补肾，佐以渗湿。

1.淮山扁豆汤

[作用] 健脾肾，渗湿利水。

[组成、用量] 河南淮山 15 克，炒白扁豆 15 克，生薏苡仁 15 克，猪小肚 2 个。

[烹调、食法] 猪小肚洗净，飞水，河南淮山、薏苡仁、白扁豆以清水浸泡 30 分钟，上料同放入锅内，加适量清水，武火煮沸，转文火煲 1～2 小时。以盐调味，便可食用。

2.莲子苓实煲猪腰

[作用] 补脾固肾，渗湿利水。

[组成、用量] 莲子 20 克，芡实 20 克，云苓皮 20 克，核桃肉 20 克，猪腰 1 个。

[烹调、食法] 猪腰对边切开去白色筋膜，飞水，莲子、芡实、云苓皮以清

水浸泡30分钟，上料同放入锅内，加适量清水，武火煮沸转文火煲1～2小时。以盐调味，便可食用。

3.白果芡实煲猪肚

[作用] 健脾养胃，渗湿利水。

[组成、用量] 白果20粒，芡实20克，腐竹10克，猪肚约250克。

[烹调、食法] 猪肚洗净，切块，飞水，白果去壳，芡实以清水浸泡30分钟，上料同放入锅内，加适量清水，武火煮沸转文火煲1～2小时。以盐调味，便可食用。

4.甜玉米排骨汤

[作用] 益气健脾，清热利水。

[组成、用量] 甜玉米500克，红萝卜150克，排骨200克，蜜枣2枚。

[烹调、食法] 甜玉米切段（玉米衣可以同用），红萝卜切块，排骨切块飞水，与蜜枣同放入锅内。加适量清水，煲1～2小时，以少许盐调味，可佐膳吃。

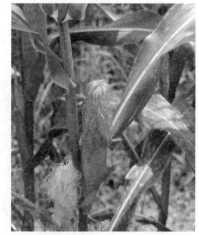

■ 玉米

二、急性肾炎

急性肾炎大多数有呼吸道或皮肤的链球菌感染史，如病前1～3周曾患过扁桃腺炎，或皮肤的脓疱病，或猩红热，或中耳炎等。临床以急性起病、血尿、高血压、水肿为特征。多发于学龄儿童。

此病除用药治疗外，配合用清热利尿之食品，可促使病情早日康复。

（一）急性肾炎的饮食宜忌

宜：饮食宜选择清淡、易消化、无刺激性的食物。

宜低盐（盐每日摄入量1～2克）、低蛋白饮食；只宜食适量的优质蛋白，如牛奶、鸡蛋、猪瘦肉、鸡、鱼等，脂肪不宜多。

宜高糖、高维生素的食物，如米、面、葡萄糖、蜜糖、新鲜水果、蔬菜等。

忌：忌食煎炸、辛辣食品，如酒、茶、胡椒、辣椒和煎炸肉类。忌食含草酸多的食物，如菠菜、苋菜。

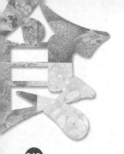
尿少及水肿明显时，需要适当限制水分摄入。

（二）辨证施食

按不同病因、症状，选用食疗方。

1.赤小豆冬瓜汤

[作用] 清热解毒，利尿消肿，降压。

[组成、用量] 赤小豆30克，生薏苡仁30克，冬瓜500克。

[烹调、食法] 冬瓜连皮切小块，与赤小豆、生薏苡仁同放入锅中。加适量清水，武火煮沸转文火煲1～2小时。分次代茶饮。

2.祛湿粥

[作用] 健脾渗湿，利水消肿。

[组成、用量] 赤小豆15克，炒扁豆15克，生薏苡仁15克，木棉花12克，猪苓10克，泽泻10克，大米50克。

[烹调、食法] 赤小豆、白扁豆、生薏苡仁、大米洗净浸泡30分钟。木棉花、猪苓、泽泻洗净后放入纱布袋中。锅内加入适量清水，煮沸后加入上料煲粥。粥成后，取出纱布袋，以糖调味或淡食，可代饭吃。婴儿饮粥水，不吃渣。

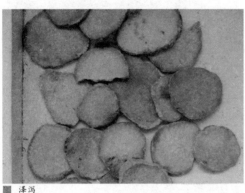

■ 泽泻

3.白茅根竹蔗水

[作用] 清热，利水，凉血止血，止血尿。

[组成、用量] 白茅根25克，竹蔗750克。

[烹调、食法] 竹蔗切段再切片，与白茅根同放入锅内，加适量清水，武火煮沸转文火煲2小时，分次代茶饮。

4.白花蛇舌草煲蜜枣

[作用] 清热利水，消水肿，减轻蛋白尿。

[组成、用量] 白花蛇舌草30克，车前草10克，蜜枣2枚。

[烹调、食法] 上三味同放入锅中，用清水4碗煎成1碗，分2～3次代茶饮。

三、肾病综合征

肾病综合征，是由多种原因引起肾小球基底膜通透性增高为主的疾病。临床以大量蛋白尿、低蛋白血症、高度浮肿及高胆固醇血症为四大特点的一组综合征。本病好发于学龄前小儿。本病除用中、西两法治疗，必须配合饮食调理和注意饮食宜忌，才能促使患者康复。

（一）肾病综合征的饮食宜忌

宜：饮食宜含糖高、含蛋白质丰富而又易于消化的食品，如米、面，适当增加蛋白质，如牛奶、鸡蛋、瘦肉、鱼。

宜多吃新鲜蔬菜、水果，如冬瓜、丝瓜、南瓜、马蹄、番茄等。

宜低盐饮食，每日摄入盐1～2克。

忌：忌食辛辣刺激性食品，如辣椒、酒、蒜、公鸡、鹅、虾、蟹、猪头肉等。在激素治疗期间，要控制食量，以防过度肥胖。

（二）辨证施食

肾病综合征的水肿，多是脾虚湿困或脾肾阳虚所致，宜用益气健脾、利水消肿的食品，可选用下列各方。

1. 北芪炖水鱼

[作用] 益气健脾，消肿，并可减轻蛋白尿。

[组成、用量] 北芪30克，水鱼（鳖）1只（约300克），猪瘦肉150克。

[烹调、食法] 水鱼宰好，斩件，飞水。猪瘦肉飞水，上料同放入炖盅内，加适量开水。隔水炖3小时，便可食用。

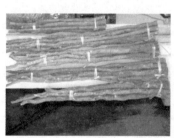

■ 北芪

2. 田七煲田鸡

[作用] 滋阴补虚，益气活血，减轻蛋白尿。

[组成、用量] 田七片3～5克，田鸡3只（约200克）。

[烹调、食法] 田鸡宰好，去皮、头、爪，与田七片同放入锅内，加适量清水，武火煮沸转文火煲1小时，便可食用。

3. 赤小豆煲鲫鱼

[作用] 健脾渗湿，利水消肿。

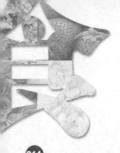

[组成、用量] 赤小豆30克，生薏苡仁20克，鲫鱼1尾（约200克）。

[烹调、食法] 鲫鱼去鳞及肠脏，洗净，用少许食油在铁锅内煎至淡黄色，加适量开水，然后与赤小豆、生薏苡仁同放入砂锅内，再加适量清水，武火煮沸后转文火煲1小时，便可食用。食时不要加盐。

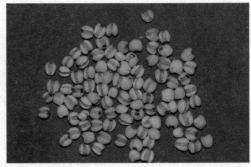

■ 薏苡仁

4.白茄瓜干煎水代茶（民间验方）

[作用] 消肿利尿。治慢性肾炎、水肿、小便短黄。

[用量] 白茄瓜干50克。

[煎服法] 白茄瓜干放入锅中，用清水4碗，慢火煎至1碗，分2次服，或代茶饮。

5.羊奶

[作用] 润心肺，益精气，补肾虚。肾炎患者，宜常喝羊奶，有辅助治疗作用。

[用量、食法] 羊奶250毫升，每日饮1~2次。

四、神经性尿频

小儿神经性尿频，又称为小儿神经源性尿频症，临床以小便频急而数为特征。本病好发于学龄前儿童，白天或临睡前小便频急，几分钟至十几分钟一次，尿量少，无尿痛。尿常规检查及尿细菌培养均无异常。泌尿系器官无病理性改变，与精神因素有一定关系。治疗时宜采取综合性措施，适当进行心理辅导，排除心理障碍，诱导其转移注意力，逐渐延长解小便时间，再配合治疗。

此病属中医的"淋病"范畴，急性期多为湿热下注，日久不愈，则虚实夹杂或脾肾气虚，治疗宜清热利湿或补肾固摄，除用药疗外，配合食疗，可促进患者早日康复。

（一）小儿神经性尿频的饮食宜忌

宜： 饮食宜清淡，适当多饮水，多食新鲜蔬菜水果，如急性期多食西瓜、雪梨、冬瓜等；脾肾气虚则宜多食益肾固摄食品，如莲子、芡实、核桃、板栗等。

忌：忌食辛辣刺激、煎炸燥热食品。如辣椒、胡椒、煎炸鸡、猪肉、狗肉等。忌食湿热食品如柑、杧果、菠萝等。

（二）辨证施食

按不同的病因及症状选用下列各方。

1.西瓜

[作用] 清热利尿。增加尿量，减轻尿频，用于症状初起，小便频急。

[用量] 西瓜1个，随意食之。

2.车前草煲猪小肚

[作用] 清热利湿，利水通淋。用于症状初起，小便频数。

[组成、用量] 车前草15克，金钱草15克，猪小肚2个，蜜枣2枚。

[烹调、食法] 猪小肚洗净飞水。上料同放入锅内，加适量清水，武火煮沸转文火煲1小时，约煎成1碗，分2次饮用。

3.熟地淮山煲猪腰

[作用] 补脾滋肾，利水通淋。用于尿频，日久不愈。

[组成、用量] 熟地20克，淮山12克，山萸肉5克，云苓15克，泽泻10克，猪腰1个。

[烹调、食法] 猪腰剖开，去白色筋膜。上料同放入锅内，加适量清水，武火煮沸转文火煲1小时，便可饮用。

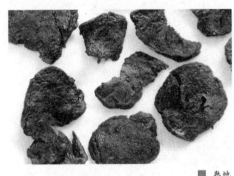

■ 熟地

4.浮小麦百合汤

[作用] 滋养心肾，安神固摄。用于小便频数，日久不愈，心烦惊悸。

[组成、用量] 浮小麦30克，百合15克，云苓20克，菟丝子10克，覆盆子10克，大枣5枚，猪腰1个，猪小肚2个。

[烹调、食法] 猪腰剖开，去白色筋膜，猪小肚洗净飞水。上料同放入锅内，加适量清水，武火煮沸转文火煲1小时，约煎成1碗半，分2～3次饮用。

5.核桃淮山煲兔肉

[作用] 补肾健脾，益气养血。平补身体。用于尿频愈后，调理身体。

[组成、用量] 核桃肉30克，河南淮山15克，杞子10克，腰果30克，马蹄

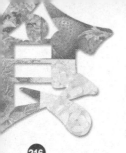

5个，兔肉200克。

[烹调、食法] 马蹄去皮拍裂，兔肉切大块，飞水。上料同放入锅内，加适量清水，武火煮沸转文火煲1～2小时，以盐调味，佐膳吃。

五、遗尿

遗尿是指3岁以上小儿在睡眠中小便自行流出，醒后方知的一种疾病。其原因多为肾虚不能固摄，或因肺虚脾弱而致使膀胱不能制约尿液，亦有因湿热下注膀胱，或因不良习惯，从小任其自遗而引起。此病除积极治疗外，还应注意对患儿进行耐心的教育和指导，使其能配合治疗。如培养合理的生活习惯，适当排尿，睡前不要过度疲劳，以免小儿睡得过深，有尿时不能醒来排尿；睡前排空小便，留意小儿遗尿时间，按时唤醒其排尿，以养成其在尿急时能自行起床排尿的习惯。再者要注意饮食调理。这里着重介绍肾虚和肺脾气虚引起遗尿的饮食辅助疗法。

（一）遗尿的饮食宜忌

宜：饮食宜多吃益肺、健脾、固肾的食物，如芡实、淮山、莲子、核桃肉、猪腰、猪小肚等。

忌：忌食寒凉生冷瓜果蔬菜，如白菜汤、西瓜、冰冻饮料等。

患儿晚餐不宜过多饮汤，临睡前不宜饮牛奶或茶。

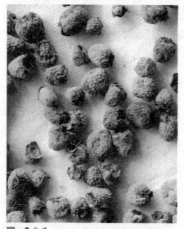
■ 覆盆子

（二）辨证施食

按不同病因、症状，选用食疗方。

〈一〉肾虚不固、小便自遗的食疗方

宜温补肾阳，固涩小便。

1.覆盆益智汤

[作用] 温肾补脾，缩小便。适宜于肾虚体弱遗尿或夜多小便者。

[组成、用量] 覆盆子10克，益智仁3克，桑螵蛸15克，猪小肚2个。

[烹调、食法] 猪小肚洗净，飞水，与覆盆子、益

智仁、桑螵蛸同放入锅内，加适量清水煲1小时，约煎成1碗，便可饮用。幼儿分2次饮。

2.盐炒龙虱

[作用] 滋阴补肾，缩小便。民间常用来治小儿遗尿，或夜尿多，或小便频数。

[用量、食法] 鲜活龙虱适量，与食盐同放入锅内炒熟。每晚吃3～5只。盐炒龙虱亦有制成品盐焗龙虱出售。

3.核桃淮山煲猪小肚

[作用] 补脾固肾，缩小便。适用于脾肾虚遗尿或夜多小便。

[组成、用量] 核桃肉30克，河南淮山15克，芡实15克，乌药3克，益智仁3克，猪小肚1个，猪腰半个。

[烹调、食法] 猪小肚洗净，飞水，猪腰剖开去白色筋膜。上料同放锅内，加适量清水，文火煲1小时，以盐调味，便可食用。幼儿饮汤不吃渣。每天1次，可连服5～7次。

〈二〉肺脾气虚者的食疗方

宜补脾益肺，固肾缩小便。

1.白果桑螵蛸汤

[作用] 补脾益肺，固肾缩小便。治小儿遗尿，有较好疗效。

[组成、用量] 白果10粒，桑螵蛸12克，金樱子12克，芡实20克，覆盆子10克，益智仁3克，猪腰1个，猪小肚2个。

[烹调、食法] 猪腰对边切开去白色筋膜，猪小肚洗净，猪腰、猪小肚一同飞水，白果去壳。上料同放入锅内，加适量清水煲1小时。以少许盐调味，便可饮用。每天1次，可连服5次。

2.羊肉苁蓉芡实汤

[作用] 益气健脾，补肾止遗尿。

[组成、用量] 羊肉300克，肉苁蓉15克，芡实20克，马蹄5个，生姜2片。

[烹调、食法] 羊肉洗净，切块飞水，马蹄去皮拍裂，与上料同放入锅内，

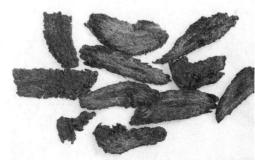
■ 肉苁蓉

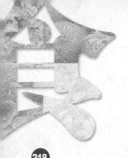

加适量清水，武火煮沸转文火煲 2 小时，以盐调味，便可饮用。此汤适宜秋冬季食用。

第五节　其他疾病

一、川崎病

　　川崎病又名皮肤黏膜淋巴结综合征，多发生于1～5岁小儿，其临床特征为发热，常出现持续高热，双眼红，唇红干燥，皲裂出血，全身可见多形性皮疹，手指足趾潮红肿胀，颈部一侧或双侧及颌下淋巴结肿大疼痛。按其症状，此病属中医的"温病"范围，因其在发病过程中引起全身血管炎，特别是对冠状动脉的损害，故在治疗上必须早诊断及时治疗。如能配合清热解毒、凉血活血的饮食配方，可减轻症状，缩短疗程，促进康复。

（一）川崎病的饮食宜忌

　　宜：饮食宜清淡、容易消化的流质或半流质食物，如白粥、牛奶、红萝卜马蹄水；宜凉血活血、养阴生津的汤水，如生地麦冬汤等。宜多食含维生素C丰富的水果、蔬菜，如苹果、雪梨、奇异果等。

　　忌：忌食滋腻、肥滞、辛辣、燥热食品，如煎炸肉类、虾、蟹、鹅、鸭等。

（二）辨证施食

按不同症状选用食疗方。

〈一〉发热期的饮食疗方

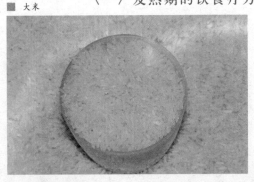

■ 大米

1.白茅根马蹄水

　　[作用] 清热凉血、利水，适用于发热唇红、口干渴、小便短黄。

　　[组成、用量] 白茅根20克(鲜茅根50克)，马蹄250克，红萝卜200克。

　　[烹调、食法] 白茅根洗净，马蹄去皮拍裂，红萝卜去皮切块。上三味同放入锅内，加适量清水武火煮沸，转文火煲1

小时，约煎成 2 碗，分次代茶饮。

2.绿豆薏苡仁粥

[作用] 清热解毒，凉血利水。用于发热口渴，胃纳欠佳，小便短黄。

[组成、用量] 绿豆 50 克，生薏苡仁 25 克，大米 50 克。

[烹调、食法] 上三味洗净，同放入锅内，加适量清水煲粥，粥成后，以糖或盐调味，便可食用。

■ 冬桑叶

3.桑菊茶

[作用] 清热解毒，散结利水。适用于发热眼红、皮肤斑疹。

[组成、用量] 冬桑叶 12 克，杭菊花 9 克，夏枯草 12 克，罗汉果 1/3 个。

[烹调、食法] 上料同放入锅内，加清水 3 碗，浸 10 分钟，煎 20 分钟，约煎成大半碗，分 1~2 次服。

〈二〉恢复期的饮食疗方

1.生地麦冬瘦肉汤

[作用] 清热凉血，养阴生津。用于热退后口干舌燥，大便秘结。

[组成、用量] 生地 15 克，麦冬 10 克，旱莲草 10 克，女贞子 10 克，猪瘦肉 50 克，蜜枣 1 枚。

[烹调、食法] 上料同放入锅内，加清水 4 碗，慢火煎成 1 碗半，分 2 次饮用。

2.黑木耳丹参瘦肉汤

[作用] 活血凉血，通络散结。用于热退、唇干、手足心热。

[组成、用量] 黑木耳 10 克，丹参 6 克，黑枣 3 枚，猪瘦肉 100 克。

[烹调、食法] 黑木耳浸泡洗净，红枣去核，猪瘦肉飞水。上料同放入锅内，加适量清水，武火煮沸转文火煲 1 小时，约煎成 1 碗半，便可食用。

3.猫爪草风栗壳瘦肉汤

[作用] 清热解毒，软坚散结。消淋巴结肿。

[组成、用量] 猫爪草 12 克，风栗壳 12 克，夏枯草 12 克，猪瘦肉 50 克，蜜枣 2 枚。

[烹调、食法] 猫爪草、风栗壳洗净，瘦肉飞水。上料同放入锅内，加清水

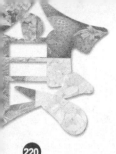

4碗慢火煎成1碗，分2次饮用。

二、儿童多动综合征

儿童多动综合征又名儿童多动症，医学上称"脑功能轻微失调"，是一种常见的儿童行为异常疾病，多见于学龄前至10岁左右儿童，这些儿童智力属正常或基本正常，但其行为特征常表现为多动好动贪玩，注意力不集中，上课不专心听讲，搞小动作，情绪不稳定，任性冲动，脾气急躁，自控力差，学习出现不同程度困难。此外，新增加的症状有口吃、挤眉、眨眼等。其致病原因尚未完全明确，常见的原因有：①脑组织器质性损害，如早产、钳产、窒息、颅出血、脑外伤；②遗传因素；③外界环境，家庭教育；④饮食结构等。本病的防治宜采取综合性措施，即在使用药物治疗的同时，学生、家长、老师三方面互相配合，有正确的教育方法，耐心的心理辅导，良好的生活习惯，合理的饮食结构，几方面配合起来，是可以取得良好效果的。

中医认为，本病与心、肝、肾三经有密切关系，宜用疏肝解郁、宁心安神、养肾阴、潜肝阳、健脑益智为治则，并指导食疗配方，对防治儿童多动症，会取得一定效果。

（一）儿童多动综合征的饮食宜忌

宜：饮食宜多样化，各种饮食要适量。

宜食含蛋白质、维生素、卵磷脂、矿物质（铁、钙等）丰富的食品，如牛奶、鸡蛋、大豆、大豆制品、瘦肉、动物的心脏；宜食富含不饱和脂肪酸的花生肉、芝麻、核桃肉；宜食鱼、海带、紫菜等海产品。这些食物可促进孩子的大脑发育，增强记忆能力，增加神经细胞传递物质，对改善多动症有一定作用。

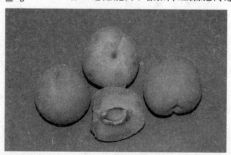

杏

根据这些食物的性味功能，调配成疏肝清热，滋养肝肾，安神定志的食疗配方，供日常食用，对改善多动症状有帮助。

忌：忌食辛辣刺激性食品，如胡椒、辣椒、生姜、葱、酒类等。忌偏食、挑食。不宜过多的甜食，如可乐饮料、咖啡、巧克力。不宜食过多动物性高蛋白，以免营养过剩，并影响胃肠功能，分解过多对身体有害的产物，如尿毒素、氨等，引起烦躁不安和好动。不宜过多食含甲基水杨酸盐类物质多的果品，如苹果、番茄、杏、柑橘等，以免影响神经传递信息。不宜食含铅的食品，如皮蛋。

（二）辨证施食

按不同症状，选用食疗方。

1.花生大豆鱼头汤

[作用] 补脑髓、益智力，增强脑细胞功能，可日常食用。

[组成、用量] 鲩鱼头1个，花生肉50克，大豆30克。

[烹调、食法] 鲩鱼头去腮洗净，用少许油在锅中煎至两面金黄色，加入适量开水，花生、大豆浸泡30分钟，与上料同放入锅内，武火煮沸后转文火煲1小时，以盐调味，即可食用。

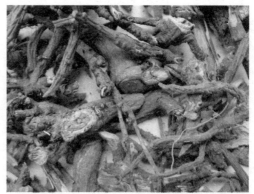

2.甘麦大枣鸡子黄汤

[作用] 疏肝行气，宁心安神，滋润脏腑，除烦安眠，用于急躁好动，睡眠不安者。

[组成、用量] 浮小麦30克，炙甘草6克，大枣5枚，柴胡3克，白芍6克，鸡子黄1个。

■ 柴胡

[烹调、食法] 大枣去核，鸡蛋去蛋白，蛋黄留在碗内备用。上五味，同放入锅内，用清水3碗煎成大半碗，冲入鸡子黄拌匀，便可饮用。

3.象牙丝白芍瘦肉汤

[作用] 清热除烦，疏肝解郁，适用于肝热烦躁多动，睡眠欠安者。

[组成、用量] 生石决明15克，象牙丝15克，云苓20克，白芍9克，麦芽20克，酸枣仁10克，猪瘦肉100克，蜜枣1枚。

[烹调、食法] 猪瘦肉切块飞水。上料同放入锅内，加适量清水，武火煮沸后转文火煲1小时，约煎成1碗，分1~2次饮用。

4.疏肝宁神方

[作用] 疏肝潜阳，解痉，安神定智。适合于多动抽筋的小儿日常饮用。

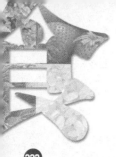

[组成、用量] 生石决15克，生龙骨10克，生牡蛎10克，百合20克，麦冬6克，大枣2枚，猪心1个。

[烹调、食法] 大枣去核，猪心剖开，切大块，飞水。上料同放入锅内，加适量清水，武火煮沸，转文火煲1小时，以盐调味，便可饮用。

5.核桃芝麻糊

[作用] 补肝肾，养血，益脑髓，长智力，可日常食用。

[组成、用量] 核桃肉20克，黑芝麻15克，粘米粉30克，红糖适量。

[烹调、食法] 黑芝麻慢火炒香（切勿炒焦），核桃肉炒脆，捣烂成细末，加入粘米粉和适量清水调匀，慢火煮成稠糊，加入少量红糖（不宜太甜），至米糊熟透，便可食用。

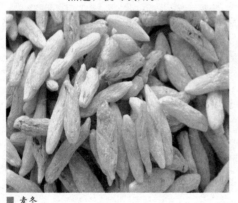

■ 麦冬

6.浮小麦百合猪心汤

[作用] 宁心安神，养血益智，用于多动好动、注意力不集中者。

[组成、用量] 浮小麦30克，百合20克，桂圆肉5克，麦冬10克，猪心1个。

[烹调、食法] 猪心剖开，去瘀血洗净，飞水，与上料同放入锅内，加适量清水，武火煮沸后转文火煲1小时，约煎成1碗，加少许盐调味，便可食用。

三、心悸

心悸是指自觉心跳、心慌的一种症候，多发生于已能主诉自觉症状的较大儿童。一般呈阵发性，每因情绪波动或劳累过度而发作。小儿心悸的常见原因有：①因小儿神气怯弱，易受惊吓或肝火恼怒，扰动于心。②感受外邪，内舍于心而致心神不安。③体内蕴热生痰，痰热扰心发为心悸。④心血不足，心阳虚弱。其症多属功能性。治疗方面，除按病因辨证用药外，辅以饮食调理，疗效更佳。

（一）心悸的饮食宜忌

宜：宜食清淡、富有营养、易消化的食品。每餐不宜过饱，宜少吃多餐。

宜食清润果汁、汤水，如苹果汁、橙汁、蔗汁、玉竹猪心汤、桂圆肉炖猪心等。

忌：忌辛辣、刺激、肥腻之食品。不宜饮浓茶、咖啡、酒。如有明显浮肿宜无盐或低盐饮食。

（二）辨证施食

按不同病因、症状，选用食疗方。

1. 淮杞炖猪心

[作用] 健脾养血，宁心安神。适用于心血不足、面色苍黄、心动过速之小儿。心肌炎康复期患者，可结合其具体症状适当选用。

[组成、用量] 河南淮山15克，杞子10克，猪心1个，红枣5枚。

[烹调、食法] 猪心切开两边，去心内瘀血，飞水，河南淮山用清水浸30分钟，红枣去核，上料同放入炖盅内，加适量开水，加盖隔水炖2小时，以盐调味，便可服用。

2. 圆肉鸡子黄汤

[作用] 益气养血，宁心安神。对功能性心动过速有一定疗效。心肌炎康复期患者可适当选用。

[组成、用量] 桂圆肉25克，麦冬9克，鸡子黄（即鸡蛋黄）1个。

[烹调、食法] 先将桂圆肉、麦冬放入锅中，用清水2碗慢火煎至大半碗，冲入鸡子黄，热服。每天1次，连服7～15天。

3. 莲子百合瘦肉汤

[作用] 养心宁神。适用于体虚神短，心悸不安，夜睡不宁。心肌炎患者可结合其具体症状适当选用。

[组成、用量] 莲子15克，百合(干品)15克，浮小麦20克，茯神20克，猪瘦肉100克，桂圆肉10克。

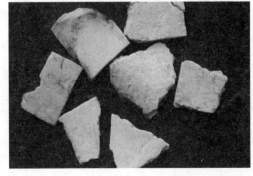

■ 茯神

[烹调、食法] 猪瘦肉飞水切块。上料同放入砂锅内，加适量开水，文火煲1小时，以盐调味，便可食用。此品性味平和，可经常食用。

4. 桂圆肉朱砂炖猪心

[作用] 镇惊，安神，定魄。适用于小儿心悸，心慌，惊恐不安或夜睡不宁，

惊叫。

[组成、用量] 朱砂 0.3 克，猪心 1 个，桂圆肉 10 克，麦冬 6 克。

[烹调、食法] 猪心洗净后飞水，将朱砂纳入猪心内，与桂圆肉、麦冬同放入炖盅内，加适量开水，加盖隔水炖 2 小时，以盐调味，便可食用。幼儿只饮汤不吃渣。每天 1 次，连服 3 天。

注意：①饮汤时，将朱砂沉于汤底，不吃。②朱砂不宜过量服，不宜久服。

5. 川贝炖瘦肉（或炖蜜糖）

[作用] 清热润燥，化痰宁心。适用于痰热内蕴引起的痰多痰稠，心悸不安。心肌炎伴有咳嗽痰黄者可选用。

[组成、用量] 川贝 6~9 克，猪瘦肉 30 克（或蜜糖适量）。

[烹调、食法] 川贝捣烂，猪瘦肉切片飞水，上料同放入炖盅内，加少量开水，隔水炖 1 小时，便可食用。

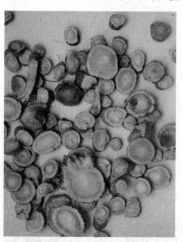

■ 炙甘草

6. 甘麦大枣汤

[作用] 养心安神。用于心悸、精神疲倦、夜睡不宁，心肌炎患者有上述症状可选用。

[组成、用量] 浮小麦 20 克，炙甘草 6 克，大枣 4 枚，枣仁 12 克。

[烹调、食法] 大枣去核。上四味以清水 2 碗半，慢火煎成大半碗。分 1~2 次服。每天 1 剂，连服 3~7 天。

7. 玉竹猪心汤

[作用] 滋润心阴，宁心安神。适用于日常调补身体。

[组成、用量] 玉竹 30 克，百合 15 克，云苓 20 克，浮小麦 20 克，蜜枣 2 枚，猪心 1 个。

[烹调、食法] 猪心切开去瘀血飞水，与上料同放入锅内，加适量清水，武火煮沸转文火煲 1~2 小时，便可食用。

四、夏季热

夏季热是婴幼儿时期特有的疾病，以 6 个月到 3 岁的幼儿为多见。临床上以入夏后长期发热不退、形体消瘦、口渴、多饮、多尿、烦躁、无汗或少汗为主症。

因其发于夏季，故名夏季热。秋凉后，发热等症状自然消退。其病因与婴幼儿的体质有密切关系，多因体质虚弱，正气不足，受暑热之气熏蒸，致肺胃阴液耗损，或暑热熏蒸，损伤脾胃，致脾虚气弱，中气不足，发热或高或低，持久不退。

治疗宜清暑益气，养阴生津或补脾益气，用甘温除热的中药，辅以食疗，增强体质，效果较佳。

（一）夏季热的饮食宜忌

宜：饮食宜清淡、富有营养、易于消化的食物，如牛奶、咸瘦肉粥、燕麦片等。

宜饮用清暑益气、养阴生津的清凉饮料，如绿豆汤、冬瓜荷叶扁豆汤、西瓜汁等。

宜食含维生素C丰富的新鲜蔬菜、水果，如雪梨、西瓜、奇异果、番茄、冬瓜等。

忌：忌食辛辣、燥热、肥腻和刺激性食品，如煎炸肉类、辣椒等。

（二）辨证施食

按不同症状选用食疗方。

〈一〉夏季热的饮食疗方

1. 冬瓜炖蝉衣

[作用] 消暑退热，除烦解渴。适用于夏季发热不退，口干小便黄。

[组成、用量] 冬瓜500～750克，蝉衣10克。

[烹调、食法] 冬瓜连皮切薄片，蝉衣洗净，用少量温开水浸泡10分钟。将蝉衣连浸泡的水放入炖盅底部，冬瓜放在面上。加入约500毫升开水炖2小时，倒出原汁分2～3次饮。（可用电子炖盅）

2. 冬瓜荷叶扁豆汤

[作用] 清热消暑，健脾祛湿，适用于夏季感冒发热，口干，小便黄。亦可作夏季清凉饮料。

[组成、用量] 冬瓜750克，鲜荷叶半片或干莲蓬1个，炒白扁豆30克，糖冬瓜25克。

[烹调、食法] 冬瓜连皮切块，荷叶洗净，

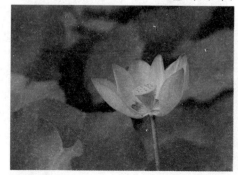
■ 荷花、荷叶

与上料同放入锅内，加适量清水，武火煮沸，转文火煲2小时，约煎成2碗，分次代茶饮用。

3.清暑益气汤

[作用] 清热解暑，养阴益气生津，用于暑热，烦躁，身体虚弱，久热不退，口干小便黄，有辅助治疗作用。

[组成、用量] 西洋参5克，麦冬10克，蝉衣10克，冬瓜皮20克，糖冬瓜15克。上料同放入砂锅内，加适量清水，武火煮沸，转文火煲1小时，约煎成1碗半，分多次代茶饮。

4.绿豆粥

[作用] 清热解暑，清心除烦，解渴，适用于烦热，口干。亦可作夏季清凉饮品。

[组成、用量] 绿豆50克，百合20克，大米50克，红糖适量。

[烹调、食法] 绿豆、百合、大米洗净，同放入锅内，加适量清水，煲粥，粥煲好时加入红糖调味，便可食用。

5.西瓜

[作用] 清热、解暑、利尿，适用于感冒发热，口干，小便黄。

[食法] 西瓜或西瓜汁，随意食用，但每次量不宜过多。

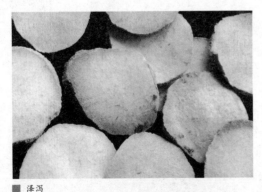
■ 泽泻

6.祛湿粥

[作用] 消暑清热，健脾祛湿，利水，夏季常食，解暑祛湿，健脾。

[组成、用量] 木棉花15克，鲜荷叶1/3片（或莲蓬1个），灯芯花5扎，猪苓10克，泽泻10克，莲子20克，炒扁豆20克，生薏苡仁20克，大米50克。

[烹调、食法] 木棉花、荷叶、猪苓、泽泻洗净，放入纱布袋中。莲子、扁豆、生薏苡仁、大米浸泡30分钟。上料同放入锅内，加适量清水煲粥，粥成后，取出纱布袋，以盐或糖调味，便可食用。

〈二〉夏季热的预防

对已患过本病的小儿，多加注意患儿的饮食营养，多进行户外活动，增强体质。

有条件的话，在翌年春末夏初之时，移居凉爽的地方，并可适当服用消暑益气健脾的食疗方，以预防本病的发生。

五、疖疮

疖疮是金黄色葡萄球菌感染引起的皮肤浅表性化脓性疾病，相当于毛囊炎感染化脓。儿童期易患本病，尤以夏天或夏秋季节多见，称暑疖，其特征是局部皮肤色红，灼热疼痛，突起无根，肿势局限，成脓后，自行破溃，流出脓水，肿痛亦逐渐减轻。疖疮以头、面、颈、腋下、臀部较常见。如疖疮长在唇、鼻周围的"危险三角区"危险性较大，不要随意挤压挑刺，以免细菌进入血流，造成颅内感染。

疖疮轻者，无全身症状，严重者，头面部疖肿累累，且有发热，头面灼热疼痛，烦躁，口干口苦。成脓后，切开排脓，疼痛减轻，再经2～3天，即能收口。为控制疖疮扩展和加速其痊愈，宜用清热解毒，消肿散结药，内服兼外敷，并配合食疗。

（一）疖疮的饮食宜忌

宜：饮食宜清淡，易消化和具有清凉解毒，消暑祛湿作用的食物，如臭草绿豆糖水、祛湿粥、冬瓜苡米水等。

忌：忌食辛辣刺激性食物，如酒、辣椒、胡椒、葱、韭菜等。忌食煎炸、燥热、肥滞食品，如煎炸肉类、炸鸡、狗肉等。忌食发物，如公鸡、鹅、鲤鱼、猪头肉等。

（二）辨证施食

按不同病因、症状，选用食疗方。

1.臭草绿豆糖水

[作用] 清热解毒，凉血消暑，适用于疖疮初起。

[组成、用量] 绿豆50克，鲜臭草30克，红糖适量。

[烹调、食法] 绿豆、臭草同放入锅内，加适量

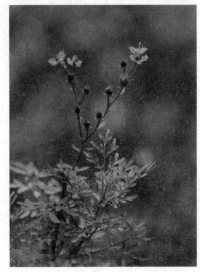
■ 臭草

清水，煲1~2小时，再加入红糖煮片刻，分次食用。

2. 蜜糖三花露

[作用] 清热解毒，消暑祛湿，治疖疮。

[组成、用量] 金银花10克，杭菊花10克，南豆花5克，蜜糖10毫升。

[烹调、食法] 上述三花，用清水3碗，煎成1碗，冲入蜜糖，分2~3次代茶饮。

3. 荷叶扁豆冬瓜粥

[作用] 清热解暑，健脾祛湿，有预防痱子、疖疮的效用，是夏季清凉饮料之一。

[组成、用量] 荷叶10克（最好用鲜荷叶1/2片，或莲蓬1个），冬瓜500克，炒扁豆20克，生薏苡仁20克，赤小豆20克，大米50克。

[烹调、食法] 冬瓜连皮切块，扁豆、生薏苡仁、赤小豆、大米浸泡30分钟。上料同放入锅内，加适量清水煲粥，粥成后，将荷叶取出，以盐或糖调味，便可食用。

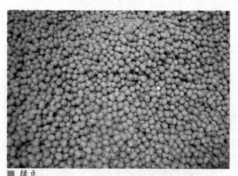
■ 绿豆

4. 莲叶绿豆煲乳鸽

[作用] 养阴益气，祛暑热，解毒消疮。治小儿体弱，疖疮、痱子频发。应在疖疮初起未成脓肿之前食用此汤，有预防作用，如疖疮已成脓，则不宜食。

[组成、用量] 鲜莲叶1/2片，绿豆30克，乳鸽1只，蜜枣1枚。

[烹调、食法] 乳鸽宰净，切大块，飞水。上料同放入锅内，加适量清水，武火煮沸，转文火煲1小时，便可食用。

5. 生地麦冬瘦肉汤

[作用] 清热凉血，养阴生津。治疖疮、口干、烦躁。

[组成、用量] 生地30克，麦冬10克，瘦肉100克。

[烹调、食法] 瘦肉切块飞水，上三味同放入锅中，加清水4碗，煎成1碗，可加少许糖或盐调味，分2次饮。

6. 海马瘦肉汤

[作用] 滋养补肾，活血散结，增强全身抗病力。适用于身体虚弱，疖疮反复发作者。

[组成、用量] 小海马1对（10～12克），浙贝6克，瘦肉100克。

[烹调、食法] 瘦肉飞水，上三味，用清水3碗，慢火煎成大半碗，便可食用。

7. 膨鱼鳃咸瘦肉粥

[作用] 清热解毒，开胃祛湿。治疖疮及疖疮初愈均可食用。

[组成、用量] 膨鱼鳃20克，生薏苡仁20克，咸瘦肉（即用盐腌过的猪瘦肉）100克。

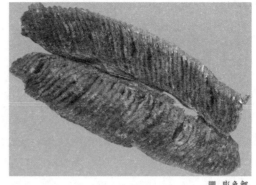
■ 膨鱼鳃

[烹调、食法] 膨鱼鳃用淡盐水浸洗。咸瘦肉飞水，生薏苡仁、大米浸泡30分钟。上料同放入锅内，加适量清水煲粥，粥成后，以盐调味，便可食用。

六、小儿流涎

口水实际上是由唾液腺分泌的唾液，具有湿润口腔、溶解食物、帮助消化、利于吞咽的作用；唾液中还含有溶菌酶，防止口腔内的细菌生长繁殖，具有杀菌的作用。此外，唾液还具有清除口腔内残余食物、异物，保持口腔清洁的作用。

初生儿和婴儿，由于中枢神经系统和唾液腺分泌唾液的功能不完善，吞咽唾液的功能尚未健全，因而常流口水，这是正常的生理性流涎。如6～7个月婴儿在长牙时，唾液大量增加常会流涎，是正常的生理现象。到1岁后，吞咽功能和中枢神经系统功能进一步完善，流涎现象会自然消失。

有些幼儿在幼儿期出现流涎，其原因可能是口腔的疾患，如口腔溃疡疼痛；或因捏弄小儿颈部、面颊部致使舌下腺、颌下腺、腮腺受刺激分泌增多，这些液体通过小管直接流入口腔，唾液增多而流涎；亦有因脾胃虚寒，而致唾液增多流涎。这就需要分辨原因进行治疗。一般无口腔疾患而突发流涎，常与脾胃虚弱有关，可用健脾益气的中药，并助以食疗，疗效显著。

（一）小儿流涎的饮食宜忌

宜：饮食宜清淡、易消化的食物。

忌：忌食酸物。

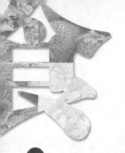

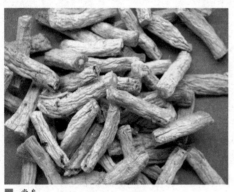

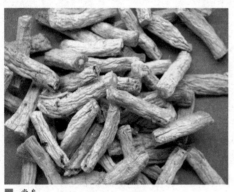

（二）辨证施食

1.海参猪横脷(猪胰脏)汤（民间验方）

[作用] 滋阴健脾，行气，止流涎。用于幼儿流涎。

[组成、用量] 海参20克（干品，已浸发好的海参约100克），猪横脷1条，檀香3克。

[烹调、食法] 檀香破成细丝，已浸发好的海参，姜葱出水，与猪横脷同放入砂锅内，用清水4碗，煎成大半碗。饮汤，每天1次，连服3天,效果显著。

2.参术猪肚汤

[作用] 健脾益气，和胃，止流涎。用于脾虚幼儿流涎。

[组成、用量] 党参10克，云苓12克，白术6克，大枣3枚，陈皮1小片（约3克），猪肚约250克。

[烹调、食法] 大枣切开去核，猪肚洗净，飞水，上料同放入锅内，加适量清水，武火煮沸，转文火煲2小时，以盐调味，便可饮用。

■ 党参

七、虫证

虫证是指发生在人体肠道内的各种寄生虫病。小儿最易患虫证，常见的有蛔虫、蛲虫、绦虫、姜片虫次之。其原因一是因食入不清洁食品和小儿不懂卫生清洁，常吮手指或用脏手抓取食物，致误食虫卵；二是饮食不节制，过食生冷、肥腻，瓜果杂物，损伤脾胃功能，湿热内生，有利于诸虫的滋生与繁殖；三是脏腑虚弱，不能杀灭进入人体内的虫卵、蚴虫，而发生虫证。

由于感染了不同的寄生虫，其症状表现亦不一样。如蛔虫证，常见脐腹隐痛，时发时止，疼痛多在空腹或早晨发生，吃东西以后疼痛就减轻；或有厌食、异食。因蛔虫性喜扭结成团和乱钻乱窜，阻塞肠道或入膈钻胆，则可发生心腹猝痛的胆道蛔虫证等。蛲虫证则常见肛门、会阴部瘙痒，睡眠不安或肛门奇痒难忍，晚上尤甚。女孩有阴痒尿频遗尿的症状。长期患蛲虫病可致食欲减退，消瘦。

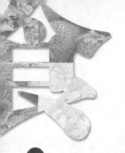

治疗虫证，既要驱虫，又要调理脾胃，增强体质，才能使患儿身体康复。轻症可试用饮食疗法，重症宜用药或送医院治疗。

这里介绍几种简单的、民间常用的食物驱虫方法。驱虫后可参考积滞篇中有关脾胃虚弱的食疗方法调理脾胃。

（一）虫证的饮食宜忌

宜忌：注意饮食卫生，饮食前洗手，不食不清洁食品。

生食菱角、马蹄、莲藕等必须洗净或去皮。不要吃未煮熟的鱼、猪肉、牛肉。

不宜过量食生冷、油腻、瓜果杂物，以免损伤脾胃功能。

服驱虫药时，不宜吃太油腻食品。

（二）辨证施食

1.使君子蒸瘦肉

[作用] 驱蛔虫，消积，健胃。

[组成、用量] 新鲜使君子4～15粒（按不同年龄增减），瘦肉30～50克。

[烹调、食法] 2～3岁小儿用使君子4～5粒(去壳)，猪瘦肉30克。共剁成肉泥，隔水蒸熟吃。每天1次，连食2天。

4～5岁小儿用使君子5～7粒，猪瘦肉40克。

6～7岁小儿用使君子8～10粒，猪瘦肉50克。

8～12岁小童用使君子10～15粒，猪瘦肉50克。烹调与食法同上。

注意：使君子不宜长期过量服食，如服使君子后出现呃逆、头眩、呕吐，用使君子壳煎水代茶喝，便可解除。

2.新鲜使君子

[作用] 驱蛔虫。

[用量、食法] 新鲜使君子炒熟、去壳吃。患儿2～3岁每次食4粒；4～5岁

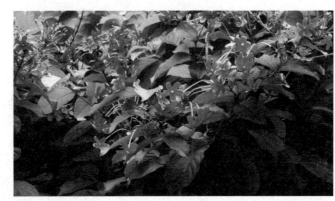

■ 使君子

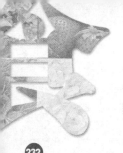

每次食5~7粒；6~7岁每次食8~10粒；8~12岁每次食10~15粒。每天服1次，连服2天。

注意：注意事项同上。

八、湿疹

湿疹是婴幼儿常见的变态反应性皮肤病，其病因复杂，常见的是由于体内蕴有湿热或消化不良，脾失健运，复感风、湿、热邪，相搏于肌肤而发，或因过敏体质与外界致敏因素，如食物、药物、花粉、皮毛纤维等有密切的关系。

急性湿疹，多见于头、面、耳、手、足的外露部位，出现红斑、丘疹、丘疱疹，伴有剧痒，抓破后有糜烂、渗液，合并感染，可有脓包、脓痂，经久不愈。发展为慢性湿疹，皮肤增厚，表面粗糙或有鳞屑。婴儿湿疹又称"奶癣"，多发生于1个月至1岁婴儿，皮疹对称发于面颊、额部及头皮，少数累及胸、背、上肢，出现红斑、丘疹、水疱、糜烂、渗液、结痂、脱屑等皮损症状，伴有剧痒，部分患儿头皮、眉毛部有黄色脂性痂皮覆盖。

湿疹的治疗：急慢性期间，除用中、西两法治疗外，配合食疗和注意饮食宜忌，可促进康复，减少湿疹反复发作有明显效果。

（一）湿疹的饮食宜忌

宜：饮食宜清淡、易消化食物，不宜过甜，多食新鲜水果、蔬菜。

忌：忌食辛辣、煎炸、肥滞、刺激性食物，避免对宝宝有明显致敏的食物，如牛奶、鸡蛋、海鲜、虾、蟹、牛肉、羊肉、公鸡、鲤鱼等动风发物。

（二）辨证施食

按不同症状选用食疗方。

急性湿疹可选用清热利湿、疏风止痒的食疗方，慢性湿疹宜健脾利湿、活血祛风，日常保养宜养阴生津、护肤养颜。

〈一〉急性湿疹

1.西藏红花焗服

[作用] 清热解毒，对婴儿湿疹又称奶癣，有一定疗效。

[组成、用量] 用量和服法，需在医师指导下服用。

2.蝉衣薏苡仁茶

[作用] 清热利湿，祛风止痒。用于急性湿疹，体质偏于热者，如口干，小便黄。

[组成、用量] 蝉衣6克，白蒺藜10克，生薏苡仁20克，赤小豆20克，红糖适量。

[烹调、食法] 上料同放入锅内，加适量清水，武火煮沸转文火煲1小时，以少许红糖调味，代茶饮用。

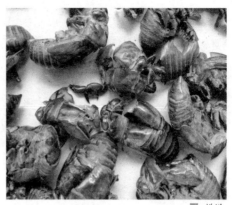
■ 蝉蜕

3.绿豆粥

[作用] 清热解毒，行气利水。

[组成、用量] 绿豆30克，生薏苡仁25克，陈皮3克，大米50克，红糖适量。

[烹调、食法] 上料同放入锅内，加适量清水煲粥。粥成后，加入红糖调味便可食用。

4.双苓解毒汤

[作用] 清热解毒、凉血止痒、用于湿疹瘙痒，口干，小便黄。

[组成、用量] 云苓15克，土茯苓15克，生地15克，蝉衣6克，蒺藜10克，蜜糖约5毫升。

[烹调、食法] 蜜糖备用。上料浸泡30分钟，同放入锅内，加适量清水，武火煮沸转文火煲1小时，约煎成1碗，调入蜜糖分2～3饮用。

〈二〉慢性湿疹

1.桑葚百合汤

[作用] 健脾养血，润肤止痒，用于慢性湿疹，减少反复发作。

[组成、用量] 桑葚15克，百合15克，玉竹15克，首乌10克，白蒺藜10克，猪瘦肉75克，大枣1枚。

[烹调、食法] 猪瘦肉飞水，大枣去核，上料同放入锅内，加适量清水武火煮沸转文火煲1小时，分多次饮用。

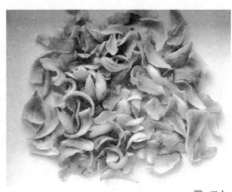
■ 百合

2.太子参薏苡仁汤

[作用] 健脾益气，养血祛风，减少湿疹反复发作。

[组成、用量] 太子参10克，炒薏苡仁20克，炒扁豆20克，生地15克，熟地15克，蝉

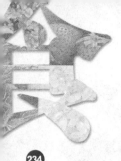

衣10克，乳鸽1只。

[烹调、食法] 乳鸽宰净切大块飞水，与上料同放入锅内，加适量清水煲60～90分钟，便可食用。

3.沙参玉竹汤

[作用] 养阴润燥，护肤养颜，用于湿疹愈后，皮肤干燥粗糙者日常食用。

[组成、用量] 沙参10克，玉竹15克，百合15克，淮山15克，苹果1个，瘦肉100克。

[烹调、食法] 瘦肉切大片飞水，苹果去皮去心切片，淮山先浸泡1小时，上料同放入锅内，加适量清水煲1小时，以盐调味，便可食用。

〈三〉湿疹的预防

(1) 增强身体素质，生活有规律，有充足睡眠，保持皮肤清洁，不要用强碱性的香皂、沐浴液洗澡，穿着棉质宽松柔软的内衣裤，不宜用羽绒皮毛织品，以防过敏。

(2)避免食易致敏的食物如牛奶、鸡蛋、海鲜、虾、蟹、公鸡、鲤鱼、牛肉、羊肉等辛燥易动风的发物。

附外治外用方：

[作用] 清热解毒止痒，外搽于湿疹部位。

[组成、用量] 黄柏20克，苦参20克，大飞扬20克，蛇床子15克，地肤子15克，白藓皮15克，荆芥10克，银花10克，防风10克，薄荷10克(后下)，朴硝10g（冲）。

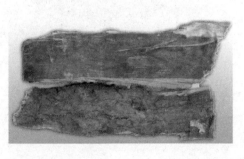

■ 黄柏

上述用适量清水煲1小时，薄荷后下，约煎成500毫升冲入朴硝，分多次用来外敷或外搽患处，可减少搔痒。

注意：切勿搽面部。

九、荨麻疹

荨麻疹是由多种原因所致的突发突消的红色或苍白色的大小不等的风疹团，伴有剧痒的一种常见的皮肤黏膜过敏性疾病。其病因复杂，与身体素质，感受风邪，消化不良及外界致敏因素（如食物中的海鲜、虾、蟹和药物等）有密切的关系，风块疹可发于全身各部位。儿童常见的是丘疹性荨麻疹，好发于腹、腰、背及小腿部位。

此病速起速消，反复发作，日久不愈，可延续数月至数年。

荨麻疹急性期除用中药或西药治疗外，配合食疗，避免致敏原，可巩固疗效，减少反复发作至治愈。

（一）荨麻疹的饮食宜忌

宜：饮食宜清淡，适当选用利湿、活血、凉血的食物，如冬瓜、丝瓜、绿豆、赤小豆、生薏苡仁、土茯苓、生地等。

气血虚者可选用补血益气、养阴润燥的食物，如党参、沙参、北芪、玉竹、百合等。

忌：忌食辛燥，肥腻，动风发物，如海鲜、虾、蟹、牛奶、牛肉、羊肉、公鸡、鲤鱼、狗肉。湿热者避免食杧果、菠萝。

（二）辨证施食

按不同病因选用食疗方。

1.绿豆薏苡仁汤

[作用] 疏风清热、利湿止痒，用于湿热型风疹、搔痒、烦燥、口干、小便短黄。

[组成、用量] 绿豆25克，生薏苡仁25克，蝉衣10克，蒺藜10克，红糖适量。

[烹调、食法] 上四味用清水3碗慢火煎成1碗，加入适量红糖调味，分2～3次饮。

2.北芪白术汤

[作用] 疏风散寒止痒，用于风寒型风疹、奇痒、口淡、小便清长。

[用量、食法] 北芪10克、防风6克、白术10克、荆芥6克、蛇床子5克、猪瘦肉50克，大枣3枚。

[烹调、食法] 猪瘦肉飞水，大枣去核，

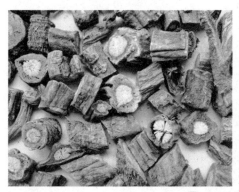

■ 防风

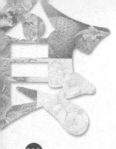

与上料同放入锅内，加适量清水武火煮沸，转文火煲1小时，约煎成1碗，分2次用。

3.消食导滞方

[作用] 健脾开胃，消食导滞，用于风疹突发、瘙痒，胃纳欠佳，口干，口苦，小便黄，大便秘结。

[用量、食法] 谷芽20克，麦芽20克，山楂10克，莱菔子15克，蝉衣10克，鲜鸭肾1个，蜜枣1枚。

[烹调、食法] 鸭肾洗净，飞水，鸭内金洗净，上料同放入锅内，加适量清水，武火煮沸转文火煲1小时，便可食用。

4.黑豆丹参饮

[作用] 益气活血，用于体质虚弱，风疹突发、突退，瘙痒，面色苍白，胃纳欠佳。

[用量、食法] 黑皮青豆25克，丹参12克，生地15克，鸡血藤15克，防风10克，乳鸽1只。

[烹调、食法] 乳鸽宰净切大块，飞水，与上料同放入锅内，加适量清水武火煮沸转文火煲1小时，约煎成1碗，分多次饮用。

第六章　常用食物的性味功能及应用

自然界每种食物除具有营养价值外，还有不同的性味功能，当你了解并熟悉食物的性味功能和运用后，就可以根据实际需要将食物调配成各种美味佳肴、汤水，能健体美容，延年益寿。

本章简要介绍五谷类、果品类、蔬菜类、禽兽类等240多种常用食物的性味功能及应用。

第一节　五谷类

1.稻米（大米、粘米、籼米、粳米）

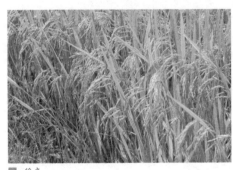
■ 稻米

性味：甘，平。归经：入脾、胃经。

功能：补中益气，和脾胃，强身健骨，止泻痢，除烦渴。

应用：（1）作主粮用。

（2）煮粥。有和脾胃、清热利尿作用。

（3）配不同物料制作糕点。

（4）陈仓米（旧米）性味甘凉，能健脾止泻，清热，除烦渴，调和药性，可作药物配伍应用。

（5）酿酒。

说明：稻米产地、种植品种有不同，在北方多为粳米，南方多为籼米。

2.糯米（江米）

性味：甘，温。归经：入脾、胃经。

功能：补中益气，暖脾胃，缩小便，止泄泻，敛盗汗。

应用：（1）作主粮用。

（2）炖糯米饭：温养胃气，治胃寒，夜多小便。

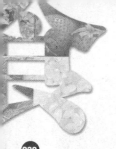

（3）糯米加小量陈皮煮粥，徐徐饮之，能和胃止呕，治妊娠呕吐。

（4）糯米酿酒：能补益气血，养颜。每日小量饮之，有滋养强壮身体之功。

（5）糯米酒煮鸡蛋：益气补血，养颜健身。

（6）糯米粉配入物料可制作多种美味糕点。

注意：糯米性温黏滞。素有痰热、脾胃消化力弱者及小孩、病人慎用。

附：糯稻根（糯稻的须根）

性味：甘，淡，平。**归经：**入脾、胃经。

功能：养阴止汗。

应用：（1）糯稻根配黑枣、浮小麦煎水代茶，有健脾止汗作用。

（2）糯稻根配甘草煎水代茶，有退黄利尿之功效。

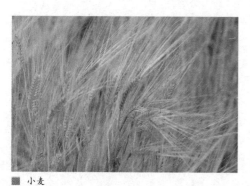

■ 小麦

3.小麦

性味：甘，凉。**归经：**入心、肝、脾经。

功能：养心气，舒肝气，厚肠胃，实肌肤，除烦止渴。

应用：（1）小麦面粉作主粮用。

（2）小麦粥：养心气，清热除烦。

（3）糯米麦粥：糯米与小麦同煮粥，加适量红糖，有健脾开胃、养心除烦的功效。

（4）面粉：作为糕点的主要原料。

附：浮小麦（即水淘小麦浮于水面上者）

性味：甘，凉。**归经：**入心经。

功能：养心安神，止虚汗、盗汗。

应用：浮小麦、黑枣、糯稻根煎水代茶，有养心、除烦、止汗的作用。

4.大麦

性味：甘，平，凉。**归经：**入肝、脾、胃经。

功能：益气调中，开胃消食，疏肝气，回乳。

应用：（1）大麦磨粉可作粮食。

（2）麦芽15克煎水服，有开胃消乳滞之功能，治婴儿胃弱，乳滞，消化不良。

（3）炒麦芽100克煎水服，回乳有特效。妇人断乳，乳房胀痛，亦可服之。

5.裸燕麦（莜麦）

性味：甘，平。归经：入脾、胃、肾经。

功能：健脾胃，通血脉，壮筋骨，降血脂。

应用：裸燕麦产于我国西北、华北等地，可以加工成燕麦片。其蛋白质含量高，磷、钙、铁及维生素含量亦较丰富，适合于老年人和小儿食用。

据近期研究报道，裸燕麦含有极丰富的亚油酸，对预防和治疗动脉硬化、冠心病、高血压等有辅助作用。

（1）燕麦片粥：健脾胃、通利二便。

（2）燕麦粉：可制作各式糕点。

（3）燕麦具有降胆固醇、降血脂作用。燕麦含丰富可溶性食物纤维，易被人体吸收，且热量低，适宜心脏病、高血压和糖尿病患者作主食。如燕麦粥、燕麦面包等。

6.荞麦

性味：甘，寒。归经：入脾、胃经。

功能：实肠胃，消积滞，清热，降血压，解疮毒。

应用：（1）荞麦面作粮食用。

（2）荞麦面加适量红糖煮糊，治热滞泄泻。

（3）荞麦面适量，略炒焦，冲开水服，治肠炎。

（4）荞麦面加醋调敷，治小儿热疮。

（5）荞麦皮做枕头，有清肝明目功用。

注意：脾胃虚弱者不宜食。

7.高粱

性味：甘，涩，温。归经：入胃、肠经。

功能：温中固肠，收敛止泻。

应用：（1）可作为粮食。

（2）可酿酒。高粱酒是酒中佳品，能行气活血，温中散寒。

（3）高粱粥：厚肠胃，止泄泻。

（4）红高粱60克，炒焦，煎水服，治慢性肠炎。

注意：大便燥结者应少食。

■ 高粱

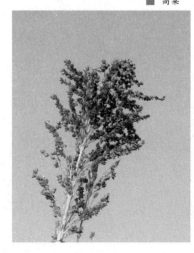

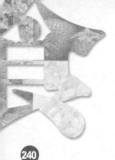

8. 小米（粟米）

性味：甘，咸，微寒。**归经**：入脾、胃、肾经。

功能：益脾胃，养肾气，清胃热，利小便。

应用：（1）为华北、西北地区主粮之一。

（2）小米粥：开胃清热利尿。

（3）小米鸡蛋粥：即小米粥煮好后加入鸡蛋。此粥益气补虚，厚肠胃，为北方产妇常食之品。

（4）小米绿豆粥：小米 50 克，绿豆 30 克煮粥，甜、淡食皆宜。此粥能清热消暑，健脾祛湿，为夏季清凉饮料佳品。

9. 玉米（玉蜀黍、苞米）

性味：甘，平。**归经**：入胃、肾经。

功能：补中益胃，利尿，降血压，降血脂。

应用：（1）为我国华北、西北地区及西南山区主粮之一。

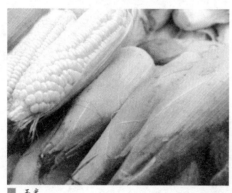

■ 玉米

（2）玉米油为最佳的食用油之一。

（3）玉米芯、玉米须性味甘平，有平肝利胆利尿作用。常与中药配伍，用于治疗泌尿道感染，结石证，急、慢性肾炎，急、慢性肝炎。

（4）玉米茶：嫩玉米（连芯）50～60 克煎水代茶饮，治糖尿病。

（5）玉米须 30～50 克煎水服，利尿消肿，降血压。

（6）玉米含卵磷脂、亚油酸、维生素 E，常吃玉米，可降低胆固醇和预防血管硬化。

第二节　豆类

1. 黄豆（大豆）

性味：甘，平，微寒。**归经**：入脾、胃经。

功能：补益脾胃，利大肠，消水肿。

应用：大豆含丰富的蛋白质，和谷类食物合用，可提供人体所需的全部氨基酸。

（1）黄豆可制成多种副食品。如豆腐、豆浆、豆油、豆酱、大豆芽菜等。

（2）黄豆含有丰富的优质植物蛋白质，是治疗营养性水肿的佳品。

（3）黄豆煎汤，清热利水。

（4）黄豆酸梅汤：黄豆30克，酸梅3～4个，一同煎汤，徐徐饮之，可防治扁桃腺炎、喉炎。

附1：豆腐

性味：甘，咸，寒。**归经**：入肺、大肠经。

功能：益气和胃，生津润燥，清热利尿。

应用：（1）豆腐花（又名水豆腐）：豆腐花加入适量白糖，能生津润燥，清热利尿。

（2）豆腐配入鱼、肉、酱、菜类，可制成多种美味菜肴。

（3）豆腐鲫鱼煎汤：清热降火，治牙痛、喉炎、声嘶。

附2：豆浆

性味：甘，平。**归经**：入肺、胃、大肠经。

功能：补虚和胃，清热，降血压，利大肠，利尿。

应用：豆浆加入适量白糖成甜豆浆，有补虚、清热、利尿、降血压作用。

附3：大豆芽菜

性味：甘，平，微寒。**归经**：入肺、胃经。

功能：除胃中积热，消水肿胀痛。

应用：（1）大豆芽菜猪红汤：大豆芽菜与猪红煮汤，能清肺胃积热，并治矽肺。

（2）大豆黄卷（即大豆芽菜晒干）入药配伍，治湿热痹。

2．黑豆

性味：甘，凉。**归经**：入肝、脾、肾经。

功能：炒黑豆性温热，能温脾肾，补气血，明目；生黑豆性偏寒，能利水消肿。

应用：炒黑豆有滋补养血作用，对身体虚弱、血虚患者可配入肉类煎汤，但不宜多食，以免壅热伤脾。

（1）黑豆鸡蛋汤：炒黑豆20克，煎鸡蛋1个，加米酒适量煎汤。食蛋饮汤，有祛风补血作用。

（2）黑豆鱼头汤：炒黑豆30克，大鱼头1个，生姜3片，炖服。可补血养血

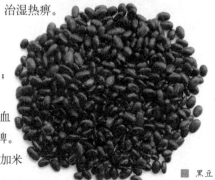

■ 黑豆

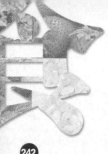

去头风，治血虚、头眩头痛。

（3）鲤鱼黑豆汤：炒黑豆50克，鲤鱼1尾（约250克），加当归头15克煎汤。有温肾补血，治妇人血虚头眩。

附1：乌豆衣（黑豆衣，稆豆衣）

性味：甘，平。**归经**：入肝、肾经。

功能：补血、养血、补肾。

应用：入药用，常与补益药配伍，治血虚头眩头痛，耳鸣，盗汗。

附2：淡豆豉（黑豆发酵而成）

性味：甘，微辛，平。**归经**：入肺、脾经。

功能：解表，除烦。常与解表中药配伍。治疗感冒。

应用：葱豉汤：通阳解表。治感冒风寒轻症，如鼻塞流涕，微寒微热，头痛等。

附3：豆豉（咸豆豉）

作调味品用。

3. 绿豆

性味：甘，寒。**归经**：入心、肝、胃经。

功能：厚肠胃，清热解毒，利水消肿，消暑止渴。

应用：（1）绿豆沙：绿豆50～100克，陈皮2片，加适量清水，煮烂加红糖，冷热食用均宜。夏季常食，可预防和治疗疖疮、痱子，亦可预防中毒。为夏季清热消暑佳品。

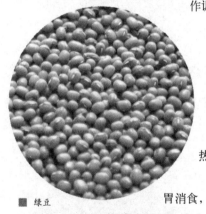

■ 绿豆

（2）绿豆海带粥：绿豆、海带、大米煲粥。此粥开胃消食，清热解暑，除烦止渴，解疮毒。是夏天清凉饮料之一。

注意：①脾胃虚弱，夜多小便者不宜食绿豆。②绿豆不宜与狗肉同食，易引起腹胀。

附：绿豆芽菜

性味：甘，微寒。**归经**：入脾、胃经。

功能：清利三焦，解热毒、酒毒。

应用：（1）芽菜粥：大米粥煮好后，放入适量绿豆芽菜、鱼片同煮片刻。用食盐、味精调味，便可食用。此粥清热开胃，夏季时节或热性病后食之，尤为适宜。

（2）凉拌绿豆芽：绿豆芽菜，用滚水烫熟，加入适量芝麻油、食盐、白糖、酸醋、味精，拌匀即成。此菜清淡爽口，增进食欲，为夏天佳肴之一。

儿童食疗

4.赤小豆

性味：甘，平。**归经**：入心、小肠、肾、膀胱经。

功能：清利湿热，排痈肿脓毒，健脾胃，消水肿，通乳汁。

应用：（1）赤小豆粥：健脾去湿，利水止泻。治湿热泄泻，小便不利。

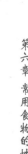

■ 赤小豆

（2）赤小豆鲤鱼汤：利水消肿。

（3）赤小豆50克，清水3碗，煎至大半碗服之，通乳汁。

（4）赤小豆研末，加水或醋调敷患处，有消炎消肿止痛之效。治疖疮初起，疖腮肿痛。

（5）入药用。常与清热利湿中药配伍。

注意：赤小豆性善下行，通利水道。阴虚、小便清长者不宜用。

5.白扁豆

性味：甘，平（炒用则甘，微温）。**功能**：健脾，和中，化湿止泻痢。治妇女白带，清暑热，止消渴。

应用：炒扁豆健脾，止泻力强；生扁豆消暑，化湿力好。

（1）扁豆粥：健脾和中，利湿止泄泻。治脾虚、食少、大便溏或暑湿泄泻。

（2）炒白扁豆研末，每次服10克，用米汤调服，治妇女白带。

附1：扁豆衣

性味、功效同扁豆，而无壅滞之弊，但药力较薄。常与中药配伍，多用来治暑湿泄泻。

附2：扁豆花（南豆花）

性味：甘，凉。**归经**：入脾、胃经。

功能：扁豆花轻清，专解暑化湿。常用来治夏天感冒及暑湿泄泻。

6.蚕豆（胡豆）

性味：甘，微辛，平。**归经**：入脾、胃经。

功能：和脾胃，利湿消肿。

应用：（1）可作口果，如油炸蚕豆（兰花豆）、五香蚕豆，快胃醒脾。但小儿不宜多食。

(2) 蚕豆焖猪肉：蚕豆200克，猪肉200克，五香粉少许，加食盐调味，焖熟透即成。可益气和脾，利湿消水肿，开胃佐膳。

注意：溶血性贫血患者，如红细胞葡萄糖－6－磷酸脱氢酶(G6PD)缺少症，包括蚕豆病、药物性溶血和萘酚(樟脑丸类)引起的溶血性贫血患者忌食蚕豆。

7.红豆

性味：甘，咸，平。归经：入脾、肾经。

功能：健脾胃，养血，补肾生精髓，止消渴。

应用：红豆乃豆中之上品，可作菜，作果，作粮。

(1) 红豆粥：暖脾胃，补血，止消渴。

(2) 盐制红豆：红豆煮熟后加入少许食盐，每日空腹服1汤羹。能补肾气，生精髓。

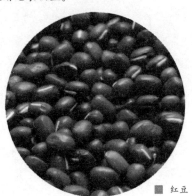

■ 红豆

8.眉豆

性味：甘，平。归经：入脾、肾经。

功能：补五脏，暖脾胃，益肾气，消水肿。

应用：眉豆配大米煮饭、煮粥均可，亦可与其他食物煲汤。

(1) 眉豆饭：益气，补脾肾，消水肿。

(2) 眉豆鲫鱼汤：健脾益气，消水肿。治脾肾虚水肿，脚气病。

9.豌豆（麦豆）

性味：甘，微寒。归经：入脾、胃、大肠经。

功能：益中气，下乳汁，治消渴。

应用：(1) 麦豆羊肉汤：补中益气。

(2) 麦豆煮熟食用，治产后乳汁不下。

注意：麦豆性微寒，皮厚难消化，不宜多食。

10.荷包豆（又名祛湿豆、长寿豆）

性味：甘，平。归经：入脾、肾经。

功能：健脾益胃，补血养血，强壮腰肾，祛湿利水。长期食用，养颜健体防衰老。

应用：(1) 荷包豆煲脊骨：健脾开胃，强壮筋骨。

(2) 荷包豆煲老鸡：健胃祛风湿，壮腰固肾。

第三节 果品类

1. 西瓜

性味: 甘,寒。**归经:** 入心、肺、脾、肾经。

功能: 消暑热,宽中下气,除烦,生津止渴,利尿,解酒毒。

应用:(1)西瓜是清凉佳果。夏季常食西瓜,能消暑清热,生津止渴。

(2)西瓜500克,日食2次,治暑热烦渴。

(3)西瓜1个抱于怀中,有消暑、清热、除烦之效,治小儿暑天高热。

(4)常食西瓜,能清热降压,治热性高血压。

(5)西瓜250克,日食2次,治小儿烦热口疮。

(6)西瓜500克,日食2次,能清热利尿,治膀胱炎、尿道炎、小便频数尿痛。

注意: 西瓜性寒凉,有"天生白虎汤"之称。体质虚寒、脾胃薄弱者,不宜多食。

附: 西翠衣(西瓜皮)

西翠衣性味甘寒,功能清热,解暑,利水。常与清热药配伍,治暑热病、口疮、膀胱炎。

2. 香蕉

性味: 甘,寒。**归经:** 入肺、大肠经。

功能: 清热,润肺,利大肠,除烦渴,解酒毒,降血压。

应用:(1)生食香蕉1~2只,能清热通便。治大便秘结。

(2)香蕉炖冰糖:香蕉2只,去皮;冰糖适量。加入开水半碗,炖15分钟,即可食用。能清热润肺。治肺热燥咳、便秘、痔疮出血。

(3)每日早晨空腹食香蕉2只,治痔疮出血、大便秘结。

(4)香蕉皮(干品)30~50克,煎水代茶。治热性高血压。

注意: 肺脾虚寒、大便稀溏者不宜食香蕉。

3. 大蕉(芭蕉)

性味: 甘,微酸,平。**归经:** 入脾、胃、大肠经。

功能: 和脾胃,清热润肠,降血压。

■ 香蕉

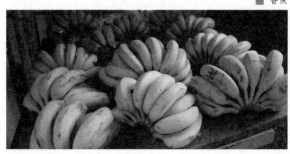

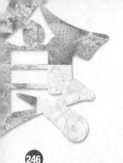

应用：（1）大蕉1～2只，空腹食。能润肠通便，治大便秘结、痔疮出血。

（2）大蕉皮（干品）30克，煎水代茶。能清热化食，治湿热泄泻。

4.甘蔗

性味：甘，平。**归经：**入肺、脾、胃经。

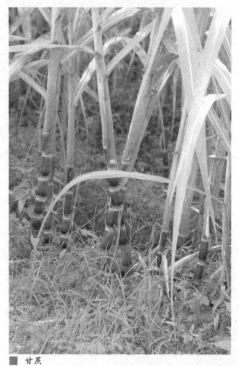

■ 甘蔗

功能：宽胸膈，除烦热，和胃悦脾，生津止渴，利大小肠，解酒毒。

应用：（1）甘蔗汁有"天生建中汤"之称，能清热润肺，和胃止渴，解酒。

（2）甘蔗生姜汁：甘蔗汁约250毫升，加入生姜汁约1毫升，徐徐饮之。能和中下气，止呕。治反胃呕吐，妊娠恶阻。

（3）甘蔗粥：大米50克煮粥，粥将煮好时，加入甘蔗汁约250毫升，煮热，即可食用。此粥养阴清热，润心肺，和脾胃，利水。治热性病后期的口舌干燥、食欲不振、大便秘结。

附：竹蔗

性味：甘，凉。**归经：**入肺、脾经。

功能：清热，润肺，生津止渴，解毒利尿。

应用：（1）竹蔗水：竹蔗500克，切片，煎水代茶。有清热润肺，生津止渴之功效。

（2）茅根竹蔗水：竹蔗500克，白茅根50克，煎水代茶饮。有清热解毒、利尿作用。治急性膀胱炎、尿道炎。亦可作麻疹、水痘的辅助治疗。

5.马蹄（荸荠）

性味：甘，寒，滑。**归经：**入肺、胃经。

功能：清热，润燥，消食积，化痰，降血压，醒酒。

应用：马蹄用途广泛，可作果、菜、药用。

（1）马蹄粥：马蹄洗净，去皮拍裂，加入适量大米煲粥。能清胃肠热滞，利尿。

（2）马蹄汁：鲜马蹄去皮磨碎榨汁，能清肺胃热气，利咽化痰。治肺热咳，喉中痰稠难咳出，小儿口疮。

（3）马蹄粉糖水：清热润喉，并治暑天湿热泄泻。

（4）雪羹汤：马蹄50克，海蜇30克，煎水服。有清热利尿、降血压之效用。

注意：马蹄味甘，其性寒滑，削胃火。故脾胃虚弱、夜多小便者不宜多食。

6. 木瓜（番木瓜）

性味：甘，平，微寒。归经：入肺、胃经。

功能：健胃，消肉食积滞，润肺止咳，下乳汁。

应用：（1）鲜熟木瓜，随量食之，能消肉食积滞。

（2）生木瓜250克，猪脚约250克煲汤服食。能治乳汁缺少。

（3）熟木瓜炖冰糖：鲜熟木瓜150克，冰糖适量，加入开水半碗炖20分钟，便可食用。能清热润肺，治肺热燥咳。

7. 梨

性味：甘，微酸，性寒。归经：入心、肺、胃经。

功能：清心润肺，消痰降火，生津止渴，除烦热，解酒，利大小便。

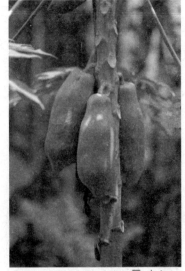
■ 木瓜

应用：雪梨汁善养肺阴，故有"天生甘露饮"之称。

（1）雪梨汁60毫升，日服2次（或大雪梨1～2个生食）。能消痰降火开音，治肺热燥咳。

（2）雪梨炖川贝：雪梨2个，去皮去心，切片，川贝5克，打碎，加入开水半碗，炖20分钟即可。能清心润肺，治肺热咳嗽、痰稠或面赤唇红、舌尖红、口干渴。

（3）雪梨粥：雪梨2个，去皮去心，切片，加大米30克煲粥。功能清心开胃，除烦热，利尿。治小儿烦热、面赤、口渴、小便短黄，或口舌生疮。

（4）雪梨干：常与中药配伍，治肺热咳嗽，咽喉肿痛、声嘶失音。

8. 山竹（果后、凤果）

性味：味甘，微酸，性寒。归经：入肺、胃经。

功能：清热降燥火，醒胃消食，生津止渴，去脂润肤。

应用：山竹有果后的美誉，甜中带酸，食之不腻，能清热解渴助消化，实属夏季佳果。

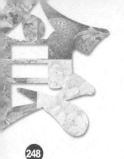

过食煎炸肥滞，热毒生疮，宜食山竹。

注意：①脾胃虚寒者不宜食。②勿与寒凉果菜同食，如冬瓜、苦瓜等。

9.苹果

性味：甘，微酸，性平。

功能：健胃和脾，生津止渴。

应用：（1）炖苹果泥：苹果1个，去皮去心，炖熟压烂，即成苹果泥。日服2次，能清肠止泻，治婴幼儿轻度腹泻。

（2）苹果1个，饭后生食。有健胃消食的作用。

（3）早上空腹食苹果1~2个（洗净连皮食），能通便。

（4）苹果含丰富的维生素C和微量元素锌，每日吃一个有增强体质、健脑益智作用。

10.荔枝

性味：甘，微酸，温。归经：入心、脾经。

功能：鲜荔枝肉益气，补脾养血，止渴生津；干荔枝肉温肾补脾。

应用：（1）荔枝大枣煎：干荔枝肉15克，大枣7枚（去核），清水煎服。功能补脾养血。治体质虚弱，贫血。

（2）芡莲荔枝粥：芡实15克，莲子15克，干荔枝肉30克，大米30克，煲粥服。能温肾补脾。治脾虚久泻或老人五更泄泻。

（3）荔枝干肉，可除口臭，《随息居饮食谱》中讲道："荔枝甘温而香……辟臭止痛，滋心，营养肝血。"荔枝干肉2枚，每晚睡前含于口内次晨吐出，连用15天。

注意：①肝火热盛者不宜多食荔枝。②小儿痘疮忌食荔枝。③荔枝气味纯阳，其性偏热，多食令人发虚热，或导致齿龈肿痛或衄血。④荔枝味极甜美，若大量食用，易发生"荔枝病"。患者面色苍白，头晕、恶心、出冷汗、心慌心悸，全身无力。严重者有饥饿感，眩晕，甚至突然昏迷，脉搏细弱。

如发生"荔枝病"，轻者平卧休息，并立即服浓糖水1碗。严重者必须立即送医院救治。

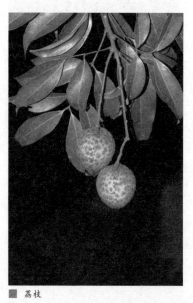
■ 荔枝

附：荔枝核

性味：甘，微苦，温。**归经：**入肝经。

功能：疏肝理气止痛。常用于肝经气滞引起的疝气痛，睾丸肿痛，鞘膜积液，或脾胃气滞引起的胃脘痛。

应用：荔枝核常与理气中药配伍治疗上述各症。

11.桂圆（龙眼）

性味：鲜果甘平，桂圆肉甘温。**归经：**入心、脾、胃经。

功能：补心安神，长智，益脾养血。

应用：桂圆肉是滋补强壮养血之佳品，常用来作炖品、煲汤的配料，亦可与中药配伍煎服。

（1）圆肉莲子百合羹：桂圆肉15克，莲子15克，百合15克，清水3碗煎至1碗，加入鸡蛋1只，冰糖适量，蛋熟即可食用。能补心安神，养血益智。治疗神经衰弱，健忘，失眠，心悸，怔忡。

（2）圆肉鸡蛋黄汤：桂圆肉30克，清水2碗半，煎至大半碗，冲入鸡蛋黄1个即成。能宁心安神，补益气血。治疗贫血，心慌，心悸，病后虚弱，精神疲倦。

注意：①实热、火盛、痰饮者不宜多服桂圆。②过量服用鲜桂圆，易生湿热，口干。

12.榴梿

性味：味甘，性大热，气味浓烈。**归经：**入脾、肾经。

功能：温脾补气，固肾壮阳。

应用：（1）是一种滋补强壮，有益身体的水果，宜生食，对于体质虚寒，四肢冷者，可常食。

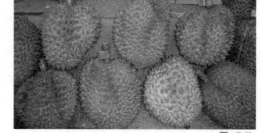

■ 榴梿

（2）产后常食，有温阳补血作用。

（3）榴梿常用作点心的馅。

注意：①榴梿性热而滞气，阴虚火旺，虚不受补者不宜食。②多食易上火、口干舌燥。③榴梿含糖分高，糖尿病患者不宜食。

13.橙（黄果）

性味：味甘，微酸，性平。**归经：**入肺、胃经。

功能：润肺生津，止咳化痰，消食，解酒。

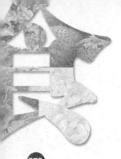

应用：（1）炖盐橙：鲜甜橙2个，在橙上部1/4处切开，放入少许食盐，隔水炖5分钟，去橙皮热食，能润肺止咳化痰，治咳嗽痰多，咽喉不适。

（2）饭后食鲜橙1~2个，可助消化。

（3）日食鲜橙2~3个，能通利大、小便。

14.柑

性味：甘，微酸，微温。**归经**：入肺、胃经。

功能：生津止渴，利肠胃，解酒。

应用：柑是优质水果，适量食用，可助消化，生津止渴。

注意：过量食柑，易生湿热。

附1：陈皮（果皮、广皮）

性味：辛，苦，温，气芳香。**归经**：入肺、脾经。

功能：行气健脾，化痰燥湿。

应用：（1）常与中药配伍，用于脾胃气滞所致的脘腹胀痛、胃口欠佳，或痰湿停滞的咳嗽痰多。

（2）制炖品、煲汤、煲粥时加入少许陈皮，取其芳香，行气，健胃。

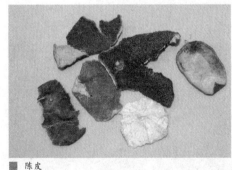

■ 陈皮

附2：柑核

性味：苦，微温。**归经**：入肝经。

功能：行气止痛。

应用：常与行气止痛药配伍，治疝气痛。

15.橘（桔）

性味：甘，酸，微温。**归经**：入肺、胃经。

功能：甜橘润肺止咳；酸橘开胃消食，生津止渴。

应用：（1）糖橘饼，润肺止咳。

（2）橘饼枇杷叶煎：糖橘饼1个（切碎），枇杷叶10克，清水2碗半，煎至大半碗，热服。能润肺止咳化痰。

注意：①多食酸橘，滞肺气，易生痰。②北方多称橘子，南方多称桔子。

16.柚

性味：甘，酸，微寒。**归经**：入肺、胃经。

功能：润肺止咳，下气化痰，健胃消食，解酒。

应用：(1) 沙田柚肉有润肺止咳作用，肺燥咳嗽者每次食沙田柚肉约1/3个。

(2) 柚皮炖鸡蛋（民间验方）。

沙田柚1个，取出柚肉，用柚肉内皮包裹鸡蛋5个，放回沙田柚皮中。隔水炖3小时。每天食鸡蛋1个，15天为一疗程，治喘咳。

(3) 近期报道常吃沙田柚肉，有降血中胆固醇及甘油三酯的作用，可降血糖。是心血管病、糖尿病患者首选果品。

注意：腹泻者，不宜多食。

附：柚核

性味：苦，辛。**归经**：入肝经。

功能：行气止痛。

应用：常与黄皮核、柑核等配伍治疗疝气痛（如五核汤）。

17.金橘

性味：甘酸，微温，微辛。**归经**：入肺、胃经。

功能：化痰下气，宽胸快膈，消食，生津止渴。

应用：(1) 陈年金橘2～3个，捣烂，开水冲服，或用蜜糖开水冲服。能化痰下气，止咳。治喉炎、咳嗽、气逆痰多。

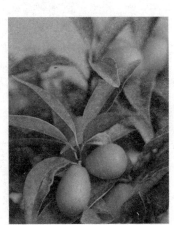

■ 金橘

陈年金橘制法：将金橘洗净吹干，以盐腌制，放入玻璃瓶或瓦罐中，贮存备用。贮存一年左右才用，可去金橘辛燥之性，药效尤佳。

(2) 甘草金橘：作凉果食，能开胸去翳，止咳化痰。

(3) 金橘鲜果：食用2～3个，生津止渴，消食下气，止咳化痰。

18.柠檬

性味：酸，平。**归经**：入肺、肝、胃经。

功能：行气健胃，生津止渴，化痰止咳，安胎，醒脑，止呕。

应用：(1) 柠檬鲜果汁：将柠檬肉榨汁，加入适量白糖和冷开水，调匀即可饮用。能生津止渴，消暑除烦。治咽痛口干，可止恶心呕吐。

(2) 川贝柠檬：生津止渴，止咳化痰。

(3) 柠檬酱：开胃佐膳。

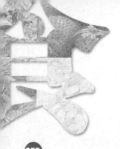

（4）柠檬茶：解渴，健胃，消食，减肥。

（5）手术后闻柠檬香味，可醒脑止呕。

19. 葡萄（菩提子）

性味：甘，微酸，性平。**归经：**入肝、脾、肺经。

功能：益气补血，生津止渴，充饥，利小便，安胎，透疹。

应用：（1）葡萄营养丰富，是果中佳品。常食葡萄可益气养血，养颜健体；葡萄干对体弱患者尤为适宜。

（2）红葡萄酒：有行气，补血，活血作用。每日少量饮之，可治贫血、血小板减少及病后体弱头晕。

（3）葡萄干适量煎水服，可安胎。

注意：咳嗽痰多者不宜食。

20. 蒲桃

性味：甘，平。**归经：**入脾、胃经。

功能：益气，宁心，和脾胃。

应用：（1）蒲桃气香清甜，宁心和胃，是老幼咸宜果品。

（2）咸蒲桃煲粥（民间验方）：咸蒲桃5个煲粥食，治小儿消化不良，食滞泄泻。

注意：咸蒲桃即用盐腌制过的蒲桃。

21. 黄皮

性味：甘，微酸，微苦辛，性平。**归经：**入肺、脾经。

功能：生津止渴，健胃助消化，顺气，化痰，止咳。

应用：（1）生食黄皮数个，有生津止渴功用，治烦热口干渴。

（2）鲜黄皮十余个洗净，连皮慢慢嚼服，有助消化去胀满作用，治饱餐后胸腹胀满，消化不良。

（3）鲜黄皮十余个，连皮嚼服，有顺气止咳化痰作用，治咳嗽、气逆、痰多。

（4）甘草黄皮：健胃，止咳化痰。

（5）黄皮核：常与行气散结的中药配伍，治疝气。

22. 柿

性味：甘，涩，寒。**归经：**入脾、肺经。

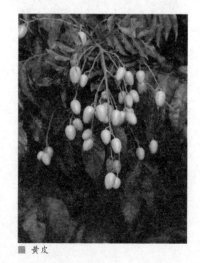

■ 黄皮

功能：柿分红柿与水柿（即灰柿），两者功用基本相同，都能润肺生津，清热解渴，降血压。

应用：（1）食鲜柿2～3个，有润心肺，清肠胃，通大便的作用。治口鼻干燥，大便秘结。

（2）食鲜柿2～3个，有降血压作用。治面赤，口干，高血压。

注意：①体弱多病、产后病后和外感风寒者不宜食柿。②空腹时不宜多食柿，以免患胃"柿石症"。③柿与蟹同食易腹痛作泻，用木香煮水内服，可解。

附1：柿饼（柿的干果）

性味：甘，涩，平。**归经**：入肺、脾经。

功能：健脾，止呃逆，涩肠止泻。

应用：（1）柿饼糕：柿饼加水熬烂即成。当点心吃，治大便干结，痔疮出血。

（2）柿饼煎水代茶，徐徐饮之，可治呃逆。

附2：柿霜饼

性味：甘，平。**归经**：入心、肺经。

功能：润心肺。

应用：柿霜饼10克，温水化服，治慢性支气管炎，干咳喉痛。

23.菠萝（凤梨）

性味：甘，酸，微寒。**归经**：入肺、大肠经。

功能：清热解暑，生津止渴，开胃消食，通利大小便。

应用：（1）生食菠萝或饮菠萝汁，能清热解暑，除烦，生津止渴。

（2）菠萝炒鸭（或鸡）片是一款美味佳肴，可醒脾，开胃助膳。

注意：①胃肠有湿热者不宜多食菠萝。②先将菠萝皮去掉，切开浸泡盐水后才吃，以免过敏。③有些人吃菠萝后会引起过敏，出现恶心，呕吐，腹痛，头痛，全身发痒，四肢及口舌发麻，称为"菠萝过敏"。

24.菠萝蜜（木菠萝、树菠萝）

性味：甘，香，性平。**归经**：入胃、大肠经。

功能：果肉生津止渴、通便；核仁炒熟食，味似

■ 菠萝蜜

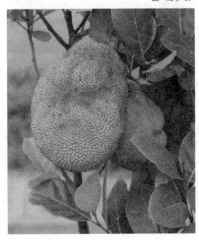

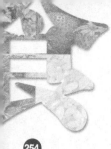

板栗，补中益气。

应用：（1）作果品食。

（2）木菠萝核仁炖瘦肉：补益脾胃，通乳，下乳汁。

25.番荔枝（释迦果、佛头果）

性味：味甘、性平、气香。**归经：**入肺、脾经。

功能：清甜润肺、健脾醒胃。

应用：番荔枝果肉香甜滑腻，含有丰富的植物蛋白和钾、磷、铁、钙、镁等元素。此果最宜鲜食。可加工成果酱，果脯及果酒。

注意：①番荔枝含糖分高，多食易肥胖，糖尿病患者不宜食。②果实未软熟时不宜吃，软熟后味道才香甜。

26.杨桃（阳桃、五敛子）

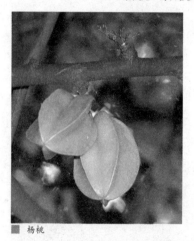

性味：甘酸，性平。**归经：**入肺、胃经。

功能：清肺胃热，消食，下气除痰，生津止渴。

应用：（1）食杨桃1～2个，能助消化，治过食肥腻引起的胸膈饱满，口气臭，大便秘结。

（2）食杨桃1～2个可治风热咳嗽，咽喉痛。

（3）食杨桃1～2个，可治胃热口疮。

（4）杨桃瘦肉汤：清肺胃，利咽喉。（杨桃250克，瘦肉100克）。

27.枇杷果

性味：甘酸，性平。**归经：**入肺、胃经。

功能：润肺止咳，生津止渴，下气，降逆，和胃。

■ 杨桃

应用：（1）枇杷果对肺热咳嗽，或肺燥咯血有辅助治疗作用。

（2）作果品食，能和胃生津。

（3）枇杷果瘦肉汤：能润肺止咳化痰。

28.杧果（芒果）

性味：甘酸，性凉，气香。**归经：**入肺、胃经。

功能：润肺化痰，生津止渴，和胃。

应用：（1）食杧果能润肺、化痰、止咳。治肺燥咳嗽。

（2）作果品食，生津止渴。

（3）甘草杧果干：生津、和胃。

注意：胃寒滞或胃肠湿热者，不宜多食芒果。

附：杧果核

性味：甘，微苦，性平。**归经**：入肺、脾经。

功能：行气，消肉滞、痰滞。

应用：常与解表消滞中药配伍，治外感食滞的咳嗽痰多。

29.西梅

性味：甘、平。**归经**：入脾、胃、大肠经。

功能：健脾胃，补血、通便、养颜护肤。

应用：西梅是近年从美国引进的一种果品，富含维生素A、维生素C、铁、锌、钾和食物纤维素，是健康饮食的佳品。

（1）常适量吃西梅，可强身健骨，延缓衰老。（西梅中含有的抗氧化剂是一种特殊的化合物，可防止氧化作用，抵制自由基对人体细胞的损害。）

（2）大便秘结，每日食鲜西梅3~6粒。

（3）常适量食西梅，可预防缺铁性贫血。

（4）西梅可制成果脯。

（5）西梅可制作点心。

30.杨梅

性味：甘，酸，性温。**归经**：入脾、胃经。

功能：生津止渴，和胃消食，祛痰止呕。

应用：（1）食鲜杨梅数个，有消食化滞之功效，可治饱食后消化不良，脘腹胀满或嗳腐反胃。

（2）盐制杨梅，祛痰止呕。

注意：杨梅不宜多食，多食令人发热，长疮。

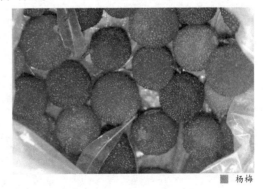

■ 杨梅

31.樱桃（莺桃、车厘子）

性味：甘，微酸，温。**归经**：入脾、胃经。

功能：补中益气，补血，健脾和胃，祛风湿，润泽肌肤，通便，生津止渴。

应用：(1) 作水果食，樱桃含丰富铁元素，可预防和改善缺铁性贫血，它又能帮助人体去除毒素，痛风患者食之，可降低尿酸，樱桃能美肤养颜，去皱消斑，延缓衰老。

(2) 制作果脯罐头。

(3) 樱桃水：外用润泽肌肤。

注意：小儿不宜多食，易发虚热。

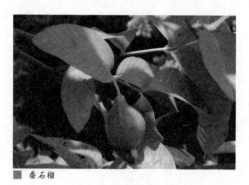
■ 番石榴

32.番石榴（鸡屎果）

性味：甘，涩，平。**归经**：入脾、大肠经。

功能：收敛止泻。

应用：(1) 生食番石榴3～4个，治泄泻。

(2) 民间验方：番石榴干3～4个，煎水内服，有消滞止泻之效。治食滞腹痛腹泻。(未成熟番石榴切开晒干即成番石榴干。可放于瓦罐内，储存备用。)

(3) 番石榴汁：饭后饮1杯，对糖尿病患者有辅助治疗作用。

(4) 番石榴叶3～4两，煎水外洗，止热痱瘙痒。

注意：①多食番石榴，容易引起便秘。②实热积滞及大便秘结者，不宜食。

33.石榴（安石榴）

石榴分酸、甜两种。

性味：酸石榴味酸涩，温；甜石榴味甘酸，涩，温。**归经**：入脾、大肠经。

功能：收敛，固大肠，止泻，生津止渴，润肺止咳。

应用：(1) 酸石榴：果汁生津，止泻痢，果皮入药能收敛固脱，治久泻久痢。

(2) 甜石榴：生津润肺，治咽干燥渴。

34.桃

性味：甘，酸，微温。**归经**：入肺、大肠经。

功能：润肺止咳，生津，通便。

应用：桃的品种甚多，产地不同，品质优劣各异，如水蜜桃、肥城桃，其果大、肉厚、味甜，稍多食亦无妨。

(1) 肺燥咳，大便不畅者，可食鲜桃1～2个。

（2）制作桃脯。

注意：未成熟桃不宜食。

35.李

性味：甘，酸，微温。**归经**：入肝、胃经。

功能：生津止渴。

应用：（1）作果品食。

（2）多用来制作凉果。

注意：鲜李不宜多食，多食令人发虚热，损齿，伤胃。

36.梅（青梅）

性味：酸，平。**归经**：入肺、脾、大肠经。

功能：生津止渴，消食醒胃，敛肺，涩肠止泻，驱虫安蛔。

应用：（1）蜜饯青梅作果脯。

（2）酸梅酱：消食醒胃，佐膳。

（3）酸梅汤：生津止渴，消暑解疲劳。

（4）盐腌青梅，作调味品用。用盐腌青梅1～2个冲水，徐徐饮之，治疗喉炎。

（5）乌梅：是青梅熏制而成，有敛肺止咳，利咽喉，涩肠止泻，驱虫安蛔的作用。

注意：多食青梅，易损齿、伤筋。

37.杏

性味：甘，酸，微温。**归经**：入肺、大肠经。

功能：杏肉生津解渴，通肺气。

应用：（1）蜜饯制成杏脯作干果食。

（2）咸杏脯煲粥，治疗伤风咳嗽，痰多。

注意：鲜杏不宜多食，多食伤筋骨，生痰热，易发疮痈。

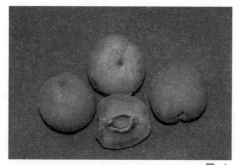

■ 杏

附：杏仁

北杏仁：苦，辛，温，有小毒。功能下气平喘，止咳化痰，多入药用。

南杏仁：甘，平。功能润肺止咳，润肠通便。

应用：杏仁糊可润肺滑肠，治肺燥咳嗽，肠燥便秘。

南杏仁30克（去皮），北杏仁10克（去皮、尖），大米50克，磨烂成糊，煮时加少许白糖。

38.火龙果（红龙果、芝麻果）

性味：味甘，性平，微寒。归经：入肺、胃、小肠、大肠经。

功能：消暑解毒，润肺生津，通利二便，养颜。

应用：火龙果是一种低热量、高膳食纤维的水果，常食能降血压、降血脂，并可作糖尿病患者的辅助治疗。

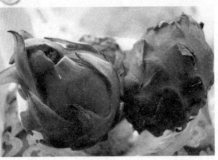

■ 火龙果

39.枣（鲜枣、黑枣、红枣、蜜枣、南枣）

性味：鲜枣、黑枣、蜜枣，甘，平；红枣，甘，温；南枣，甘，微温。归经：入脾、胃经。

功能：成熟鲜枣清甜爽脆可口，润肠通便；黑枣补脾养血，调和营卫，和百药；红枣健胃补血，滋养强壮；蜜枣清心润肺，止咳；南枣补中益血，健脾固肾。

应用：红枣常用作滋补炖品及汤水的配料。如参芪炖鸡常加红枣。红枣花生衣汤治血小板减少性紫癜。多食红枣能提高机体抗氧化和免疫功能，延缓衰老。

黑枣多入药用，能调和营卫，和百药，亦可作滋补炖品的配料。

黑枣去核，洒入少量生姜汁，在饭面上蒸过，能健脾开胃。每日食3～5枚，治小儿脾胃虚弱，食少。

蜜枣常用作清补炖品和清润汤水的配料。如沙参玉竹瘦肉汤、白菜干猪肺汤等，常加蜜枣。

南枣补益之力较强。南枣浸酒，补血强壮。

40.山楂

性味：酸涩，微温。归经：入脾、胃、肝经。

功能：健脾，消食导滞，活血化瘀，降血压，降血脂。

应用：山楂善消肉食积滞，但较少鲜食，多制成果脯果酱，入药配伍用。

（1）山楂饼：健脾胃、消食。

（2）冰糖葫芦（用山楂制的）：生津止渴，消食开胃。

（3）山楂果酱：健胃消滞。

（4）山楂花生壳水：降血压，降血脂。适用于高血压、冠心病患者。

注意：脾、胃虚弱者不宜多食山楂。

41. 香瓜（甜瓜）

性味：甘，寒，气香。归经：入肺、胃、小肠经。

功能：清暑热，除烦渴，利小便。

应用：（1）暑热烦渴，小便不利，可食香瓜250～500克，有清热除烦利尿作用。

（2）热盛口鼻生疮，食香瓜250～500克，有清热解毒的作用。

注意：①香瓜甘寒冷利，不宜多食。②脾胃虚寒、腹胀便溏者，不宜食。

42. 哈密瓜（网仔瓜）

性味：味甘，性寒，气香。归经：入肺、胃、小肠经。

功能：消暑热，生津液，除烦渴，利小便。

应用：（1）暑热烦渴，小便短赤。可食哈密瓜250～500克，有生津清热，除烦利尿作用。

（2）口苦咽干，口鼻生疮，食哈密瓜250～500克，有清热解毒作用。

（3）哈密瓜瘦肉汤：清热润肺，生津除烦，开胃佐膳。

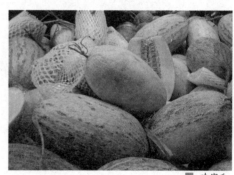
■ 哈密瓜

注意：脾胃虚寒者，不宜多食。

43. 橄榄（青果）

性味：酸，甘，涩，性平。归经：入肺、胃经。

功能：清热解毒，利咽喉，生津止渴，化鱼骨，醒酒。

应用：橄榄嚼汁，徐徐吞之，治鱼骨鲠喉，咽喉炎，咽痛声嘶。

注意：胃寒、胃痛者不宜食橄榄。

44. 菱角

性味：甘，凉。归经：入胃、肠经。

功能：清暑热，止渴，利尿，解酒毒。

应用：菱角生食解暑止渴；熟食益脾胃。又据近期研究报道，菱角有防治肿瘤作用，常用于防治胃癌、食道癌。

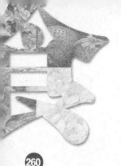

（1）陈年菱角粉：清热，利尿。用陈年菱角粉煮糊食，治热滞泄泻。

（2）菱角粥：健脾益胃，常用于防治胃癌、食道癌。

（3）菱角汁：解酒毒，若脾胃虚寒者不宜。

45.无花果

性味：甘，平。**归经**：入肺、脾、胃经。

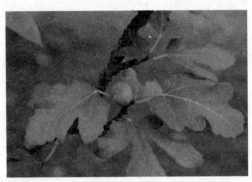

■ 无花果

功能：清心润肺，除痰火，健胃消食，润肠通便，利咽喉。

应用：（1）无花果瘦肉汤：有润肺、除痰火、健脾胃作用。治小儿颈部痰火核。亦可治痔疮、便秘。秋、冬季节，气候干燥时多饮用，可以清润脏腑，预防燥症。

（2）将无花果切成小粒略炒，加适量白糖，冲泡代茶，可健胃消食。

（3）食鲜无花果数个，可润肠通便。

46.红毛丹（毛荔枝）

性味：味甘，微酸，性平。**归经**：入脾、胃经。

功能：生津止渴，补脾益气。补充钙、磷和维生素C。

应用：红毛丹肉质柔软，味甜微酸，有荔枝的风味，常用作生食。

注意：不宜过量食用，以免引起头晕、呕吐。男性精子过少者不宜食。

47.人心果

性味：甘，平。**归经**：入肺经。

功能：清心润肺，止咳化痰，利咽喉。

应用：（1）熟透的人心果生食，润肺生津润喉。

（2）人心果瘦肉汤：润肺止咳，治干咳无痰或咽喉干涸，痰难咳出。

48.凤眼果（苹婆）

性味：甘，平。**归经**：入脾、胃经。

功能：益气健脾，固肾，止泄泻。

应用：（1）凤眼果煮熟食7～10粒，治脾虚泄泻。

（2）凤眼果焖鸡：益气健脾佐膳。

（3）凤眼果酒（民间验方）：凤眼果肉250克（蒸熟、去内皮），50度米酒

1升，浸60天。每服30毫升，治寒性胃痛，夜尿频多。

49.核桃（胡桃、合桃）

性味：甘，平，温。**归经**：入肺、脾、肾经。

功能：补气养血，温肺肾，纳气止喘，补髓益脑，润肤黑发，强壮筋骨，润肠通便。

应用：核桃是一种滋养强壮的食品，现代科学研究：核桃含有丰富的不饱和脂肪酸和含丰富的磷，有利于健脑益智，含大量的亚油酸，可防治动脉硬化。适量常食，有补气养颜、强壮筋骨之效。对老年动脉硬化、高血压、冠心病也有一定疗效。

（1）经常日食核桃1～2个（加少许盐拌食尤佳），可通血脉，润肤黑发，强健筋骨。

（2）煨熟核桃，每晚睡前食2～3个，治肾虚，小便频多。

（3）核桃糊：治气虚便秘。

注意：痰火积热者，不宜多食核桃。

50.板栗（栗子）

性味：甘，温。**归经**：入脾、肾经。

功能：益肾气，厚肠胃，治虚寒泄泻。壮腰膝，强筋骨，外用祛瘀消肿痛。

应用：板栗熟食，益气健脾，可代粮充饥；板栗自古有"肾之果"之称，对肾虚病，或肾虚脾弱，羸瘦乏力者，可作辅助治疗。

（1）每日食板栗3～4枚，细嚼慢咽。久服可治老年肾亏，小便频数，腰腿无力。

（2）板栗粥：板栗肉50克，大米适量煲粥，咸甜食均可。能健脾开胃，强筋补肾。适用于脾虚泄泻，腰倦，下肢乏力。

（3）板栗焖鸡：滋阴益气，健胃佐膳，体虚者和健康人均可作为美食。

注意：板栗虽有健脾补肾之功，但多食易滞气。尤其胃弱、胃酸过多者，不宜多食。

51.椰子

性味：椰子肉甘，平，气香；椰子水甘，凉。**归经**：入肺、脾经。

功能：椰子肉补气养颜。《本草纲目》谓

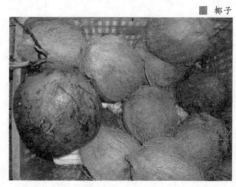
■ 椰子

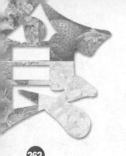

"食之不饥,令人面泽"。椰子水清肺胃热,消暑解渴。

椰子水、椰子肉同食,有驱虫作用,可治姜片虫、绦虫。

应用:(1)椰子肉甘香,作果品食用;椰子水清热解渴,可作清凉饮料。

(2)椰子炖鸡,其汁鲜美,补气养颜。但易滞气,只宜适量食用。

注意:椰子肉难于消化,不宜多食。

52. 余甘子(油柑、滇橄榄)

性味: 酸涩,甘,凉。**归经:** 入肺经。

功能: 生津止渴,清热利咽,润喉止咳。

应用:(1)生嚼余甘子数粒,生津润喉,治咽干,喉痛,止咳。

(2)余甘子含大量维生素C,用甘草盐水浸泡后常吃,可预防扁桃腺炎。

(3)余甘子治痛风(民间验方)。

每天嚼余甘子5粒,连服45天,痛风症状明显缓解。

53. 人面子(柞面)

人面子是南方果品,因其核似人面,故以为名。

性味: 酸,微甘,性平。**归经:** 入脾、胃经。

功能: 和胃消食。

应用:(1)人面子果酱:开胃助膳。

(2)人面子用酱油浸渍,用来蒸鱼,味美可口。

(3)甘草人面子:用甘草浸制,作干果。

54. 猕猴桃(藤梨、奇异果)

性味: 微酸,甘,寒。**归经:** 入肺、胃经。

功能: 调中下气,生津止渴,解热除烦。

■ 猕猴桃

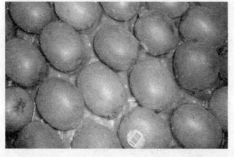

应用:(1)猕猴桃经霜后始甘美可食。猕猴桃果汁,治热滞,消化不良。

(2)有驱铅作用,猕猴桃含丰富的维生素C,维生素C与铅结合成溶于水而无毒的盐类,随粪便排出体外。故铅高患者可适当多吃猕猴桃。

(3)有研究报道,常食可降低胆固醇。

(4)制作清凉饮料。

注意:多食冷脾胃。胃病者不宜多食。

55.莲雾

性味：甘，平。**归经**：入心、肺经。

功能：润肺，清肺，止咳。治肺燥咳嗽，干咳无痰，口舌生疮。果以暗红色为佳，红得发黑的黑珍珠最甜。底部一定要够青。

56.银杏（白果）

性味：甘，微苦，涩，性平。有小毒。**归经**：入肺、肾经。

功能：益肺气，消痰，定喘咳。固肾，缩小便，除湿，治带浊。

应用：（1）煨白果：成人每次服7～14粒，5岁以上小儿服5～7粒，治小便频数，夜多小便，遗尿。

（2）白果入药用，常与止咳平喘或补肾的中药配伍。

（3）白果猪小肚汤：白果10粒，覆盆子9克，金樱子12克，猪小肚1个，水煎服，治夜多小便或遗尿。

（4）白果腐竹粥：甘香可口，清热利尿，益肺气，养胃。

（5）白果猪肚汤：白果20粒，腐竹50克，猪肚1个煲汤。健脾养胃，除湿补虚。

（6）白果叶：活血通络。

注意：白果有小毒，不宜生食或用量过多。白果煮熟后毒性减低，但亦不宜多食，以免中毒。白果中毒，会出现头晕呕吐，甚则口唇青紫，抽搐，应即送医院诊治。如仓促间送不到医疗单位，即灌服鸡蛋清，或生甘草50克煎水服。

57.花生（长生果）

性味：甘，平。**归经**：入肺、脾经。

功能：醒脾和胃，养血止血，养颜益智。润肺止咳，通乳。

应用：花生是一种滋养强壮、营养丰富的食品，可作果、作菜、入药，用途广泛。

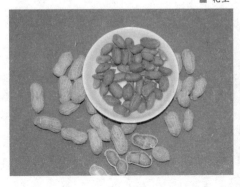

■ 花生

（1）花生酱：甘香可口，营养丰富。

（2）花生红枣鸡蛋茶：有养血补虚、滋润养颜作用。

（3）花生猪脚汤：有通乳、下乳功效，治妇人产后乳汁稀少。

（4）花生衣红枣汤：能补血、养血、止血，

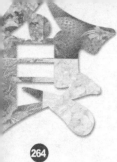

治血小板减少性紫癜。

注意：①脾胃虚弱、消化不良者，不宜多食花生。②胆病患者不宜多食。③大便溏泄者不宜多食。④跌打损伤、瘀血留滞者不宜食。⑤发霉花生不能食。

58.腰果

性味：甘平，微温。归经：入脾、肾经。

功能：补脾益肾，滋润强壮，美容润肤，润肠通便。

应用：腰果是一种滋润强壮、美容润肤的食品。

（1）香炸腰果是一种美味可口的零食。

（2）腰果配肉丁、虾仁等，可制作多款美味佳肴。

（3）腰果配核桃、莲子、芡实、猪骨等煲汤，有健脑固肾、强壮筋骨的作用。

（4）腰果含有丰富的单不饱和脂肪酸，有降血脂的作用，心脑血管患者可适当食用。

注意：①腰果含油脂丰富，胆囊炎、肠炎患者不宜食。②有过敏体质的人，要慎食腰果。

59.芝麻

性味：甘，平。归经：入肝、肾、大肠经。

功能：补肝肾，养血，通血脉，益脑髓，润肌肤，乌须黑发，润肠通便。

应用：芝麻有黑白两种，食用黑白芝麻均可，药用以黑芝麻较佳。

（1）芝麻糊：养血，润肌肤，润肠通便。

（2）芝麻核桃糊：芝麻、核桃等量磨成粉末，加入适量粘米粉煮糊，咸甜均可。能补肝肾，养血。治肝肾不足，头眩眼花，腰酸腿倦。

（3）芝麻酱：甘香可口，含丰富的铁和钙，经常食用，益气养血。

注意：①大便溏泄者，不宜食芝麻。②皮肤热毒、疮疡湿疹、牙痛齿龈肿者，不宜食。

■ 芡实

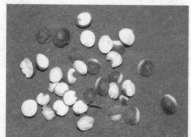

60.芡实（鸡头米）

性味：甘，涩，平。归经：入脾、肾经。

功能：健脾祛湿，固肾涩精。治脾虚泄泻，遗精，小便频数，白带。

应用：（1）芡实粥：健脾祛湿，治脾虚泄泻，消化不良，小儿只宜食粥，不宜食芡实，以免难消化。

（2）芡实猪骨汤：健脾固肾，促进小儿生长发育。

（3）常与健脾固肾中药同用，以增强其固肾健脾之力。

注意：①大便秘结者不宜食芡实。②多食芡实不易消化。

61.薏苡仁（苡仁、苡米、薏米）

性味：甘，淡，微寒。**归经**：入肺、脾、肾经。

功能：利水消肿，清热排脓，祛风湿，通利关节。健脾胃。

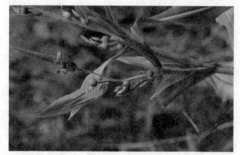
■ 薏苡仁

应用：薏苡仁有生用、炒用之分。生薏苡仁清热，利水，排脓之力好,炒薏苡仁(熟薏苡仁)健脾止泻之力佳。

（1）薏苡仁粥：清热利水，健脾祛湿。常用于脾虚泄泻。

（2）生薏苡仁水：治扁平疣有效。

（3）生薏苡仁糖水：能清利湿热。小儿发热，小便短黄，服之有效。

注意：生薏苡仁其性滑利，孕妇慎用，滑精、尿多者不宜食。

62.松子（罗松子、红松果）

性味：甘、温。**归经**：入肺、肝、大肠经。

功能：健脑养血，润肺滑肠通便，滋润肌肤，美容。

应用：（1）松子甘香可口，是菜肴的配料佳品。

（2）松子用少许白糖、盐拌匀蒸熟，再晒干，可作零食。健脑润肠通便。

（3）松子含丰富的油酸、亚油酸，可软化血管，降血脂，适宜老年人食用。

第四节　蔬菜类

一、香辛菜类

1.韭菜

性味：辛温，涩。**归经**：入胃、肾、大肠经。

功能：补虚壮阳，暖胃，活血散瘀。治腰膝痛，止泄精，通利大便。

应用：韭菜是一种暖胃壮阳食物。据近期研究报道，韭菜还有降血脂作用。

（1）韭菜炒鸡蛋：温中健胃，增进食欲。

（2）韭菜炒虾：补肾壮阳，益精，暖腰膝。治腰膝冷痛，并治遗尿。

（3）韭菜炒核桃肉：补肾壮阳，固精。治阳虚遗精，腰膝冷痛。

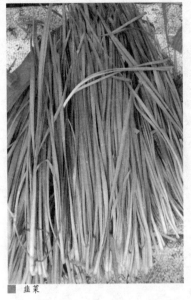

（4）韭菜炒蚬肉：暖胃益阴。

（5）煮熟韭菜热敷患处 能散瘀活血。治跌打损伤。

注意：阴虚火旺、胃热、痈疽疮肿、皮肤湿毒者不宜食韭菜。

2.葱

性味：辛，温。**归经**：入肺、胃经。

功能：解表发汗，通阳解肌，健胃，疏通关节，透疹。

应用：葱是一种常用的调味品，生熟食用均可。

（1）葱豉汤：香葱 3 条（连头须），淡豆豉 10~12 克，水煎热饮，治风寒感冒。

（2）香葱 250 克，煎水熏洗，可透发麻疹。

注意：①生葱动痰，痰多者不宜多食。②阴虚有热者，不宜多食。③多食生葱，令人口气发臭。

韭菜

3.洋葱头（胡葱）

性味：辛，温。**归经**：入心、胃经。

功能：温中下气，消谷食肉滞，杀虫除湿。

应用：据近期研究报道，洋葱头能降血压、降血脂，对预防动脉硬化有一定作用，是高血脂、高血压等心脑血管病患者经常食用的蔬菜之一。

（1）炒洋葱头：可素炒或拌以肉类同炒，温中开胃佐膳。

（2）凉拌洋葱：将洋葱切成粗丝，用盐、糖、醋、酱油、麻油拌后生食。此种食法，可去其辛辣之性，并保留大量维生素 C。能醒胃佐膳，又可预防感冒。

注意：洋葱不宜多食。"久食，发痼疾"（《食疗本草》载）。

4.薤菜（薤头、薤白）

性味：辛，温，滑。**归经**：入胃、大肠经。

功能：温中助阳，散结气。治胸痹痛，除湿，止久痢冷泻。

应用：（1）酸薤头：开胃佐膳。

（2）肉丝炒薤菜：气香味美，暖胃补中。

（3）薤白入药：栝楼薤白白酒汤，治胸痹痛（《金匮要略》载）。

（4）藠头与蜜捣烂：敷治烫伤。

注意：①胃热口苦者不宜多食薤菜。②发热病不宜食（《食疗本草》载）。

5.蒜

性味：辛，温。有强烈刺激气味。**归经**：入肺、脾、肾经。

功能：温中祛寒，健胃消食，除湿痹，疗疮癣，抗菌杀虫。

应用：（1）作调味香料：如拌凉菜时，加入一点生蒜蓉，不但能增加香味，还有预防肠道病的作用。

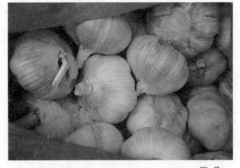
▨ 蒜

（2）生食蒜2~3瓣，能开胃助膳，治脾胃虚寒，食欲不振。

（3）在发生流感期间，进餐时吃点蒜，有预防流感的作用。

（4）在进餐时，吃2~3瓣生蒜，有预防痢疾肠炎的作用。

（5）预防冻疮：入冬天气转冷时，将蒜捣烂，擦在常患冻疮处。每天1~2次，5天1个疗程。

（6）被蜈蚣咬伤，可嚼蒜涂之（《肘后方》载）。

（7）据研究报道，蒜有降低胆固醇作用。高胆固醇、高血脂患者，每天吃3~5瓣蒜，能使血液中胆固醇含量降低。

注意：阴虚火旺、肝热、目疾、肺热、痰多、脾胃积热者，不宜食蒜。

附：青蒜

性味：辛，温。**归经**：入肺、脾经。

功能：暖胃醒脾，消谷食。

应用：（1）作调味香料。

（2）作蔬菜配肉类炒食，甘香可口。

注意：青蒜易生痰动火，不宜多食。

6.辣椒

性味：辛辣，性热。**归经**：入肝、胃、大肠经。

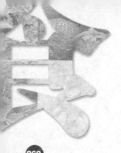
功能：温中散寒，健胃，增进食欲。

应用：（1）可作蔬菜及调味品食用。

（2）辣椒制品：如辣椒酱、辣椒油等，可作调味品，开胃佐膳。

注意：①肝热、目疾、胃热、口苦者，不宜食辣椒。②凡内外科炎性疾患，溃疡病，结核病，痔疮，牙痛，均不宜食辣椒。

7.花椒（川椒）

性味：辛，热，麻。归经：入脾、胃、肾经。

功能：温中散寒，健胃，消宿食，除湿止泄泻。

应用：（1）作调味品。煮肉时放点花椒，可去肉类腥膻味，增加肉的鲜美。

（2）《本草纲目》载：醋煮花椒，研末内服，治小儿水泻。

（3）花椒煎水（外用冲洗），治漆疮瘙痒。

注意：热性病或易发热者，不宜食花椒。

8.八角茴香（大茴香）

性味：甘，辛，温。归经：入胃、肾、膀胱经。

功能：温中散寒，开胃进食，行气止痛。治小肠疝气，肾虚腰痛。

应用：（1）作调味香料，能去除肉类的腥膻或臭味。

（2）入药治小肠疝气。《本草纲目》载：用大茴香、荔枝核等量，炒黑研末，每服3克，温酒调下，治疝气痛。

（3）《本草纲目》载：炒茴香研末，每次2克，入猪腰内，用湿纸包裹煨熟，空腹时食，用盐汤送下，治肾虚腰痛。

注意：多食茴香，伤目，发疮。阴虚火旺者不宜食。

■ 小茴香

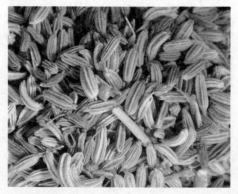

9.小茴香（莳萝）

性味：辛，温，气香。归经：入脾、胃经。

功能：健脾开胃，消食。

应用：小茴香善增加食味，其嫩枝叶在北方作菜食，常用作饺子馅的配料。

注意：阴虚内热者，不宜多食。

10.胡椒

性味：辛辣，大温。归经：入肺、胃、肾经。

功能：温中暖肠胃，壮肾气，除脏腑中风冷。祛寒痰，除寒湿，脾胃寒湿者宜食之。

应用：（1）芳香调味品。食肉粥、汤面加入少许胡椒粉，醒脾开胃。

（2）胡椒煎蛋汤：鸡蛋1个，用少许油在锅内煎至金黄色，加入适量开水和少许胡椒粉，滚5分钟即可。食蛋饮汤，治寒咳，或胃寒呕吐。

（3）胡椒猪肚汤：胡椒20~30粒放入洗净的猪肚内，加水煲汤。文火煎1~2小时，取出胡椒另服。饮汤食猪肚，温中暖胃，治胃寒痛，食欲不振。

（4）蜈蚣咬伤，胡椒嚼烂涂伤口，即止痛（原载《本草纲目》）。

注意：胡椒辛辣，助火，伤目，发疮，不宜多食，以免动火伤气。阴虚火旺者，不宜食。

11.姜（生姜）

性味：辛，微温。气味俱厚，浮而升。**归经**：入肺、脾、胃经。

功能：祛风散寒发汗，健胃止呕，增进食欲。祛痰止咳。解毒，并解半夏、南星毒。

应用：生姜作调味料；可用醋、酱、盐、糖腌制或蜜饯，生啖熟食均宜；可作菜，作果，入药。嫩姜（子姜）多作蔬菜食；老姜多入药。

（1）红糖姜汤：生姜15克煎水，加入适量红糖，煎服。治风寒感冒或胃寒呕吐。

（2）生姜煎蛋汤：生姜约15克，磨碎，鸡蛋1个。同放入铁锅中煎至金黄色，加适量开水，滚几分钟即成。汤蛋一同食，能祛风散寒，暖胃，除痰，止咳。治风寒带痰咳嗽或胃寒呕吐。

（3）生姜黑枣同用：补益脾胃，温中祛湿。

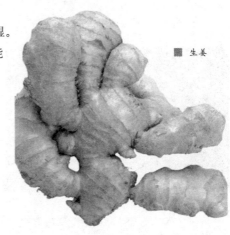
■ 生姜

（4）生姜煨热，擦肩背部，祛风散寒，能缓解咳嗽，治小儿风寒咳嗽。

（5）生姜甜醋煲猪脚：祛风，补血，强筋骨。是产妇坐月子时常食的补品。

注意：①生姜宜少量食。若久食多食，会积热，发目疾，咽喉痛。②痔疮、痈疮患者不宜食。③干姜、炮姜、姜皮均入药用。

12.芫荽（胡荽、香菜）

性味：辛，微温。**归经**：入脾、胃经。

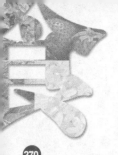

功能:醒脾调中，健胃消食，透疹。

应用:（1）作调味菜，合诸菜食，气香令人爽口。脾胃虚寒，脘闷腹满，食欲不振者，宜食。

（2）芫荽鱼片汤：清喉开音，治声嘶。

（3）芫荽冬菇脚汤（民间验方）：透发麻疹。

（4）芫荽煮水加米酒外洗，解表透疹。治麻疹、疹出不快。

注意:①水痘患者，不宜食芫荽或用芫荽水外洗。②凡服补药及药中有白术者，不宜食芫荽（《本草纲目》载）。③多食伤神损目。

13. 芹菜

性味:甘，辛，平。**归经:**入肝、肾经。

功能:祛风健胃，平肝除烦热，降血压。

应用:据研究报道，芹菜有降低胆固醇作用。常吃芹菜，对高血压、血管硬化者，有辅助治疗作用。

（1）芹菜汁：鲜芹菜洗净，在开水锅中焯熟，榨取芹菜汁约50毫升，加入等量蜂蜜。每日服1次，清热，降血压。

（2）凉拌芹菜：将鲜芹菜去叶，切成3～5厘米长小段，在开水锅中焯熟，随即放入冷开水中"过冷河"，捞起后，加入适量香（麻）油、糖、醋、酱油、味精调匀，即可食用。能清热平肝，降血压，健脾佐膳。

（3）芹菜炒肉类，开胃佐膳。老幼咸宜。

二、瓜果菜类

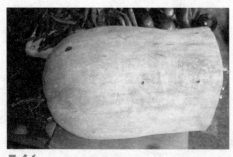

■ 冬瓜

1. 冬瓜

性味:甘，微寒。**归经:**入肺、胃、小肠经。

功能:清暑热，止消渴，除烦闷，利尿消肿，解毒。

应用:冬瓜为夏天清凉食品。

（1）冬瓜扁豆苡米水（或冬瓜扁豆苡米粥）：冬瓜750克，生薏苡仁30克，炒白扁豆30克，煎水代茶，能清热解暑，祛湿利水，为夏季清凉饮料之一。

（2）冬瓜炖蝉衣，消暑退热，治久热不退，烦渴喜饮。

（3）每日食适量冬瓜，能止消渴，是糖尿病患者辅助治疗食品。

（4）常食冬瓜，体瘦轻健，有减肥作用。

注意：冬瓜味甘微寒而带有冷利之性，脾胃虚寒、久病阴虚、身体瘦弱者不宜多食。在服用滋补药期间，也不宜食冬瓜。

附1：冬瓜仁

性味甘，平。有清热化痰，排脓，消痈肿，利湿，润肌肤作用，多入药用。冬瓜仁其性滑利，脾胃寒湿、便溏者不宜。

附2：冬瓜皮

性味甘，微寒。功能清热利水。治水肿胀满，小便不利。

2.节瓜（毛瓜）

性味：甘，平。归经：入肺、胃经。

功能：消暑解渴，清脾胃热，健胃，利尿。

应用：（1）节瓜鲩鱼尾汤：消暑解渴，清脾胃热，开胃佐膳。

（2）节瓜煮粉丝虾米：开胃佐膳。

（3）夏季煲节瓜汤代茶，消暑解渴，有预防暑热病的作用。节瓜性味平和，无冬瓜冷利之性，老幼皆宜。但解暑清热之力不及冬瓜。

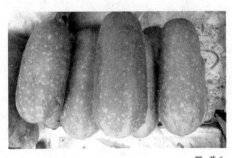

■ 节瓜

3.苦瓜

性味：苦，寒。归经：入肝、大肠经。

功能：解暑热，除烦，清肠，清心明目。

应用：（1）苦瓜瘦肉片汤：清热解暑，治暑热烦渴。

（2）苦瓜干煲蚝豉：治久热不退。对热性病、身热、烦渴喜饮者有辅助治疗作用。

（3）苦瓜炒鸭片，清热滋阴，开胃佐膳。

（4）鲜榨苦瓜汁能降血脂（可加入苹果同榨减少苦味）。

注意：脾胃虚寒者，不宜多食苦瓜。

4.丝瓜

性味：甘，寒。归经：入心、肺、小肠经。

功能：清热，除热痰，凉血解毒，通经络，利关节，下乳汁，通利大便，除口臭。

应用：（1）丝瓜汤：清肺胃热，除热痰，开胸快膈，除口臭，利尿。

（2）丝瓜肉片汤：清热健胃，清淡爽口，增进食欲。

（3）老丝瓜：入药用，丝瓜络，有除湿火、通经络、利关节作用。

注意：虚寒者不宜多食。

5.黄瓜（青瓜）

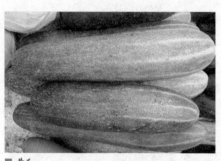
■ 黄瓜

性味：甘，凉。**归经**：入肺、胃、小肠经。

功能：清热解渴，降血压，利尿。

应用：黄瓜可作果，可作蔬菜，生食、凉拌、炒食、腌制成酸甜黄瓜，均爽口开胃。

（1）生食黄瓜：清凉解渴，清肺胃热。

（2）老黄瓜煲汤：清热，消暑，降压，利尿，除烦止渴。为热性病辅助治疗食品。

（3）凉拌黄瓜：黄瓜去瓤，切片或切丝，用少许盐腌过，去掉咸水后加入适量糖、醋、酱油、蒜蓉、味精、香油，调匀即成。食之清热，爽口，开胃佐膳。

注意：①脾胃虚寒及患疮疥、脚气、虚肿者不宜多食黄瓜。②过多食黄瓜，易生湿热，泄泻。

6.白瓜

性味：甘，平。**归经**：入胃、小肠经。

功能：益肠胃，除烦热，利小便。

应用：白瓜可生食作果，亦可炒食或煮汤，白瓜味甘平，较之黄瓜无寒凉之性。

（1）白瓜肉片汤：清润益肠胃，佐膳。

（2）糖醋炒白瓜：爽口开胃。

7.葫芦瓜（蒲瓜）

性味：甘寒，性滑。**归经**：入肺、胃、小肠经。

功能：清热除烦，利水道，消肿胀，治热毒火疮。

应用：（1）葫芦瓜汤：清热泻火利尿。

（2）葫芦瓜瘦肉汤：清热毒，治疗小儿小脓疱疮。

（3）葫芦壳：入药用，利水消肿。

注意：①脾虚内寒者，不宜多食葫芦瓜。②味苦之葫芦瓜有毒，不能食。

8.南瓜（番瓜、饭瓜）

性味：甘，平，微温。**归经**：入胃、大肠经。

功能：益肠胃。驱虫。

应用：（1）南瓜味甘可口，既可作菜，又可作粮。糖尿病患者，常食南瓜，有辅助治疗作用。

（2）南瓜瓤外敷：治小面积烫伤，消炎止痛。

（3）南瓜子：是有效的驱虫药。

注意：南瓜湿热，湿毒疖疮者勿食。

9.茄子（矮瓜、茄瓜）

性味：甘，寒，性滑。**归经**：入胃、肠经。

功能：清热利水，消肿宽肠。

应用：茄瓜质地嫩滑，用蒜、豆豉等酱料，配肉类烹调，味鲜美好吃，是人们喜爱吃的蔬菜之一。

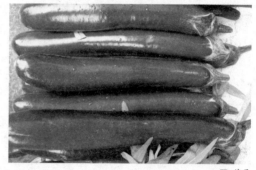

■ 茄子

（1）据研究报道：茄瓜含较多的维生素P，可预防毛细血管脆裂出血，适宜高血压患者食用。

（2）白茄瓜干煎水代茶（民间验方）：消肿利尿。治慢性肾炎水肿。

注意：①茄瓜性寒滑利，体虚冷者不宜多食。②多食茄瓜易发疮，痼疾，损目（《本草纲目》载）。

10.豆角（豇豆）

性味：甘，平。**归经**：入胃、脾、肾经。

功能：健脾和胃，补肾固涩，止消渴。

应用：常见的有青豆角和白豆角两种，功用基本相同。

（1）脾胃虚弱，饮食少者，可常食。

（2）肾虚不摄，小便频数，或有梦滑精者，选择蔬菜食用时，宜选豆角。

（3）糖尿病患者可常食。

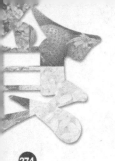

11. 荷兰豆（嫩豌豆、麦豆）

性味： 甘，平。**归经：** 入脾、胃经。

功能： 益中气，和脾胃。

应用： 南方种植的豌豆，常见的有两种，以食豆荚内种子为主的"麦豆"和以食豆荚为主的"荷兰豆"。荷兰豆豆荚色青，脆嫩，清甜，可素炒或配以肉类炒食，味鲜爽口，开胃佐膳。

12. 番茄（西红柿）

性味： 甘，酸，微寒。**归经：** 入肝、胃、大肠经。

功能： 健脾开胃，可消食滞，清热平肝，生津止渴，润肠通便，降血压。

应用： 番茄营养丰富，含有较多维生素 C，可作果作菜，生、熟食均宜。

（1）小儿常食，能开胃，消食，健脾。

（2）可作热性病，如发热、口干渴、食欲不振等症的辅助治疗食品。

（3）每天早晨空腹食番茄 1～2 个，15 天为 1 个疗程，对高血压、眼底出血等症有效。

注意： ①番茄虽营养丰富，但其性偏寒。脾胃虚寒者，不宜多食。②小儿多动症者不宜多食。③未成熟的番茄不宜食。

三、叶菜类

1. 白菜（小白菜）

性味： 甘，凉。**归经：** 入肺、胃、小肠经。

功能： 清肺胃热，宽胸除烦，消食，解酒，通利大小便。

应用： 白菜可炒食或煮汤。

（1）白菜蜜枣汤：清肺胃热，除痰。治肺热痰火，咳嗽，胃热，口干苦或咽喉痛。

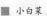 小白菜

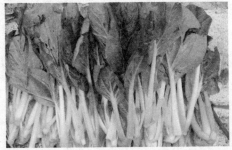

（2）白菜生鱼瘦肉汤：清热润肺。

（3）白菜干粥：白菜干 30 克，大米 50 克，加适量清水煲粥，咸甜均可。能清胃肠热滞，通利大小便。

（4）金银菜汤：即用鲜白菜、白菜干、蜜枣一齐煲汤，可清肺润燥止咳，老幼咸宜。

注意：肺脾虚寒者，不宜多食。

2.大白菜（黄芽白、卷心菜、绍菜）

性味：甘，微寒。**归经**：入脾、胃经。

功能：养胃，清热，利尿。

应用：黄芽白可炒食或煮汤。

黄芽白洗净，榨取鲜汁，每次服30毫升，可治胃溃疡（民间方）。

注意：多食寒湿。

3.菜心（苔白菜）

性味：甘，平。**归经**：入肺、胃经。

功能：清热，和脾胃，消食，通利大便。

应用：（1）素炒菜心：清热消食，爽口佐膳。

（2）菜心瘦肉片汤：清热和胃。

4.芥蓝菜

性味：甘，辛，平。**归经**：入脾、胃经。

功能：利水化痰。

应用：芥蓝菜多炒食，能开胃佐膳。

注意：多食芥蓝易生湿热。

5.芥菜

性味：甘，辛，凉，微苦。**归经**：入肺、胃、小肠经。

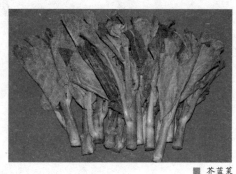

■ 芥蓝菜

功能：宣肺豁痰，发汗清热，解暑利小便。

应用：芥菜有小芥菜、大芥菜之分，两者功用基本相同。

（1）芥菜汤：清热，化痰，利小便。

（2）芥菜煲白心番薯：解表发汗，清热解暑。可作暑热病的辅助治疗。

注意：芥菜气辛耗散，哮喘、盗汗、体虚脾弱者，皆不宜多食。

6.西洋菜

性味：甘，微寒。**归经**：入肺、胃经。

功能：清肺胃热，润肺，祛痰，利尿。

应用：西洋菜炒食，性较和平；煲汤食清热力好。

（1）西洋菜蜜枣汤：清热润肺，祛痰止咳。治肺热咳嗽，痰黄。

（2）西洋菜对肺结核病有辅助治疗作用。西洋菜加少许陈皮、蜜枣煲汤，煲2～3小时，如体虚者，可加猪瘦肉同煲。经常饮用，清肺润肺，促进康复。

（3）西洋菜生鱼瘦肉汤：清热润肺，可作肺结核病的辅助食疗。

注意：肺、胃虚寒者不宜多食西洋菜。

7.菠菜

性味：甘，凉，滑利。归经：入胃、大肠经。

功能：清胃肠热，润燥、通便、清血热，治皮肤瘙痒。

应用：炒食菠菜，可减少滑利之性。

（1）菠菜汤：清肠通便。肠热便秘或痔疮大便不畅者，宜食。

（2）菠菜根可作糖尿病的辅助治疗。

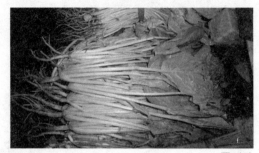
■ 菠菜

注意：①菠菜滑利，脾肾虚弱、大便溏、遗尿、滑精或夜多小便者，不宜多食。②菠菜含草酸较多，不宜与豆腐同煮。

8.蕹菜（空心菜、通菜）

性味：甘，凉。归经：入胃、小肠经。

功能：清热凉血，解毒利尿；外用止血消肿。

应用：炒食或煮汤均可。

（1）蕹菜汤：清肠胃热，利尿。

（2）鲜蕹菜连根1～2斤洗净捣烂，取汁灌服，可解菌类中毒。

注意：虚寒者不宜多食蕹菜，以防引起抽筋。

9.苋菜

性味：甘，凉。归经：入胃、肠经。

功能：清热，利大小便，滑胎。

应用：苋菜用蒜炒食，性较和平，煮汤则带冷利之性。肝火风热上扰，目赤目痛，大小便不利者，宜食苋菜汤。

注意：①苋菜不可与鳖同食。②苋菜寒削，脾虚胃寒者不宜多食。

10.马齿苋（瓜子菜）

性味：甘，酸，寒，涩。归经：入胃、肠经。

功能：清利湿热，凉血解毒。可防治细菌性痢疾，急性胃肠炎。

应用：(1) 马齿苋汤：清胃肠湿热，治湿热泄泻，亦可作细菌性痢疾、急性肠炎的辅助治疗。

(2) 痔疮患者常食马齿苋，能减少痔核发炎。

注意：脾胃虚寒者不宜食。

11.生菜（白苣）

性味：甘，凉。**归经**：入脾、胃经。

功能：开胸膈，和胃，消食，解热毒、酒毒，止消渴，利大小便。

应用：生菜有园叶生菜，叶长，叶边呈波浪状，菜爽甜味浓。另一种包心生菜，即西生菜，质爽脆而菜味淡。

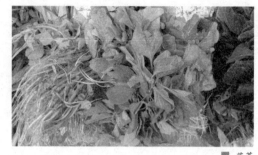
■ 苋菜

(1) 生菜生食，脆嫩清甜爽口；亦可炒食或煮汤。

(2) 生菜鱼片（或鱼球）粥：开胃清热，解渴利尿。

12.椰菜（甘蓝、包心菜、洋白菜）

性味：甘，平。**归经**：入胃经。

功能：清热，健胃，止胃痛。

应用：椰菜可炒食或煮食，亦可盐腌、醋渍。

椰菜含大量维生素U，鲜椰菜汁可治胃及十二指肠溃疡。椰菜捣烂榨汁，略加温，饭前饮。每次服250毫升，每天服2次，10天为1疗程。

注意：多食椰菜，易生湿热，胃寒者应少食。

附：花椰菜（椰菜花）

椰菜花性味甘平，其功用与椰菜基本相同，但其湿热之性较少。

13.茼蒿菜（蓬蒿）

性味：甘，辛，平。**归经**：入脾、胃经。

功能：理气暖胃，助消化，消水饮，利肠胃。

应用：茼蒿菜可炒食，亦可作汤。脾胃虚弱者，食用无妨。

14.莙荙菜（牛皮菜、猪厴菜）

性味：甘，寒，滑。**归经**：入脾、胃经。

功能：散风，清热，凉血，治热毒痢。

应用：莙荙菜寒滑。平时炒食，宜先用开水焯熟，再用蒜、豆豉、姜、油炒

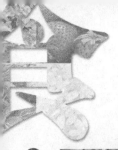

食，以去其寒滑之性，并增加菜之美味。

注意：脾胃虚寒者，不宜食。

15.藤菜（潺菜）

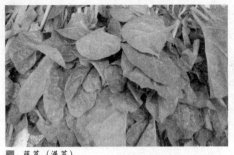

■ 藤菜（潺菜）

性味：甘，寒，滑。**归经**：入胃、肠经。

功能：清热，去暑湿，润肠通便。

应用：藤菜叶肥厚，软滑，素食或配肉类煮汤食皆宜。

（1）藤菜汤：祛肠胃湿热，滑肠，通利大小便。

（2）藤菜豆腐汤：清热除烦，通利大小便。

注意：藤菜性寒滑利。脾胃虚寒者，不宜多食。

16.苦麦菜

性味：甘，微苦，性寒。**归经**：入肝、胃经。

功能：清凉解热，祛暑利尿。

应用：可炒食或煮汤。苦麦菜汤清热，解暑利尿，并能治风热，目赤眼痛。

注意：苦麦菜性寒，脾胃虚寒者不宜多食。

17.枸杞菜

性味：甘，微凉。**归经**：入肝、胃经。

功能：清肝热，和脾胃。

应用：枸杞菜煲猪肝，清肝明目。

四、根茎菜类

1.萝卜（莱菔）

性味：甘，辛，凉。**归经**：入肺、胃经。

功能：清肺胃热，宽胸膈，消食化积，润肺止咳，下气化痰，解毒散瘀，通利大小便。

应用：萝卜是冬季的主要蔬菜之一，南北皆有，品种繁多。常见的有白萝卜；北方的"天津萝卜"里外全是青绿色，味辛辣；另一种皮青、肉呈玫瑰红色的名为"心里美"萝卜，清脆可口，甜而不辣，可作水果吃。

（1）萝卜瘦肉汤（久煎，煲3～4小时）：清肺胃热，下气化痰。治肺热咳嗽，气逆痰黄。

（2）萝卜汤：有助消化作用，可治多食肥腻、肉类、煎炸食品而致的胸膈胀满，口鼻灼热，大小便不畅。

（3）萝卜鲫鱼汤：治肺痿咯血。

（4）矽肺患者，常吃鲜萝卜、鲜马蹄，可明显减轻矽肺咳嗽、黑痰症状。

注意：①萝卜寒凉下气。脾胃虚寒者不宜多食。②服用人参及滋补药品期间，不宜食萝卜。③白萝卜不宜与红萝卜同煮，会使两种萝卜营养价值降低。

2.胡萝卜（红萝卜）

性味：甘，辛，平。**归经**：入肺、脾、胃经。

功能：宽胸膈，开胃消食，清肠胃，利尿，透解麻疹水痘热毒。

应用：胡萝卜含大量胡萝卜素，对皮肤粗糙、夜盲症、眼干燥、小儿佝偻病、缺锌症等，有辅助治疗作用，但不宜长期大量食用。

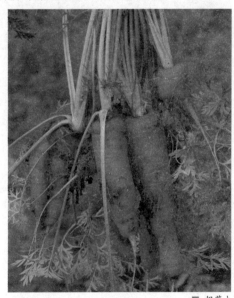

（1）红萝卜煲冰糖：清肠胃，消食，利尿。治小儿口腔溃疡有效。

（2）红萝卜、芫荽、马蹄煎水代茶，透解麻疹，可作麻疹的辅助治疗。

3.芋头

性味：辛，淡，平。**归经**：入胃、脾经。

功能：益脾胃，调中补虚。外用可消炎，消肿止痛。

应用：芋头可作粮食充饥，亦可作菜。芋头扣肉、香芋煲鸡，俱色香味美，开胃补中。但易滞气，不宜多食。

■ 胡萝卜

注意：①芋头性黏滞，多食难消化，易滞气困脾。故胃痛、胃肠湿热者不宜食。②若芋头外敷或芋头液刺激皮肤，引致瘙痒，可用姜汁搽或用火烘热该处皮肤，即缓解。

4.淮山（山药、薯蓣）

性味：甘，平。**归经**：入肺、脾、肾经。

功能：益肺补脾，滋养肾阴，健脾止泻，可作糖尿病的辅助食疗。

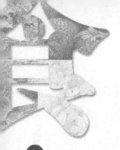

应用：淮山以河南、河北两省所产较佳。淮山补而不腻，常用来作补品、炖品、煲汤的配料。

(1) 淮山粥：健脾，利尿，止泻。治脾虚泄泻和急、慢性肠炎。

(2) 淮山100克，煎水代茶，经常饮用，对糖尿病有辅助治疗作用。

(3) 淮山冰糖水：治小儿口腔溃疡。

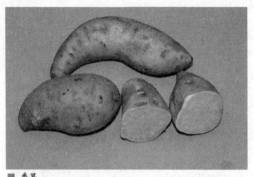

■ 番薯

5. 甘薯（番薯）

性味：甘，平。**归经**：入脾、胃、大肠经。

功能：健脾胃，益气力，通便。

应用：番薯用途很广。可以代粮，亦可以作果、作蔬。番薯粉可以制作多种食品。

(1) 番薯糖水：健脾胃，润燥，通便。治大便秘结。

(2) 白心番薯煲芥菜汤：清热解表，通利大小便。

注意：胃病、胃酸过多者，不宜多食。

6. 马铃薯（土豆、荷兰薯）

性味：甘，平。**归经**：入脾、胃经。

功能：健脾益气，厚肠胃。

应用：土豆营养丰富，可代粮，亦可作菜。

(1) 土豆番茄排骨汤：开胃，健脾益气力，老幼皆宜。

(2) 土豆烧牛肉：益气健脾，开胃佐膳。

注意：土豆发芽或皮色变绿时，含有大量有毒的"龙葵碱"，吃后会引起恶心、呕吐、头晕、腹泻等中毒症状。

7. 粉葛

性味：甘，辛，凉。**归经**：入肝、胃经。

功能：解肌发表，清热除烦，治筋骨肌肉酸痛。生津止渴，解酒毒，降血压，利尿。

应用：煲老粉葛汤：清热，去胃热郁火，解酒毒，降血压，利尿。治口苦口臭、小便短黄、高血压头痛。

鲮鱼粉葛汤：清凉甘润，滋养筋脉，去骨火疼痛。

8.竹笋

性味：甘，寒。**归经**：入胃、大肠经。

功能：清热，去痰，爽胃口，利水。

应用：竹笋爽口味美，可炒可炆或作配料。素炒竹笋清淡爽口，如配以肉类炒食味更鲜美。

注意：竹笋性寒。胃虚寒或有疮毒、痼疾者都不宜食。《本草纲目》载："笋虽甘美，而滑利大肠，无益于脾。"

9.百合

性味：甘，微苦，性平。**归经**：入心、肺经。

功能：润肺止咳，宁心安神，养阴清热。

应用：（1）百合鸡蛋糖水：清肺润肺，宁心安神。治热病神志不宁，或秋燥干咳。

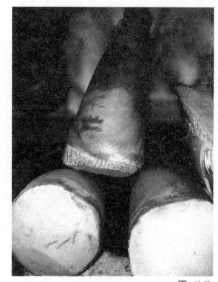

■ 竹笋

（2）百合枣仁汤：百合15克，酸枣仁12克，桂圆肉9克，用清水3碗，慢火煎至大半碗，冲鸡子黄1个。可宁心安神，治神经衰弱，心悸失眠。

10.沙葛（豆薯、凉薯）

性味：甘，凉。**归经**：入肝、胃经。

功能：清热，生津止渴，解酒毒，降血压。

应用：沙葛生熟食均可，可作果，可作蔬。

（1）沙葛去皮生食：清热，解暑，生津止渴。

（2）沙葛汤：清凉，解热，除烦。

注意：沙葛性寒凉，胃寒者不宜多食。

11.莲藕

性味：生藕甘，凉；熟藕甘，温。**归经**：入心、肺、脾经。

功能：生藕可以清热，消暑，止渴，凉血止血，化瘀；熟藕能够补益脾胃，补血。

应用：（1）鲜藕汁：有止血功效，能够止血而不留瘀。治热性病所致的烦渴、吐血、衄血、咯血、便血。

（2）陈藕粉（即存放时间较长的旧藕粉）煮糊：止湿热泄泻、水泻。

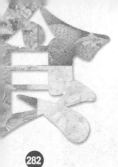
（3）莲藕猪骨绿豆蜜枣汤：补益脾胃，补血通气，开胃进食。适宜缺钙者佐膳食。

注意：胃热者，不宜多饮莲藕汤。

附1：莲子

莲子味甘，涩，性平。有养心益胃，健脾，止泻的功能。

应用：（1）莲子常配淮山、芡实，作平补脾肺的炖品配料。

（2）莲子粥：健脾益胃，宁心安神，固涩止泻。治脾虚泄泻，食少，病后体弱，夜睡不宁。

附2：莲须

莲须性味甘，平，涩。有固肾、涩精、安胎的功效。

应用：多入药用。莲须煲鸡蛋，固肾，补冲任脉，安胎。

附3：莲子心

莲子心性味苦寒。有清热、清心火、除烦、降血压的功效。多入药用。

附4：藕节

藕节味甘，涩，性平。有收敛止血、活血散瘀功效，是治疗内出血症的辅助药品，如治吐血、衄血、便血、功能性子宫出血等。

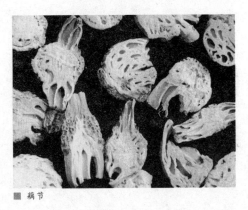

■ 藕节

12.慈姑（茨菰）

性味：甘，微寒。**归经**：入脾、肾经。

功能：清热通淋。外用消炎解毒。

应用：慈姑含磷量较高，通常作菜食，可炆，可煮。

慈姑捣烂，加入少许姜汁搅匀，外敷患处，每日2次，可以治皮肤无名肿毒，红肿热痛。

注意：①多食慈姑，喉头可能出现麻、痒。②孕妇不宜多食。

13.茭白（茭笋）

性味：甘，寒，冷滑。**归经**：入胃、肠经。

功能：清热除烦，利大小便，解酒毒，通乳。

应用：茭笋鲜嫩，美味爽口，为常食蔬菜之一。可以配肉类炒食，或蒸熟后加芝麻酱、盐、油调味，开胃佐膳。

注意：①茭笋性寒滑。胃肠寒滞、胃痛、遗精者不宜多食。②茭笋易发疮疾。患疮痛肿毒者不宜食。

14.牛蒡（牛蒡根）

性味：甘，平。**归经**：入脾经。

功能：清热解毒，利咽喉，消积滞，提高免疫力，因其有滋养强壮，排毒养颜，降血糖，降血压，降血脂和抗肿瘤功效，可作为日常食用的天然保健食品。

应用：牛蒡排骨汤：健脾胃，消积滞，老幼咸宜。

五、芝菇菌类

1.灵芝（古称仙草、瑞草）

性味：甘平，气香。紫灵芝味甘淡，赤灵芝味苦涩。**归经**：入脾、肾经。

功能：益精气，坚筋骨，降血糖，保肝护心，养颜，抗衰老。益寿延年。医学研究证明灵芝有明显的抗癌效果。

应用：（1）灵芝茶：经常饮用扶正固本，抗衰老，益寿延年。灵芝15克，切薄片，浸泡30分钟，清水2碗，武火煮沸转文火煲20分钟约煎成大半碗，再复渣一次。

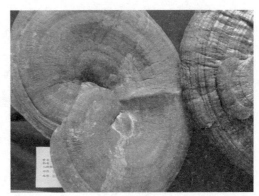
■ 灵芝(左赤芝，右紫芝)

（2）灵芝酒：益精气，坚筋骨，养颜。紫灵芝250克切薄片，大枣10枚去核。隔水蒸15分钟。加入盛有2500毫升40度米酒的玻璃瓶或瓦缸内浸泡1～2个月。每日饮15～20毫升。

附：灵芝孢子粉

灵芝孢子粉是灵芝生长成熟时长在灵芝菌盖上赖以繁殖后代的孢子。因孢子微细如同粉状，故称灵芝孢子粉。据现代医学研究证明，灵芝孢子粉对抑制肿瘤疗效显著，其药效是灵芝菌的75倍。

灵芝孢子粉的服用方法：

（1）一般保健：灵芝孢子粉0.5克，温开水冲服，每日2次，适于久病体弱疲劳。

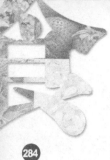

（2）神经衰弱：灵芝孢子粉0.5克，瘦肉汁或蜜糖水调服，每日2次。亦可用开水调服。

（3）抗癌：灵芝孢子粉每次1克，每日2~3次。根据不同的癌肿，可用瘦肉汁、猪肚汤、乌龟汤等调服。

2.云芝

性味：性平微温，味苦。归经：入肝、肺经。

功能：滋养强壮，增强人体免疫力，据《本草纲目》载，云芝有安神、益寿、利关节、坚筋骨、抗癌的作用。对血癌、肝癌有抑制癌细胞生长的效果。

应用：云芝味苦，一般用于煲汤，提高身体免疫能力。

云芝蜜枣煲瘦肉：长期食用可增加人体免疫能力。对非典型肺炎等有预防功效。

3.木耳

性味：甘，平。归经：入肺、胃经。

功能：滋养润肺，祛瘀通脉络，清胃涤肠。

应用：（1）白背木耳煮酒（民间验方）：白背木耳20克（浸泡洗净），米酒250毫升，煮酒热服，能祛瘀活血。治跌打瘀伤。妇女产后食1~2次白背木耳煮酒，可清瘀，以防瘀血留滞。

（2）黑木耳炖冰糖：黑木耳5克(浸透洗净)，冰糖适量，加水约150毫升，隔水炖1~2小时。睡前服，能清肝润肺。治高血压，血管硬化，眼底出血。

（3）黑豆、黑木耳煲冰糖：滋肾养肝，明目。对老年人视力衰退，腰腿不健，尤为适宜。消化力弱者，可以饮汤不吃渣。

 银耳

（4）黑木耳5~10克，柿饼1~2个同煮烂，作点心吃，有通便、收敛止血的功效。治痔疮出血，大便干燥。

4.银耳（白木耳、雪耳）

性味：甘，平，微凉。归经：入肺、胃经。

功能：滋阴，润肺养颜，补脾开胃，益气清肠。

应用：（1）银耳炖瘦肉：润肺，补脾开胃，治阴虚燥热，口干渴，食欲不振。大便秘结者宜食，亦可作平时调补身体食用。

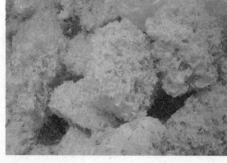

（2）银耳炖冰糖：滋阴润肺，清燥止咳。治肺燥干咳无痰。秋季气候干燥时，可作调补汤水饮用。

注意：外感风寒及肾亏者，不宜多食。

5.黄耳（金耳）

性味：甘，微温、气香。**归经**：入肝、肺经。

功能：补益肺气，润肺化痰，护肝，健身美容，延缓衰老。据研究报道，黄耳有降血脂、降胆固醇作用，并可防止脂肪在肝脏积累。

应用：（1）黄耳椰汁露：清心润肺护肤美颜。

（2）黄耳猪腱汤：常用于支气管炎、肺炎恢复期调补身体。

（3）黄耳莲子茨实腰果瘦肉汤：补益肺气、滋养强壮、健体美容。

注：干黄耳质硬实，用时需用淡盐水浸泡12小时，切去硬实蒂部，撕成小朵。

6.香菇（香菌、冬菇）

性味：甘，平，气香。**归经**：入肺、胃经。

功能：滋阴益气，健脾开胃，止消渴。

应用：据报道，香菇有降血压、抗癌作用。高血压、肿瘤患者可作辅助食疗。香菇滋阴止消渴，糖尿病患者可常食。

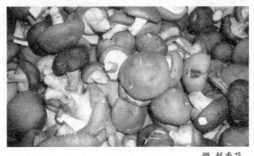

（1）清炖香菇：清淡味美爽口，滋阴益气，开胃佐膳。

（2）香菇猪骨汤：健脾胃，益气力，促进儿童骨骼生长发育。

■ 鲜香菇

7.蘑菇（口蘑）

性味：甘，凉。**归经**：入脾、胃经。

功能：开胃益肠，化痰理气。

应用：据报道，蘑菇有降胆固醇、抗癌作用，可以作为高血压、血管硬化、肿瘤患者的辅助食疗。

蘑菇瘦肉汤：益阴，开胃，健脾。可以作为白细胞减少和慢性肝炎患者的辅助治疗。

8.草菇

性味：甘，寒。**归经**：入脾、胃经。

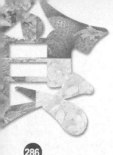

功能：清热，降血压。

应用：草菇味鲜美、爽口，开胃佐膳。可以炒食，可以作汤。

据报道，草菇有降低胆固醇及抗癌作用。高血压、血管硬化、肿瘤患者，宜食用。

注意：胃肠寒湿者不宜多食。

9.平菇

性味：甘，平。**归经**：入肝、胃经。

功能：益脾胃，舒筋络，抗癌。

应用：平菇是人工培植的大型菇菌，不但营养丰富，还具有舒筋止痛、抗癌等作用。可炒食或煮汤。

10.茶树菇

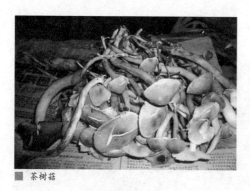

■ 茶树菇

性味：甘，微温，气香。**归经**：入脾、胃、肾经。

功能：健脾补肾、益气开胃。美容，延缓衰老，抗癌。

应用：据现代医学研究表明，茶树菇含有人体所需的18种氨基酸，其中包括必须从食物中摄取的8种氨基酸。所以茶树菇被称为山中珍品，菇中之王，常食能提高人体免疫功能。茶树菇气香、味美、清脆爽口，可煲汤、炒或焖。

（1）茶树菇瘦肉汤：健脾开胃，抗衰老美容。

（2）茶树菇芡实猪腰汤：健脾益肾，缩小便。

11.猴头菇

性味：甘，平。**归经**：入脾、肾经。

功能：补脾，健胃助消化，补虚损，美容，抗癌，消瘤。

应用：猴头菇是清香美味的保健食物，可煲汤，可炒。

（1）猴头菇莲子淡菜瘦肉汤：健脾益胃，对胃及十二指肠溃疡有辅助治疗作用。

（2）猴头菇煲猪肚：胃癌患者调理身体。

12.姫松茸

性味：甘平、气香。**归经**：入脾、肾经。

功能：补脾益肾，健体美容，抗衰老，降血脂、降糖，长期食用，有明显的抗癌作用。

应用：姫松茸是一种富含蛋白质、维生素的健康食品，可炒、煲汤。

姫松茸排骨汤：益气力，美容护肤。

13.黑虎掌菌

性味：甘平，微温，气香。**归经**：入脾、肾经。

功能：补肺益肾，补精益髓，滋养强身，追风散寒、舒筋活络。

应用：（1）黑虎掌菌煲芡实猪腰：补肾益精髓。

（2）黑虎掌菌煲猪骨：滋养强身，舒筋活络。

14.山稀菌

性味：性平，微苦涩。**归经**：入脾、肾经。

功能：清补滋养，增强体质，提高人体免疫力，延缓衰老。

应用：山稀菌生长在高寒山上，含丰富蛋白质，微量元素，能增强人体免疫力。

山稀菌煲鸡肉：滋养强壮，增强人体免疫功能。

15.虫草花（蛹虫草）

性味：甘平，气香。**归经**：入肺、脾、肾经。

功能：滋养强壮，补益肺气，健脾养肝，益肾壮阳，提高身体免疫力，延缓衰老。

应用：虫草花是近年用生物技术选用优良菌种，接种于以蜂皇蛹为主配方的培养基，仿天然低温环境，使菌体及虫体有机转化，而培育出来的虫草子实体（菌类），有近似冬虫夏草的药力。另一种用蚕蛹通过生物技术培植出来的，它的药效与蜂皇蛹相近。

虫草花补而不燥，适合于病后体虚、神经衰弱、免疫功能低下，易患感冒、咳嗽、过敏性鼻炎者及糖尿

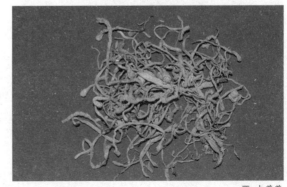

■ 虫草花

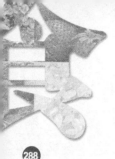

病患者可服用。蛹虫草3～5克煲瘦肉，每周2～3次。

16.羊肚菌

性味：甘，平。**归经**：入脾、胃经。

功能：健脾和胃，行气消积滞，化痰。用于脾胃虚弱，消化不良，脘腹胀满。羊肚菌属珍稀的食、药两用菌，含丰富蛋白质、氨基酸及多种维生素，能增强人体免疫力，抗肿瘤，是一种天然滋补品。

应用：羊肚菌瘦肉汤：治身体虚弱，食欲不振，消化不良。

六、干菜类

1.发菜

性味：甘，微寒。**归经**：入胃、肠经。

功能：清热，消滞，除胃肠积垢，通便，降压，降脂。

应用：(1)发菜粥：发菜5克，大米30克，加清水适量煲粥，能清热，利大肠，除积滞。治热滞下痢，滑肠通便。

(2)发菜炆猪肉：甘香可口，开胃佐膳，通利大便。

2.黄花菜（金针菜）

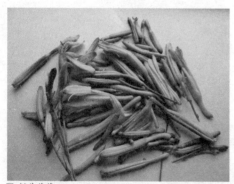

■ 鲜黄花菜

性味：甘，凉。**归经**：入肝、胃经。

功能：清热，除烦，平肝，安神，健脑益智，止血，利尿，通乳。

应用：(1)金针菜煎水：清热止血，治鼻衄。

(2)金针菜瘦肉汤：平肝，清热，安神。治小儿肝火烦躁。

注意：鲜黄花菜含有"秋水仙碱"。"秋水仙碱"随鲜黄花菜进入人体，经胃肠吸收后，会被氧化成"二秋水仙碱"，引起食物中毒，出现恶心呕吐，腹痛腹泻，头昏头痛，口渴咽干等症状，故一般不宜吃鲜黄花菜。加工后的干黄花菜，因其经蒸后晒干，所含的致毒物质已被破坏，吃之不会中毒。

3.紫菜

性味：甘，咸，寒。**归经**：入肝、肺经。

功能：清热化痰，软坚散结，降血压，利尿。治淋巴结炎、缺碘性甲状腺肿。

应用：紫菜营养丰富，含碘量较多。但其性寒凉，最好配肉类、鱼类或蛋类同煮。

（1）紫菜瘦肉汤：清热化痰，软坚散结。治痰火核，单纯性甲状腺肿。

（2）紫菜泥鳅汤：清肝热，健脾胃。治小儿肝热烦躁。

注意：紫菜性寒凉，体虚弱者不宜多食。

4. 海带

性味：咸，寒。归经：入肝、胃经。

功能：清热，软坚散结，降血压，利尿。治瘿瘤，痰火核，高血压。

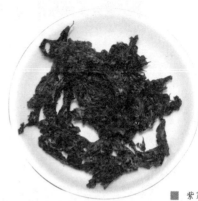

■ 紫菜

应用：海带含碘量较多，可作缺碘性甲状腺肿的辅助治疗。儿童适当食用，可补充身体需要的碘质。

（1）海带绿豆糖水：清热去暑，降血压，利尿。

（2）常食海带（煮食或凉拌均可），治瘿瘤、高血压。

注意：海带性寒凉，脾胃虚寒者不宜多食。

5. 剑花（霸王花、七星剑花）

性味：甘，凉。归经：入肺、胃经。

功能：清肺胃热，化痰理咳，除胃肠积热，去腹胀满，口臭。

应用：（1）剑花煲瘦肉汤：清热润肺，化痰理咳，并治小儿痰火核。

（2）剑花蜜枣汤：清肠胃热滞，治热性胃脘胀满，口臭，大便秘结。

注意：①新鲜剑花性寒凉。一般多用干品，即将新鲜剑花蒸熟，然后晒干成干剑花，以减少寒凉之性。②虚寒者不宜多食。

第五节　禽畜类

1. 雄鸡（公鸡）

性味：甘，温。归经：入肝、脾、肾经。

功能：补中，益气血。尤善补虚损，强筋骨，壮阳。

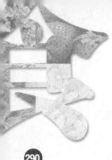

应用：病后身体虚寒，孕妇产后气血虚亏，尤为适宜食用。外用续筋骨，驱风祛瘀，活血，多与跌打药同用。

嫩公鸡（公鸡仔）煮酒：公鸡仔1只，宰后洗净，切成小块，在铁锅中炒透，加入几片生姜，再加入适量米酒（视各人酒量而定），煮熟透。饮酒汤，食肉，能祛风，益气血，补虚损，治产后气血虚亏。

注意：公鸡性燥热，动风，不宜多食。

2. 母鸡

性味： 甘，平。**归经：** 入肝、脾、胃经。

功能： 益气养血，健脾胃，疗虚损。

应用： 母鸡肉性平和，善补五脏。老人、幼儿、孕妇，皆宜食用。

（1）清炖鸡汁：鸡肉100~200克，去皮、骨，剁碎，加入150~250毫升开水，炖1小时，加入少许盐调味，去渣，饮鸡汁，可以益气养血，健脾胃。治病后体虚，身体瘦弱。平时食用，益气健身，老幼皆宜。

（2）参芪炖鸡：补气血，健脾胃，壮筋骨。治病后产后身体虚弱，气短乏力，贫血，食欲不振。

（3）冬菇蒸鸡：补脾健胃，益气力，促进生长发育，儿童尤为适宜。

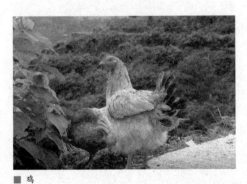

■ 鸡

（4）牛大力煲鸡：鸡150克，牛大力60克，加清水适量，久煎2~3小时。去渣饮汤，能养血祛风，舒筋活络。治风湿骨痛，腰腿痛。

（5）老母鸡煲汤：老母鸡1只，宰好洗净，去内脏，加生姜2片，清水适量，久煎4小时，热饮。身体偏热者加入玉竹60克同煎，有祛风、养血润燥之功效。能祛风补血，补益脾胃。适宜于产后、病后体虚，贫血眩晕者。

3. 乌骨鸡（竹丝鸡）

性味： 甘，平。**归经：** 入肝、脾、肾经。

功能： 补肝肾，滋阴养血，安胎。

应用： 乌骨鸡善补虚劳瘦弱，病后体弱，肝肾不足，贫血头眩。

淮杞炖乌骨鸡：淮山20克，杞子12克，乌骨鸡约250克，加开水适量，炖服。功能滋阴养血。治体虚瘦弱，贫血眩晕。

4.鸡蛋

性味：甘，平。**归经：**入心、脾经。

功能：益气养血，宁心安神，滋阴解毒，安胎。

应用：鸡蛋营养丰富。食用时亦有将鸡蛋清、鸡蛋黄分开选用的。鸡蛋清（鸡蛋白）性味甘凉，有清热润肺、解毒消炎作用；鸡蛋黄性味甘平，有滋阴养血、补血补脑、宁心安神之效。鸡蛋最宜婴幼儿适量常食，为平补身、心、脑的佳品。

注意：①禽蛋不宜生食，影响营养吸收。②鸡蛋不宜与豆浆同食，会影响营养素的吸收。

5.鸡内金

性味：平，微苦，涩。**归经：**入脾、胃、小肠经。

功能：消食积，健脾胃，化石通淋。治食滞胀满、呕吐反胃、消化不良、疳积。

应用：鸡内金多与消积滞中药同用。

6.鸭

性味：甘，咸，平。**归经：**入肺、肾经。

功能：滋阴补虚，清肺，利水。

应用：老鸭滋阴、清肺之力好，故煲汤宜用老鸭。

（1）冬瓜煲老鸭：健脾，开胃，消暑，利尿。是夏季清润汤水。

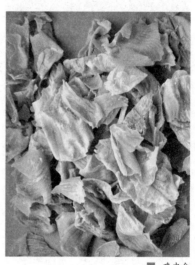

（2）老鸭炖海参：滋阴补虚之力更佳。病后体虚、气短乏力、盗汗患者宜食。

（3）冬虫草炖老鸭：治体虚，贫血眩晕，糖尿病。

注意：鸭肉肥腻滋阴，多食滞气，外感未清、大便溏烂者不宜食。

■ 鸡内金

7.鸭蛋

性味：甘，咸，平。**归经：**入肺、胃经。

功能：补虚损，滋阴清肺，除心腹胸膈热气。

应用：鲜鸭蛋可熟食，亦常用盐腌制成咸蛋，或腌制成松花皮蛋。青壳鸭蛋煲金针菜，功能清热除烦，对预防扁桃腺炎有一定疗效。

注意：生疮、化脓、溃疡者不宜食鸭蛋。

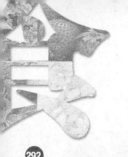

儿童食疗

8.水鸭

性味：甘，平。归经：入肺、脾经。

功能：补益肺脾，滋阴养血，祛风。

应用：水鸭是一种野鸭，生于沼泽水草地带。其身体小于家鸭，重500克左右。羽毛漂亮，肉质鲜嫩，为秋冬调补身体佳品。

（1）淮杞炖水鸭：水鸭1只，宰好洗净，淮山20克，杞子20克，加入适量开水，隔水炖3小时，热食，能滋阴养血，祛风。治血虚头眩。

（2）冬虫草炖水鸭：水鸭1只，宰好洗净，冬虫草5克，炖服。可以滋补肺阴，和胃益精。常用于病后体虚、肺结核恢复期调补身体，能促进康复。

（3）鲍鱼炖水鸭：水鸭1只，宰好洗净，鲍鱼100克（鲜鲍鱼，或已浸发好的鲍鱼），炖服。能滋养肺阴，补血。为肺病或血虚患者调补身体之佳品。

9.鹅

性味：甘，平。归经：入脾、胃经。

功能：养阴，益气，补虚。

应用：鹅肉养阴益气，大补五脏，虚羸瘦弱者宜

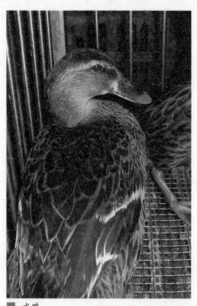

■ 水鸭

食。健康人常食，益体健身。

注意：①鹅肉肥腻，湿热内蕴者宜少食。②发疮毒，患疮肿瘤疾者不宜食。

10.鸽

性味：乳鸽甘平，老鸽偏于燥火。归经：入肺、脾经。

功能：滋阴益气，补脾肺，解毒消疮。

应用：（1）淮杞炖乳鸽：益精气，健脾胃。治病后体虚，食欲不振，肺虚久咳。

（2）乳鸽煲绿豆：滋阴，清热解毒，消疮。治小儿体弱，疖疮、痱子频发。

注意：①小儿服食乳鸽煲绿豆防治疖疮，应在疖疮、痱子未发之前食用，有预防作用。如疖疮已成，则不宜食。②鸽偏于燥火，高血压患者，不宜多食。

11.鸽蛋

性味：甘，平。归经：入心、胃经。

功能：补益胃气，解毒排脓。

应用：鸽蛋煲圆肉杞子冰糖：有补脾健胃、宁心安神之效。

12.鹧鸪

性味：甘,温。归经：入心、肺、脾经。

功能：补五脏,益气力,化积痰。

应用：(1) 淮山杞子炖鹧鸪：补脾肺,化积痰。治久病体虚,气短瘦弱,咳嗽痰多。

(2) 玉竹法夏煲鹧鸪：润肺,消积痰。治肺虚久咳,痰多难咳出。

注意：不可与竹笋同食（《本草纲目》载）。

13.鹌鹑

性味：甘, 平。归经：入脾、胃经。

功能：滋补五脏,益气养血,健脾胃,壮筋骨,利水消肿。鹌鹑性和平。老人、产妇、小儿体弱贫血,均宜食用。

应用：淮山莲子煲鹌鹑：健胃、益气、开胃佐膳。

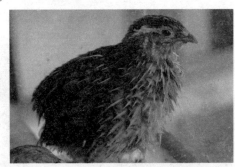

■ 鹌鹑

14.鹌鹑蛋

性味：甘, 平。归经：入脾、胃经。

功能：补益气血,宁心安神,本品素有"动物人参"之称,是滋补营养佳品。

应用：莲子百合煲鹌鹑蛋：补益气血,宁心安神,治健忘失眠。

15.禾花雀

性味：甘, 温。归经：入脾、肾经。

功能：益气壮阳,固肾,暖腰膝,缩小便,暖脾胃,益精髓。

应用：可以采用烤熟、油炸、焗熟、焖等多种食法。

淮山杞子炖禾花雀：补血,固肾,暖腰膝。治肾气亏损、腰膝冷痛。

16.燕窝

性味：甘, 平。归经：入肺、胃经。

功能：养肺胃阴,补脾开胃,润肤养颜。

应用：燕窝是一种滋养强壮食品,补而不燥,是调理小儿肺胃的佳品。

(1) 燕窝炖瘦肉：健脾补肺。治小儿脾胃虚弱、食欲不振、盗汗、疲倦。

(2) 燕窝炖冰糖：健脾润肺,养阴补虚,护肤养颜。

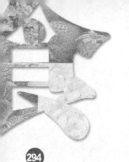

17.猪肉

性味：甘，平。**归经**：入脾、胃、肾经。

功能：补中益气，健脾胃，滋养津液，润肌肤筋络。

应用：猪肉营养丰富，是日常主要的肉食之一。

（1）猪瘦肉汁：健脾益气，滋养五脏。治病后虚羸、食欲不振，亦治贫血、体弱食少、汗多伤津。

（2）沙参玉竹蜜枣猪瘦肉汤：补脾益胃，滋润肌肤、筋络。治热病后伤阴，食少便秘，皮肤干燥瘙痒。

注意：猪肉易生痰动风。感冒风邪、体胖、痰多、湿热者，宜少食。

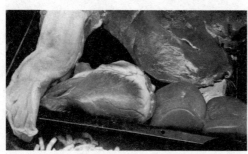

■ 猪肝猪腰猪心猪舌

18.猪心

性味：甘，平。**归经**：入心经。

功能：养心血，宁心安神，定惊。

应用：辰砂（朱砂）圆肉炖猪心：养心血,宁心安神。治心悸，怔忡，惊恐失眠，贫血。

19.猪肺

性味：甘，微寒。**归经**：入肺经。

功能：补肺，润肺，治肺虚咳嗽。

应用：（1）南北杏仁猪肺汤：补肺润肺，化痰止咳。治肺虚咳嗽。

（2）白菜罗汉果煲猪肺：清热润肺。治肺热咳嗽，痰稠，治痰火核。

20.猪肝

性味：甘，微苦，温。**归经**：入肝、脾经。

功能：补肝，养血,明目。治肝虚目疾。

应用：（1）猪肝汁：补血养血。治贫血眩晕。小儿常食，可防治缺铁性贫血。

（2）淮杞炖猪肝：补肝养血明目。治贫血，眩晕，眼矇。

注意：猪肝性温燥，易动肝火。如果小儿肝火盛、烦躁,暂不宜食。

21.猪腰（猪肾）

性味：咸，平。**归经**：入肾经。

功能：理肾气，通膀胱。治腰膝冷痛，耳鸣耳聋。

应用：可以作菜炒食，或配中药煮汤。

猪腰煲杜仲：猪腰1个（洗净切去中间白色筋膜），杜仲20克，清水4碗，煎至大半碗。能补肾壮筋骨，降血压。治肾虚腰痛，耳鸣，虚性高血压。

22.猪胰（猪横脷）

性味：甘，平。**归经**：入肺、脾、胃经。

功能：健脾，润肺，开胃消食，治消渴。

应用：（1）莲子芡实煲猪横脷：莲子20克，芡实20克，猪横脷1条煲汤，可以补脾开胃，固肾。治脾虚，食欲不振，汗多，便溏。

（2）淮山煲猪横脷：河南淮山50克，猪横脷1条，煲汤。滋阴润燥，健脾补肺，止消渴。可作肺结核和糖尿病患者的辅助治疗。

23.猪肚

性味：甘，平。**归经**：入脾、胃经。

功能：健脾开胃，补虚损，消积滞，助消化。

应用：（1）淮莲薏苡仁猪肚汤：河南淮山30克，莲子30克，生薏苡仁30克，猪肚1个（洗净），加适量清水，煲2小时。食之能补脾健胃，祛湿利水。治脾胃虚弱，食欲不振，小便少，大便溏。

（2）胡椒粒煲猪肚：将白胡椒粒20～30粒放入洗净的猪肚内，加入适量清水，煲2～3小时。将猪肚内胡椒粒取出（晒干研末，分3次另服），饮汤食猪肚。此方能祛风散寒，健脾胃。治胃寒痛，反胃，呕吐。

24.猪小肚（猪脬、猪膀胱）

性味：甘，咸，微寒。**归经**：入肾、膀胱经。

功能：固脬，缩小便，通淋。治遗尿，淋痛。

应用：（1）金樱子桑螵蛸白果煲猪小肚：能固肾缩小便，治小儿遗尿。

（2）鲜车前草煲猪小肚：清热利尿。治泌尿系感染，小便频数，尿痛。

（3）马蹄白果腐竹煲猪小肚：清热祛湿利尿。治小腹胀痛，小便不畅。

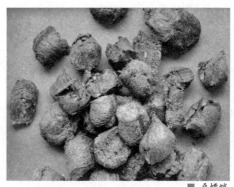

■ 桑螵蛸

25.猪肠

性味：甘，微寒。**归经**：入大肠经。

功能：润肠通便。治疗脱肛便血。

应用：（1）猪肠洗净，可以用多种方法烹调，作菜食用。

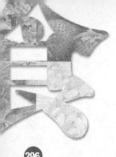

（2）槐花煲猪肠：槐花20克，猪肠200克（洗净，去肠内膜油）煲汤。能清肠中湿热。治肠风便血。

（3）箣苋菜头煲猪大肠（民间验方）：箣苋菜头250克，猪大肠250克，加适量清水，煎2小时。能清肠中湿热。治痔疮便血。

26.猪脑

性味：甘，微寒。**归经**：入肾经。

功能：滋肾补脑髓。治头眩头痛。

应用：（1）杞子圆肉炖猪脑：补肝肾，益脑髓。治血虚头眩头痛，神经衰弱。

（2）天麻炖猪脑：祛头风，治头痛。常用于血虚头眩，肝风头眩痛，脑震荡后遗症等的辅助治疗。

注意：洗猪脑时，要剔去红筋膜。

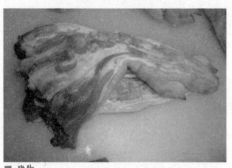

■ 猪脚

27.猪蹄（猪手、猪脚）

性味：甘，咸，微寒。**归经**：入脾、胃经。

功能：通乳汁，补血，托疮痈。

应用：（1）猪脚煲姜醋：猪脚500克，生姜500克，甜黑醋1000毫升，亦可加入整个熟鸡蛋同煲。功能祛风，行气，补血，祛瘀，是妇女产后1个月内常食的补品。

（2）章鱼花生煲猪脚：猪脚1只，章鱼50克，白通草10克，花生50克煲汤。能益气补血，通乳汁。治产后乳汁稀少。

注意：疮痈初起者不宜食。

28.猪骨

性味：甘，寒。**归经**：入脾、肾经。

功能：壮筋骨，益气力，补虚。

应用：芡实猪骨汤：健脾补肾。可作小儿佝偻病的辅助治疗。

29.猪血

性味：咸，平。**归经**：入肝、脾经。

功能：补血，生血，解毒，利大肠，去积垢。

应用：（1）猪红汤：补血，利大肠，去胃肠积垢。

（2）大豆芽菜猪红汤：清热，解毒，去肺、胃、肠内积垢。

30.牛肉

性味： 黄牛肉甘，温；水牛肉甘，平。归经：入脾、胃经。

功能： 补脾胃，益气血，壮筋骨，除湿气，消水肿。

应用： 牛肉专补脾胃，自古有"牛肉补气，功同黄芪"之说。故病后体虚羸瘦、气血不足者，皆宜食用。平时常食，益气健身。

（1）牛肉汁：牛肉50～100克剁碎，陈皮1小片，用适量温水浸泡半小时，然后炖熟。去渣饮汁，能健脾胃，补气血，止泻。治久病后体虚，眩晕气短乏力。

（2）玉竹牛肉（或牛腱肉）汤：健脾胃，补肺，止盗汗。玉竹配牛肉煲汤，可去牛肉之燥性，并有补肺气之力。治肺虚久咳、脾虚盗汗。

（3）淮山杞子炖牛肉：健脾开胃，益气补血。治贫血眩晕。

注意：牛肉燥热。生疮毒、湿疹瘙痒者不宜食。咽喉肿痛、胃肠湿热者，不宜多食。

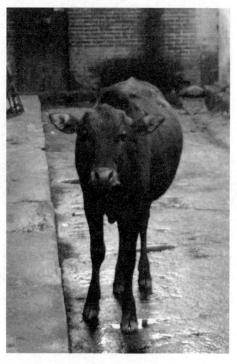

■ 黄牛

附：牛腩

牛腩是牛腹部及肋骨附近的松软肉，性味甘平，入脾、肾经。牛腩（100～500克）加生姜（50～100克）煲汤（久煎4～5小时），有健脾固肾作用。脾肾虚弱，宫冷带下，贫血眩晕，胃寒呕吐者，皆宜食用。

31.牛乳（牛奶）

性味： 甘，微寒。归经：入肺、胃经。

功能： 健脾胃，养心肺，润肤养颜，润肠通便，解毒。

应用： 牛奶营养丰富，其蛋白质、钙、磷含量都高，是老幼皆宜的食品。胃酸多、胃溃疡患者，宜常食。

注意：①胃虚寒泄泻者不宜多食。②胃寒者可在牛奶中加入少许姜汁饮用。

32.牛肚

性味：甘，平。**归经**：入脾、胃经。

功能：补脾胃，助消化。治病后体弱，食欲不振。

应用：（1）牛肚粥：健脾胃，清热，消积滞。治小儿消化不良，食欲不振。

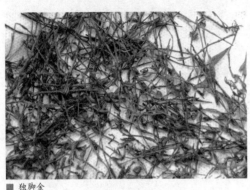

■ 独脚金

（2）独脚金煲牛肚：清肝热，健脾胃，消疳积。治小儿肝火盛，烦躁，胃口欠佳。

33.牛肝

性味：甘，微苦，温。**归经**：入肝经。

功能：养血，补肝，明目。

应用：独脚金煲牛肝：清肝热，舒肝气，消食，除疳积。

34.羊肉

性味：甘，温。**归经**：入脾、肾经。

功能：温中壮阳，益气血，补虚劳，祛寒冷，健体力，益精血，通乳汁。常用作肾虚腰痛、阳痿、病后体虚、产后虚寒腹痛等症的辅助食疗，亦可作冬季补品。

应用：羊肉是一种滋养强壮的食品，素有"人参补气，羊肉补形"之说。如能恰当配用药物烹调，其效力更佳。

（1）当归生姜羊肉汤（《金匮》方）：温中补虚。治产后血虚、腹痛。

（2）羊肉配当归熟地：羊肉500克，生姜20克，当归15克，熟地20克，用煲或炖法。其补血养血之力尤胜，治血虚体弱眩晕。

（3）羊肉配北芪党参：羊肉500克，生姜20克，北芪15克，党参15克，煲汤或炖，能补气血，温中，暖脾胃。治气血虚弱、形寒肢冷。

（4）羊肉配生姜淮山杞子：羊肉500克，生姜30克，河南淮山15克，杞子10克，煲汤或炖。能益气血，温中散寒，是冬季补身佳品。

注意：感冒发热及疮毒患者，不宜食羊肉。

35.羊乳（羊奶）

性味：甘，温。**归经**：入肺、胃、肾经。

功能：润心肺，益精气，补肾虚，治消渴。

应用：羊奶与牛奶所含的营养成分基本相同，而且羊奶的蛋白质、钙、磷、维生素C的含量略高于牛奶，又无结核菌污染。供小儿食用，羊奶优于牛奶。肾炎患者常食，也有辅助治疗作用。

36.羊肝

性味：甘，微苦，凉。**归经**：入肝经。

功能：补肝养血，明目。清肝经受邪引起的目疾；治肝虚目暗、热病后失明、视物不清、夜盲、疳眼。

应用：（1）羊肝粥：补肝，清肝热，明目，消疳积。治小儿疳积、消瘦、食欲不振、烦躁不安。

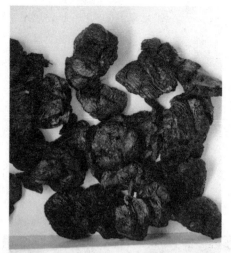
■ 熟地

（2）常食羊肝，可补肝明目，预防视力衰退。

（3）熟地煲羊肝：羊肝100克，熟地30克，清水煎服，能滋养肝肾阴血。治肝肾两虚、头眩眼花。

37.羊肚

性味：甘，温。**归经**：入脾、胃经。

功能：健脾胃，止盗汗。治久病后体虚、食少、反胃。

应用：（1）浮小麦煲羊肚（民间验方）：健脾，敛盗汗。治脾虚自汗，阴虚盗汗。

（2）淮山煲羊肚：健脾，养肺胃阴，止消渴。治脾胃虚弱、食少。亦可作糖尿病辅助治疗。

38.狗肉

性味：咸，大热。**归经**：入脾、肾经。

功能：温肾壮阳，暖腰膝，补脾，厚肠胃，益气力，补火御寒。治肾虚阳痿，腰膝冷痛。

应用：冬季气候寒冷，体弱者更适宜进补。红炆狗肉，气香味浓，而且能补脾固肾，御寒，若配以补脾肾中药同煮，则温补脾肾，壮阳之力尤为显著。

（1）淮杞圆肉炖狗肉：狗肉250克（去皮去肥油），河南淮山15克，杞子20

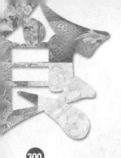
克，桂圆肉6克，加清水适量，炖2～3小时，热服。能补脾肾，益精血。治体弱精亏，肾虚腰痛，阳痿早泄，宫冷不孕。

（2）熟附子煲狗肉：狗肉250克（去皮去肥肉），熟附子15克，煨姜30克。加清水适量，煲2～3小时，热服，可以温肾壮阳。治肾虚阳痿，腰膝冷痛，夜多小便。

注意：①感冒发热，阴虚内热，胃肠积滞者，不宜食狗肉。②不可与绿豆同食。

39. 兔肉

性味：甘，凉。**归经：**入脾经。

功能：益气血，健脾胃，利大肠，解热毒。

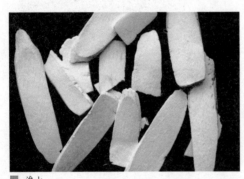

■ 淮山

应用：据分析，兔肉蛋白质含量比猪肉、牛肉都高，而脂肪、胆固醇均较后两者低，故适合于肥胖症、高血压病、糖尿病者食用。

（1）淮杞炖兔肉：兔肉250克，河南淮山20克，杞子20克，加清水适量，炖服。能健脾胃，滋阴养血。适用于病后体弱，胃纳欠佳，或作为平时调补身体之用。

（2）红炆兔肉：健脾，益胃，佐膳。

第六节　水产类

1. 草鱼（鲩鱼）

性味：甘，温。**归经：**入肝、胃经。

功能：补益气血，暖胃和中。

应用：鲩鱼是日常生活中常食的鱼类之一，其肉爽滑。可清蒸，可炆煮，可作汤。

（1）鲩鱼头鱼尾煲花生：健脾胃，益气血，通乳，下乳汁。治产后乳汁稀少。

（2）节瓜鲩鱼尾汤：健脾祛暑，开胃佐膳。夏季气候炎热，胃口欠佳，饮此汤较为适合。

2. **鲢鱼（扁鱼）**

性味：甘，温。**归经**：入胃经。

功能：温中益气，暖胃泽肤。

应用：凡脾胃虚弱，面黄羸瘦，气短食少者，均宜食之。食法可蒸可煮，可作汤。

（1）清蒸鲢鱼：温补脾胃。脾虚胃弱，食欲不振者宜食。

（2）芫荽鱼片汤：治声音嘶哑、失音。

注意：①鲢鱼肉肥美，体胖蕴热者，不宜多食。②多食易发疮疖（《本草纲目》载）。

3. **鳙鱼（大头鱼）**

性味：甘，温。**归经**：入胃经。

功能：鱼肉温中暖胃，补虚损；鱼头祛头风，治眩晕耳鸣。

应用：（1）川芎白芷炖鱼头：大鱼头1个（洗净去鳃），川芎10克，白芷10克，红枣7枚（去核），生姜3片，加适量开水，炖服。能祛头风，活血，补脑，治头风痛、眩晕。

（2）黑皮青豆煲鱼头汤：大鱼头1个洗净去鳃，在铁锅中煎透。炒黑皮青豆30克，加适量清水，煲汤。能祛风补血，治贫血头眩晕。

注意：①疮疖患者不宜多食。②多食发疮疖（《本草纲目》载）。

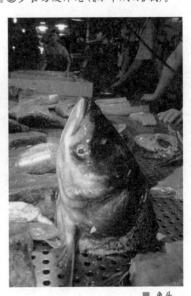
■ 鱼头

4. **鲤鱼**

性味：甘，温。**归经**：入脾、肾经。

功能：补益气血，温中固肾，除湿，利水消肿，安胎，下乳汁。治体虚、神疲、气短、食少。

应用：（1）鲤鱼炖糯米：补中益气，健脾胃。治体虚、中气不足、神疲体倦、食少、畏寒怕冷。

（2）赤小豆鲤鱼汤：温肾利湿消肿。对妊娠水肿、胎动不安、肝硬化腹水、肾炎水肿等可作辅助治疗。

（3）姜葱炆鲤鱼：温中除湿，开胃佐膳，是美味佳肴之一。

注意：鲤鱼易动风火，发痼疾。痈疽、肿瘤、疮毒患者不宜食。

5.鲮鱼

性味：甘，温。**归经**：入肝、脾经。

功能：益气活血，健筋骨，利小便。

应用：鲮鱼味鲜美，可清蒸，可以制作熏鱼，也可以煮汤。

鲮鱼煲粉葛汤：鲮鱼1尾（约300克），粉葛500克，加水适量，煲2小时。能清骨火，治周身筋骨肌肉疼痛，湿火流筋。

注意：鲮鱼燥火，小儿不宜多食。

6.鲫鱼

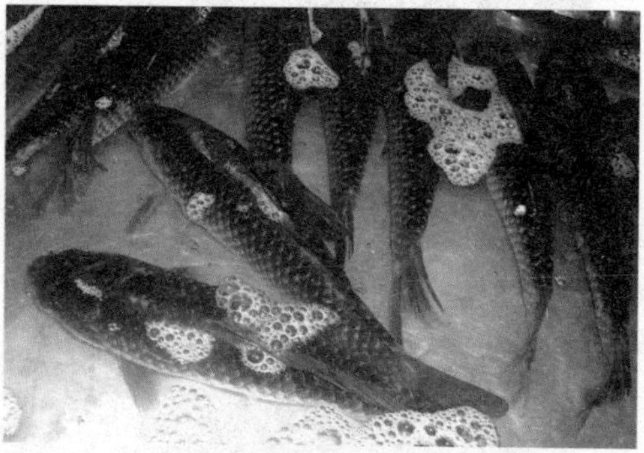
鲫鱼

性味：甘，平。**归经**：入脾、胃经。

功能：补气血，健脾胃，利水，消肿，下乳汁。

应用：元代名医朱丹溪谓："诸鱼属火，独鲫属土，有调胃实肠之功。"而且鲫鱼味甚鲜美，为鱼类佳品之一，可清蒸、煎炸或作羹汤。

（1）赤小豆煲鲫鱼：鲫鱼1尾（约250克），赤小豆50克，加适量清水，煲2小时。能健脾胃，利水消肿。治脚气病、肾炎水肿。

（2）绵茵陈煲鲫鱼汤：祛湿热，利水退黄。治急性黄疸型肝炎，疗效尤佳。

7.泥鳅

性味：甘，平。**归经**：入肺、脾经。

功能：暖中益气，止盗汗，健脑益智。

应用：（1）糯稻根泥鳅汤：健脾益气，止汗。治小儿盗汗。

（2）泥鳅紫菜汤：泥鳅100克，紫菜10克。将活泥鳅洗净（整条，不用剖开）倒入开水锅中（开水约500毫升），迅速加盖，待泥鳅煮熟，加入洗净的紫菜，滚煮几分钟，即可食用。此方能清肝热、健脾胃，益智。治小儿肝热烦躁。日常食用，健脑益智。

8.塘虱鱼（胡子鲶）

性味：甘，平。**归经**：入肝、肾经。

功能：柔肝滋肾，养阴补血。治腰膝酸痛，止夜尿，治鼻衄。

应用：(1) 塘虱鱼煲黑皮青豆：塘虱鱼1尾（约150克），炒黑皮青豆30克，煲汤。能补血养血滋肾，健腰膝。治血虚头痛、体虚贫血眩晕，或治肾虚耳鸣、腰膝酸痛。

(2) 塘虱鱼莲蓬蜜枣汤：柔肝润燥止血。治肝虚血燥鼻衄。

9.鲈鱼（四鳃鱼）

性味：甘，平。归经：入肝、脾、肾经。

功能：益肝肾，和肠胃，健筋骨，补中安胎。

应用：鲈鱼肉味鲜美，可以清蒸或红烧，常食补益健身。肝肾不足、腰膝酸痛者，尤为适宜。

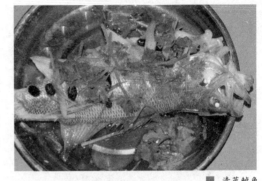

■ 清蒸鲈鱼

10.黄花鱼（黄鱼、石首鱼）

性味：甘，平。归经：入胃、肾经。

功能：开胃益气，补虚益精，实肠胃。

应用：黄花鱼味鲜美，滋补健身。身体虚弱和羸弱者，适宜食之。

11.桂花鱼（桂鱼、鳜鱼）

性味：甘，平。归经：入脾、胃经。

功能：补气血，益脾胃，补虚劳。

应用：桂鱼肉厚，刺少，味鲜美，常食滋补健身，益气力。久病气虚、食少、消瘦者宜食之，结核病患者也可作辅助食疗。

12.白鳝（风鳝、鳗鲡）

性味：甘,平。归经：入肺、脾经。

功能：养阴益肺，补虚劳，健脾胃，治疮瘘。

应用：白鳝养阴补肺，结核病者常食，有辅助治疗作用；小儿体弱者也宜食。

(1) 淮山百合炖白鳝：白鳝1条（约150克）（剖洗干净，去肠脏），河南淮山、百合各20克，加适量开水，炖2小时，服食能养阴润肺补脾。治肺结核病、身体虚弱、食欲不振。

(2) 豉汁蒸白鳝：气香味浓，醒胃健脾，佐膳吃。

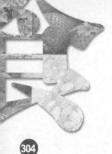

注意：①痰湿内蕴、脾虚泄泻者不宜多食白鳝。②《随息居饮食谱》中指出："多食助热发疮，孕妇不宜食。"③白鳝血有毒，宰鳝鱼时，宜将鳝血洗净。

13.黄鳝

性味：甘，温。**归经**：入脾、肾经。

功能：补中益血，疗虚损，治消渴，去风湿，宜痹通络。

应用：(1) 糖尿病患者常食黄鳝，有辅助治疗作用。

(2) 黄鳝焗饭：补血益气，健脾胃。治贫血或病后体虚，赢瘦乏力。

注意：①黄鳝温热，能补。时邪热病后不宜多食，以免病复发。②疮疖患者不宜多食。

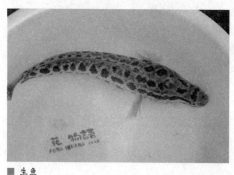

■ 生鱼

14.生鱼（黑鱼、乌鱼、鳢鱼）

性味：甘，寒。**归经**：入肺、脾、肾经。

功能：补益脾胃，疗虚损，健体力，利水消肿，生肌。

应用：(1) 清炖生鱼：生鱼1尾（约300克），生姜3片，红枣5枚，加开水约250毫升，炖2小时，此炖品能健脾胃，疗虚损，增强体力，是清补的滋养强壮食品，对病后、手术后体虚者，能促进身体康复和伤口愈合；对慢性溃疡病、结核病也有辅助治疗作用。

(2) 生鱼瘦肉汤：体弱、胃纳欠佳者宜食，儿童尤为适宜。

(3) 西洋菜生鱼汤：清肺热，润肺燥，对肺结核有辅助治疗作用。

15.墨鱼（乌贼）

性味：咸，平。**归经**：入肝、肾经。

功能：滋阴益气，补血，通经脉。

应用：墨鱼滋阴养血，常食能补益健身。鲜墨鱼可以炒或炆，干墨鱼可以炆或煮汤，都是美味佳肴。

(1) 墨鱼煲瘦肉：滋阴养血，健脾胃。体弱消瘦者宜饮此汤，对虚性眼矇亦有明目作用。

(2) 海螵蛸（墨鱼骨）：有收敛、止血制酸的功效。多入药用。

16.章鱼

性味：甘，咸，平。归经：入肝、脾、肾经。

功能：养血益气，生肌，通乳。

应用：章鱼花生煲猪脚：章鱼（干品）50克，花生肉100克，猪脚约500克，加水适量，煲汤。慢火煎2小时后食之，有益气、养血、填肾精、健腰膝、通乳作用。治妇女产后体虚、缺乳，或老人体弱、腰酸脚软。

17.鱿鱼（柔鱼、枪乌贼）

性味：甘，咸，凉。归经：入脾、胃经。

功能：滋阴益血，补虚损，润肌肤。

应用：鱿鱼味香、肉鲜美、营养价值高，可炒、可焖、可煲汤。

（1）鱿鱼剁肉饼：醒脾开胃，是一道美味佳肴，佐膳吃。

（2）菜花炒鱿鱼：色香味美、营养丰富，佐膳吃。

注意：①鱿鱼含胆固醇较多，高血脂、高胆固醇血症、肝硬化、肝病患者不宜食。②鱿鱼是发物，湿疹、荨麻疹患者忌食。③煮食鱿鱼，须熟透后吃，以免导致肠蠕动失调。

18.鲍鱼

性味：甘，咸，平。归经：入肺、肝、肾经。

功能：滋阴养血，柔肝潜阳，益精明目。

应用：鲍鱼是一种滋养强壮食品。鲍鱼煲汤可作平时调补身体，也可作结核病、糖尿病的辅助食疗。

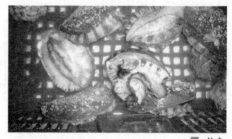

■ 鲍鱼

（1）鲍鱼煲瘦肉：鲍鱼干品30克，猪瘦肉150克，加水适量，煎3小时。此方能滋阴养血，益肺肾。治肺结核、食欲不振，或肾虚夜多小便。鲍鱼汤有缩小便、夜尿的功效。

（2）鲍鱼煲萝卜：鲍鱼（干品）30克，萝卜300克，加适量清水久煎。此方能滋阴清热止消渴，可作糖尿病的辅助食疗。

（3）石决明：是鲍鱼的贝壳，有清肝潜阳、明目退翳作用，多入药。

注意：①感冒咳嗽不宜饮鲍鱼汤。②鲍鱼肉难消化，胃痛者只宜饮汤，不宜吃鲍鱼肉。

19.带鱼

性味：甘，咸，平。归经：入肝、胃经。

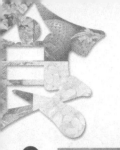
功能：和中暖胃，补虚通乳。

应用：木瓜带鱼汤：有补虚、养阴、通乳作用。治产妇产后乳汁缺少。

注意：《随息居饮食谱》中提及：带鱼"发疥动风，病人忌食"。疮疖脓肿患者，不宜多食带鱼。另外，带鱼胆固醇含量较高，胆固醇高病人少食。

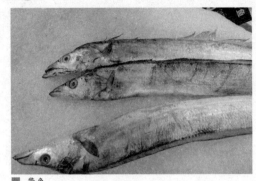

■ 带鱼

20.狗棍鱼（梭鱼、蛇鲻鱼）

性味：甘，平。**归经**：入脾、肾经。

功能：健脾开胃，补肾，益筋骨。

应用：经常食用狗棍鱼，能令人肥健，益气力，壮筋骨。可清蒸、红烧，是佐膳佳肴。

狗棍鱼煲粥：健脾补肾、缩小便。常用于脾肺气虚引起的遗尿。

21.鳖（水鱼、团鱼、脚鱼、甲鱼）

性味：甘，咸，平。**归经**：入肝、脾、肾经。

功能：滋阴养血，补肝肾亏损，清虚劳潮热，并治腹部癥瘕。

应用：(1)杏圆炖水鱼：水鱼1只（约300克），宰好洗净，南杏仁15克（去皮），桂圆肉9克，加开水适量，隔水炖2～3小时。此方滋阴补肾润肺。治病后体虚、贫血；肺结核患者可作辅助食疗。

(2)淮杞圆肉炖水鱼：水鱼1只（约300克），宰好洗净，河南淮山20克，杞子20克，桂圆肉10克，开水适量，炖服。此方滋阴补血，益脾肾。治病后体虚、气短乏力、贫血。

注意：①感冒、外感未清者，不宜食水鱼。②孕妇不宜食水鱼。③忌与苋菜同食（《本草纲目》载）。

附：鳖甲

鳖甲咸寒，功能滋阴潜阳，散结消癥，常配以青蒿、知母、地骨皮，或三棱、莪术、桃仁入药用。

22.江珧柱（干贝）

性味：甘，咸，平。**归经**：入脾、肾经。

功能：滋阴补肾，益精血，和胃调中。适用于脾胃虚弱，胃纳欠佳，病后体弱，肾虚夜尿多。

应用：江珧柱味极鲜美，性味平和。是调补身体佳品。

（1）江珧柱瘦肉汤：江珧柱20克，猪瘦肉200克，加清水适量煎汤。此方滋阴补肾，健脾胃，老幼调理身体皆宜。

（2）江珧柱饭：大米约100克，江珧柱20克（先用水浸透，撕开，与洗净的米一同下锅），加水适量，煮至饭熟透即可。此方补中益气，健胃养血。适用于脾胃虚弱、食欲不振或病后、产后体弱者。

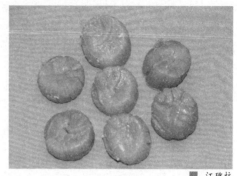

■ 江珧柱

注意：江珧柱肉韧，小儿食用较难消化，一次食量不宜过多。消化力弱者，只饮汤不吃渣。

23. 淡菜

性味：咸，平。归经：入肝、肾经。

功能：补肝肾，益精血，散结气，消瘿瘤，益阳事，暖子宫，止崩漏带下，止盗汗。

应用：淡菜不燥不腻，老幼皆宜食用。

（1）莲子芡实淡菜汤：莲子15克，芡实15克，淡菜30克，猪瘦肉100克煎汤服。此方健脾止汗。治小儿脾虚多汗。

（2）淡菜黑皮青豆酒：淡菜50克，炒黑豆30克，生姜3片，米酒适量。先用清水加姜煲淡菜、黑皮青豆；待淡菜黑皮青豆汤将近煲好时，加入少量米酒再煎。酒量好的可多加些米酒。此方能温肾暖子宫，治子宫虚冷，月经过多。

24. 鱼肚（花胶、鳔胶、鱼胶、鱼鳔）

性味：甘，平。归经：入肺、脾、肾经。

功能：滋阴补肾，固精，健肺养血，滋养筋脉。常用于肾虚、体弱、肺病、肝肾不足、眼蒙头眩等症的食疗。

应用：花胶有"海洋人参"之称，有养阴固肾、养颜的功效。花胶种类很多，常用的有鳝肚、白花胶、黄花鱼肚、鳙鱼鳔胶（鱼白）。

（1）花胶炖鸡：花胶30克，鸡肉150克，加适量开水，炖2～3小时。此方滋阴固肾，健脾养血。常用来调补肺肾虚弱，盗汗遗精，肺病体虚的患者，有促进身体康复作用。

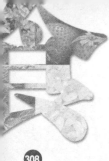

(2) 鱼白瘦肉汤：鱼白 30 克，猪瘦肉 100 克，煲汤服。能养血，滋润筋脉，常用于肝肾不足、眼矇、小儿身体瘦弱的调补。

注意：花胶胶质多，易滞气。脾胃虚弱，消化不良者，不宜多食。

25.牡蛎（蚝）

性味：咸，平。**归经**：入肺、肝、肾经。

功能：滋阴潜阳，补肾益精，软坚散结，化痰，除虚热。

应用：(1) 蚝豉（牡蛎干品）瘦肉汤：蚝豉 30 克，猪瘦肉 200 克，加清水适量煲汤，能补肾益精，养血，通乳汁。蚝豉含锌量较高，小儿缺锌厌食，可饮此汤作辅助治疗。

(2) 蚝豉皮蛋咸瘦肉粥：蚝豉 30 克，皮蛋 1 只，咸瘦肉 100 克，大米 50 克，煲粥。此方健脾开胃，清热降火。治病后体虚、食欲不振或虚火牙痛。健康儿童亦可常吃。

26.海蜇

性味：咸，平。**归经**：入肝、肺经。

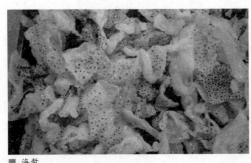

功能：降血压，消热化痰，软坚散结，消积。

应用：雪羹汤：海蜇 50 克，荸荠 250 克（洗净拍裂），加清水适量煲汤。此方清肺胃热，化痰软坚。治肺热咳嗽、痰黄稠。降血压。

注意：胃肠消化不良、易患腹泻者，不宜多食海蜇。

■ 海蜇

27.海参

性味：甘，咸，平。**归经**：入肺、肾经。

功能：补肾益精，滋阴润燥。

应用：海参是秋冬季节调补身体佳品，海参不含胆固醇。对病后体虚、高血压、血管硬化、肺结核、神经衰弱患者调理身体，尤为适宜。

(1) 海参炖瘦肉：海参 30 克（干品，已浸发好的海参用 100 克），猪瘦肉 200 克，加开水适量炖服或煲汤。此方补肾益精，滋阴润燥。适用于秋冬季节调补身体；身体瘦弱、神经衰弱、肺病后期患者，皆宜食用。

（2）香菇瘦肉海参汤：香菇20克，海参30克，瘦肉200克，加入清水适量，隔水炖或煲汤。此方滋阴养血，补中和胃，老幼皆宜。

注意：感冒发热时不宜食。

28.虾

性味：甘，温。**归经：**入肝、肾经。

功能：补肾壮阳，下乳汁，托痘疮。

应用：（1）鲜虾炒韭菜：鲜虾100克，韭菜150克（切成小段），加油盐，铁锅炒熟食。此方补肾壮阳。治肾虚腰腿无力、阳痿早泄、小便频数。

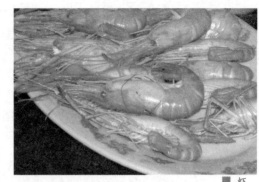

■ 虾

（2）鲜虾米酒饮：鲜虾150克炒热，加入适量米酒，煮熟食。不会喝酒者，可加入少量清水同煮。此方能下乳汁。治妇女产后乳汁少或乳汁不通。

注意：虾易动风，发疮疥。皮肤湿疹、瘙痒、疮毒、肿瘤以及阴虚火旺者，不宜食。

29.蟹

性味：咸，寒。**归经：**入肝、肾经。

功能：蟹肉熟食，能补肝肾，壮筋骨。入药多用水蟹。配药外敷，可清热，散瘀血，续筋骨，通络。

应用：常见的螃蟹有膏蟹、肉蟹、水蟹。蟹肉肥嫩鲜美，是席上佳肴。食法有清蒸膏蟹、肉蟹、姜葱焗蟹等。

注意：①有人认为蟹是动风、发疖疮之物。风痰多、脾胃虚寒、腹痛便溏者不宜多食。②皮肤湿毒、肿瘤患者不宜食。

30.蛏子

性味：甘，温。**归经：**入脾、胃经。

功能：温补脾胃，养血。常用于脾胃虚寒、气血不足、体弱、汗多、头眩或产后气血亏损。

应用：蛏子瘦肉汤：蛏子肉（干品）30克，猪瘦肉150克，清水适量，煲汤。能温补脾胃，益气养血，补虚，止汗。

注意：①蛏子肉不易消化，只饮汤，不吃肉。②外感发热不宜食蛏子。

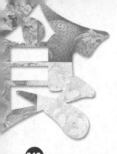
31. 田螺

性味：甘，寒。**归经**：入脾、胃、大肠经。

功能：清湿热，利尿，解热毒，退黄疸。

应用：（1）豉椒炒田螺：田螺500克，炒时加入适量蒜、豆豉、辣椒、姜、酱油、糖、盐等调味品，亦可加入少许鲜紫苏叶。这道菜气香味鲜美，可增进食欲，佐膳。

（2）鸡骨草煲田螺：鸡骨草30克，田螺250克，加清水适量煎服。此方清利湿热，退黄疸。治传染性黄疸型肝炎、慢性肝炎及膀胱湿热、小便刺痛。

注意：①田螺应先用清水加入铁器养1～2天，每天换水2～3次，待田螺将污泥秽物吐净以后，洗净其外壳，斩去螺壳尾部，然后按所需的食用方法配制。②田螺性寒凉，且螺肉不易消化，脾胃虚寒者不宜多食。

附1：螺蛳（石螺）

石螺的性味、归经，与田螺基本相似。石螺生于淡水河流、溪涧之中，比田螺小，螺壳厚且硬实。

石螺功能：清热利尿，消肿退黄。可炒食（炒食方法与田螺相同），亦可用来煲石螺粥，能清热利尿，开胃调中。

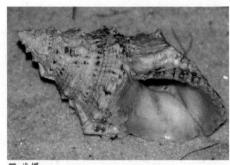

■ 海螺

附2：海螺（角螺）

海螺生于海水中，个体较大，一个重数百克。海螺肉性味咸平，能滋阴养血，清肝润燥，常用来作汤或炒食。海螺肉煲瘦肉汤，有滋阴、润燥、养血作用。治身体气血虚弱；肺病后期阴虚咳嗽者，可用以调理身体。炒海螺片，味美爽口，能开胃佐膳。

32. 蚌（河蚌）

性味：甘，咸，冷利。**归经**：入肝、膀胱经。

功能：清热解毒，除湿利水，滋阴明目，解酒毒。

应用：（1）河蚌肉煲白豆汤（民间验方）：河蚌肉200克，白豆100克，煲汤。能解酒毒，可预防酒患。

（2）玉米须煲蚌肉：清热平肝，利水退黄。可作热性高血压、急性黄疸型肝炎的辅助治疗。

注意：体弱便溏、小便清长者，不宜食河蚌。

33.蚬

性味： 咸，寒。**归经：** 入脾、大肠经。

功能： 清热，利水，消肿，退黄。

应用： （1）蚬肉煮酒：蚬肉100克，微炒，加入适量米酒，煮汤。能通乳，下乳汁。

（2）蚬肉炒韭菜：气香味美，开胃佐膳。

注意：蚬肉不易消化，胃肠病患者不宜多食。

34.海蛤（文蛤、贵妃蚌）

性味： 咸，平。**归经：** 入肺、胃经。

功能： 开胃，催乳，滋阴清热。蛤壳：清热利湿，化痰散结。

应用： 海蛤肉肉质细嫩，鲜甜美味，富含蛋白质和钙、磷、铁等微量元素，是上等食用贝类。可生炒，清蒸，煲汤。蛤壳常与中药配伍治慢性支气管炎、颈淋巴结核、胃痛。

其 他

35.乌龟

性味： 甘，酸，微温。**归经：** 入肝、脾、胃经。

功能： 滋阴益精血，祛风湿痹，解毒，破癥瘕。治尿多、小儿遗尿。

应用： 乌龟的种类较多，可作食用的乌龟都有滋阴解毒的作用，但因其种类不同，在功用上略有侧重。如金钱龟滋阴解毒作用较好，鹰嘴龟则滋阴补血功力较强。在使用时更可根据身体的情况，配以适当的中药同煎，以增强药效。

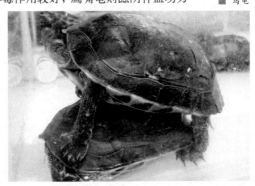

■ 乌龟

（1）鹰嘴龟（或草龟）配淮山、杞子、桂圆肉、猪瘦肉，炖或煲汤，其功效以滋补身体为主。

（2）鹰嘴龟（或草龟）配猪肚煲汤，其功效以健脾胃、补中益气为主。

（3）乌龟煲芡实：治尿多、小儿遗尿。

（4）乌龟配土茯苓煲汤，有滋阴去湿毒作用。治皮肤湿毒、瘙痒、小疖疮、痱子、肿瘤。

附1：龟板

龟板为乌龟的甲壳。其性味甘，咸，平。入肝、肾经。功能及应用：①滋阴潜阳，常配黄柏、知母、熟地等入药用。②补肾健筋骨，配牛七、当归等入药同煎。

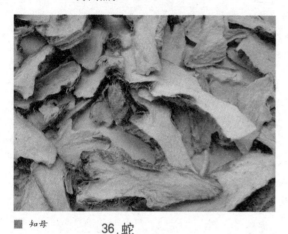

■ 知母

附2：龟板胶

龟板胶为龟板煎熬而成。有滋阴、养血、止血、解毒、清虚热作用，且其滋补之力较龟板强。

注意：①感冒热邪未清，不宜食乌龟及其制品。②杀龟时应将龟尿去除。方法是将活龟放入盛有冷水的锅中。盖好锅盖，加热至水沸时，乌龟尿便撒出，乌龟亦烫死。再将乌龟剖开，去肠杂，洗净备用。

36.蛇

性味： 蛇肉甘，温；蛇胆甘，凉。归经：入肝、肺、肾经。

功能： 祛风湿，舒筋活络，滋补身体，强壮神经。常用以治风湿关节炎、半身不遂、肢体麻木、痹痛。蛇胆能祛风痰、定惊、止痛。

应用： 蛇的种类很多。入药常用的有白花蛇、乌梢蛇、蕲蛇。如作食疗，常用的有过树榕、饭铲头（眼镜蛇）、金脚带（金环蛇）、三索线、大蟒蛇（蚺蛇）、水律蛇等。这些蛇中有毒蛇和非毒蛇。毒蛇的毒汁在头部毒牙下面的毒囊里，切去头部后，蛇肉就没有毒，即可作食用。

（1）三蛇羹：用过树榕、饭铲头、金脚带三种蛇的蛇肉，配合猪瘦肉丝、鸡丝，熬制而成。能祛风湿，舒筋活络，滋补身体，强壮神经，是秋冬季节调补身体之佳品。

（2）三蛇胆汁：即以上三种毒蛇的胆汁。祛风湿，除风痰，定惊，止痛。服法：可将1副三蛇胆整个吞服，或将胆汁与少量米酒混合服，亦可将胆汁与少量瘦肉汁混合服。

37.青蛙（田鸡）

性味：甘，凉。**归经**：入肺、脾经。

功能：滋阴，补虚。治小儿疳积，消瘦。对身体虚弱或病后体虚有促进康复作用。

应用：（1）田鸡焗饭：田鸡100克，宰好洗净，去皮、内脏及头、爪，切成块，用油、盐调味，焗饭。能滋阴补虚，适宜于身体亏虚、小儿体质瘦弱。

（2）田鸡粥：田鸡150克(宰好洗净)，大米50克，煲粥。能滋阴健脾，开胃。治小儿疳瘦、积滞、食欲不振。

（3）淮莲芡实田鸡汤：河南淮山15克，莲子15克，芡实15克，田鸡150克（去头、皮、爪和内脏），加清水适量，煲汤。此方补脾健胃，止虚汗。治身体虚弱、消瘦、食欲不振、便溏。

38.蛤蚧

性味：咸，平。**归经**：入肺、肾经。

功能：补肺固肾，益精助阳，纳气定喘。常用于肺肾气虚喘咳，阳痿遗精。

应用：（1）蛤蚧炖鸡：生蛤蚧1对（去头、鳞、爪），鸡肉100克，开水适量，炖服。此方补肺固肾，益精血。治身体虚损、神经衰弱、肾虚遗精。

（2）蛤蚧瘦肉汤：蛤蚧1对（去头、鳞、爪），猪瘦肉200克，加适量清水煲汤。能益肺固肾，纳气。治体弱、肺虚、久咳久喘。

（3）蛤蚧散：蛤蚧1对（去头、爪），烘干研末，每次3克，开水送服或配中药汤剂同服。此方补肺固肾，纳气定喘。

注意：风热咳嗽或外感实热者，不宜食蛤蚧。

39.雪蛤油（哈士蟆油、田鸡油）

性味：甘，平。**归经**：入肺、肝、脾经。

功能：滋阴益肺，养肝明目，是一种滋养强壮食品。

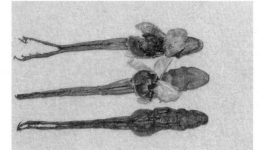

■ 雪蛤

应用：雪蛤油原产于东北地区，是雌雪蛤输卵管的干制品。

（1）冰糖炖雪蛤油：雪蛤油3～5克（浸泡8～10小时，拣去杂质），加适量开水，炖30分钟，将近炖好时，加入适量冰糖。能滋阴强壮，润肺健脾，适用于

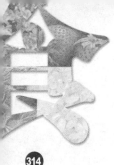

老少体弱，或肺燥咳嗽。

（2）瘦肉炖雪蛤油：雪蛤油3～5克（浸泡8～10小时，拣去杂质），猪瘦肉50克，加入适量开水炖服。此方滋阴养肝，补血明目。适用于身体虚弱、肝虚眼蒙、脾虚盗汗。

注意：①雪蛤油应先用清水浸泡10小时，将黑色杂质除去，再按需要加工。②雪蛤油较腻滞，一次食量不宜过多。③此品含较多的性激素，一般儿童妇女不宜食用。

40.膨鱼鳃

性味：甘，平。归经：入肺、脾经。

功能：清热养阴，解毒，化痰。

应用：膨鱼鳃煲粥：功能清热养阴，解毒。常用于麻疹、水痘收没期，以清解余热、麻痘毒，促进身体康复。疟腮患者服食，亦可减轻肿痛。

41.鳄鱼肉

性味：甘，平。归经：入肺、脾、肾经。

功能：补益肺气，健脾胃，增强免疫功能，防治哮喘、慢性支气管炎。

应用：鳄鱼肉煲瘦肉：功能补益肺气，祛痰止咳，常用于哮喘缓解期或慢性支气管炎小儿调补身体。鳄鱼肉25克（干品），南杏15克，北杏10克（去皮、尖），陈皮3克，猪瘦肉100克，煲汤。

42.日月贝（日月鱼、明目鱼）

性味：甘，咸，平。归经：入肝、脾经。

功能：滋阴明目。

应用：日月鱼煲瘦肉：日月鱼30克，杞子20克，猪瘦肉150克，煲汤。功能滋养肝阴，明目去翳。

43.象拔蚌

性味：甘，咸，凉。归经：入心、肝经。

功能：滋养肝阴，清肝热，除烦渴，明目。

应用：象拔蚌煲瘦肉：功能滋养肝阴，宁心除烦。治肝虚耳鸣，心悸。

44.海马

性味：甘，咸，微温。归经：入肾经。

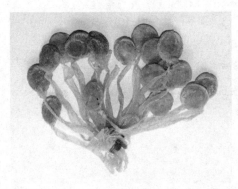

■ 日月贝

功能：补肾壮阳，活血散结，舒筋活络，增强全身抵抗力。

应用：（1）补肾壮阳，肾虚夜尿多，海马常配核桃、芡实、瘦肉煲汤。

（2）身体虚弱，抵抗力弱，海马常配花胶、瘦肉炖服，滋养强壮，增强体质。

注意：外感发热，阴虚内热，烦躁，不宜用。

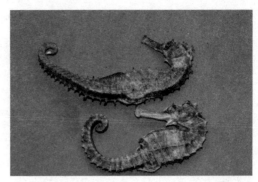

45.海龙

性味：甘，咸，微温。归经：入肾经。

功能：滋阴补肾，消瘀散结，舒筋活络，增强全身抵抗力。

应用：海龙常配冬菇、紫菜、红枣，治慢性淋巴结炎，滋养强壮，软坚散结。

注意：外感风热，阴虚内热者，不宜食。

46.海麻雀

性味：咸，温。归经：入肺经。

功能：滋阴解毒，软坚散结，消肿。

应用：（1）海麻雀配雪梨、瘦肉煲汤，治扁桃腺炎、淋巴腺炎发热后，咽喉肿痛或淋巴结肿大。

（2）滋阴解毒：海麻雀配鹌鹑（或鹧鸪）、雪梨、猪瘦肉煲汤。滋阴解毒，散结利咽。

第七节　副食品类

1.食盐

性味：咸，寒。归经：入脾、胃、肾经。

功能：补肾，壮筋骨，降火，催吐。炒热外敷，软坚消肿止痛。

应用：（1）制作药品：如生理盐水。

（2）调味佳品：各种食品的调味料。

（3）浓盐水：可作催吐剂。

（4）作药引：淡盐水配药服，可引药入肾经。

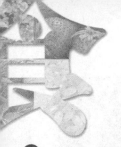

（5）早上饮1杯淡盐水，能清热降火，预防咽喉炎、扁桃腺炎。

（6）暑热天远行，饮1杯淡盐水，可消除疲劳，预防中暑。

注意：食盐是日常生活的必需品，不能缺少，但也不能长期过量食用，以免坏血伤肾。高血压、肾病等患者，尤应注意。

2.红糖（红片糖、冰片糖）

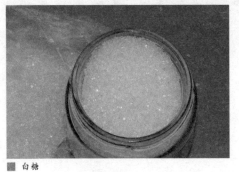

■ 白糖

性味：甘，微温。归经：入肺、肝、脾经。

功能：润肺，和脾，补血祛瘀。

应用：（1）做配制各式食品的调味料。

（2）红糖生姜汤：生姜15克（切片），红糖20克，水煎服。治风寒感冒、产后腹痛。

（3）红糖银花露：银花9克，红糖适量，加适量清水，煎服。能清热、润肠通便。治小儿肠热便秘。

注意：糖易动风痰，不宜多食，多食易生胀满，胸闷生痰。糖尿病患者不宜食。

3.白糖

性味：甘，平。归经：入肺、肝、脾经。

功能：滋润心肺，生津止渴，清热，护肝，舒肝气。

应用：（1）制作各式食品的调味佳品。

（2）白糖鸡蛋羹：润肺，益脾胃，养肝。老幼皆宜。注意事项与红糖同。

4.冰糖

性味：甘，平。归经：入心、肺、脾经。

功能：益气，养阴，生津，润肺。

应用：（1）是制作各式食品的调味佳品。

（2）冰糖炖雪梨：清心润肺止咳。常用于肺燥咳嗽、干咳无痰者。

5.饴糖（麦芽糖）

性味：甘，平。归经：入肺、脾、胃经。

功能：补中益气，润肺止咳，健脾胃，缓急止痛。

应用：（1）可作糖果食用。

（2）与中药配伍，如小建中汤。温中补虚，缓急止痛。

6.蜂蜜（蜜糖）

性味：甘，平。**归经**：入肺、肝、脾、大肠经。

功能：补中益气，养肝和脾，养颜润泽肌肤，调和百药，润肠通便，解毒。

应用：蜜糖是滋补强壮身体的食品，平时适量饮用，能益气力，清润脏腑，护肝养颜。

（1）蜂蜜30毫升，冷开水冲服，润肠通便。

（2）蜜糖30～40毫升，温开水冲服，每日饮1杯，益气养颜，润泽肌肤。

（3）蜜糖炖川贝：川贝6克捣烂，蜜糖约10毫升，加少量开水调匀，炖服，能润肺止咳化痰，常用于咳嗽痰多。

（4）蜜糖姜汁炖鸡蛋：蜜糖约15毫升，生姜汁约1毫升，鸡蛋1只。将鸡蛋打散，加入蜜糖、姜汁和适量温开水，调匀炖服。此方有祛风润肺止咳化痰作用，常用于咽痒咳嗽、无痰或少痰者。

（5）蜜糖配制药丸，能调和药性。

（6）蜜糖是制作食品的调味品之一。

注意：大便溏泻、梦遗早泄者不宜食蜜糖。

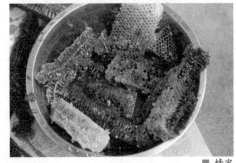
■ 蜂蜜

7.醋

性味：酸，涩，温。**归经**：入肝、脾经。

功能：开胃助消化，消积块，益血，祛风散瘀，消脂减肥。解鱼肉腥膻味。外用消肿止痛。

应用：醋的种类较多，常用的有米醋、醋精、红醋、陈醋、甜醋。

（1）酸醋是调味佳品，配制菜肴时用以调味，可以醒脾开胃，助消化，解肉腻滞，还有杀菌作用。

（2）米醋（臭屁醋）：益血，祛风散瘀。如米醋木瓜生姜汤，治产后体虚，或产后缺乳，能促进产妇身体复原和乳汁分泌。

（3）甜醋：补血，祛风，去瘀。如猪脚煲姜醋，能益气补血，祛风散寒去瘀，为产妇产后1个月内常食的补品。

（4）陈醋浸花生米：花生米250克，陈醋250毫升，浸泡7天，早晚服7～10粒。能祛风活血，治高血压。

（5）外用。消肿止痛。

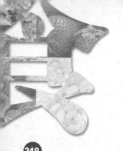

注意：醋能损齿伤筋，不宜多食。

8. 米酒

性味：甘，辛，大热。**归经：**入十二经。

功能：行气活血，温阳散寒，暖脾胃，助药力。

应用：（1）米酒少量饮之，行气活血，散寒暖胃。

（2）用米酒配药物浸制成各种药酒，可治多种疾病。如国公酒治跌打、风湿；人参酒、十全大补酒，能补气活血。

（3）以酒调和药物或以酒送服药物，能助药力，发挥药效。

（4）酒可作菜肴或腌制食品的调味品。

注意：①高浓度或烈性的酒，不宜多饮。②高血压、冠心病、肝病、目疾患者均不宜饮酒。

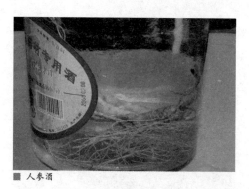

■ 人参酒

9. 糯米酒

性味：甘，辛，温。**归经：**入脾、肾经。

功能：补中益气，旺血，强壮身体，养颜。

应用：（1）糯米酒少量饮用，补中益气，强壮身体。

（2）糯米酒酿煮鸡蛋。鸡蛋1～2只，在锅中煎至淡黄色，加入200～300毫升糯米酒酿，煮2～3分钟即可食。此方补气旺血，强身养颜，治身体瘦弱、贫血或产后血虚。

注意：糯米酒味甘醇，有滋补作用，但只宜适量饮用。

10. 茶叶

性味：甘，微涩，微寒。**归经：**入心、脾、肾经。

功能：提神醒脑，生津止渴，消食导滞，消暑，利尿止泻，解酒。

应用：茶为日常生活中理想的饮料之一，营养丰富。合理饮茶，能提神醒脑，健胃助消化，增进身体健康。

普洱茶：味甘醇，性偏凉。善于清热消食，解肉腻滞，生津止渴，提神醒脑，解酒。

乌龙茶：味甘甜香，性和平。能提神兴奋，开胃利尿，据现代医学研究，经常饮用，能降低胆固醇，减肥健美，是防治高血压、冠心病，减肥胖的食疗佳品。

绿茶：味甘，清香微涩，性微寒。功能清热，利尿，降血压，消食，解酒，消暑，生津止渴。

红茶：味甘，气香浓，性偏温。能提神醒脑，健脾胃，助消化，是日常饮用佳品。

注意：①不宜过量饮浓茶。②睡前不宜饮茶，失眠者尤应注意。③服人参滋补药品时，不宜饮茶。

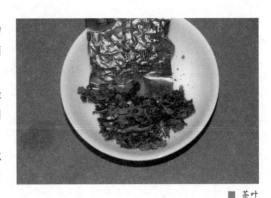

■ 茶叶

11. 食用油

性味：甘、平。**归经：**入脾、胃经。

功能：滋补润燥，缓下，保暖御寒。

应用：（1）食用油是人体中不可缺少的营养物质，一般分为动物油和植物油两大类。动物油有猪油、牛油、鸡油等。其气味香浓，增加美味，但含较高的饱和脂肪酸，多吃容易引起高血脂、脂肪肝、动脉硬化、肥胖等。

植物油有花生油、橄榄油、茶油、玉米油、葵花籽油、菜籽油、豆油、色拉油、麻油、调和油等。这些植物油所含的营养

■ 花生油

成分，各有所长，亦有缺陷，所以不能长期只吃一种油，以免影响身体营养均衡。

花生油：是日常生活中主要食油，气味芬芳可口，其脂肪酸构成比较好，易于人体消化吸收，含大量不饱和脂肪酸、脑磷脂、卵磷脂、维生素E、胆碱、锌等，有降低胆固醇，预防动脉硬化，延缓脑功能衰退的作用。但因其脂肪含量高，热量高，多食对心脑血管有一定影响，容易发胖。劣质花生油易感染霉菌而含黄曲霉素。

橄榄油：有"贵族油"之称，含单不饱和脂肪酸极高和富含维生素A、维生素D、维生素E、维生素K。有良好的降低低密度胆固醇和提高高密度胆固醇的作用，可预防心脑血管病，减少胆囊炎、胆结石发生。但橄榄油所含的多

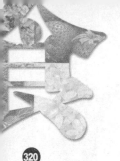

不饱和脂肪酸偏低，长期食用易导致营养不均衡。

茶油：所含的单不饱和脂肪酸与橄榄油相仿，有"东方橄榄油"之称。

玉米油：玉米胚油清淡爽口，含大量不饱和脂肪酸和丰富的维生素E，经常食用对调整人体血液中胆固醇含量和延缓衰老有一定作用。

玉米胚油在加工过程中若处理不及时会产生霉变，污染黄曲霉素。

葵花籽油：气味芬芳、滋味纯正，营养价值高。它含丰富的亚油酸和维生素E，有显著降低胆固醇，防止血管硬化和预防冠心病作用，维生素E的抗氧化作用能延缓衰老，润泽肌肤，葵花籽油是一种有益健康的优质食用油。

菜籽油：含单不饱和脂肪酸高，并有利胆功效，但因其脂肪酸构成不平衡，营养价值偏低，食用时可与富含亚油酸的优质食用油配合食用，提高其营养价值。

豆油：大豆油含丰富的亚油酸和维生素E、维生素D以及丰富的卵磷脂，有显著的降低胆固醇作用和预防心血管疾病的功效，对人体健康有益，是一种营养价值高的食用油。但豆油有特殊的豆腥味，且加热时会产生较多的泡沫。

色拉油：是精制的植物油，色澄清味淡，不含致癌物质黄曲霉素。它含丰富的亚油酸等不饱和脂肪酸，有降低血脂和胆固醇作用。色拉油食用过多，容易发胖。

麻油：香味浓厚，增进食欲，是一种营养价值高的优质食用油。其维生素E的含量特别丰富，还含有芝麻素。经常食用，滋补肝肾，延缓衰老，保持青春；芝麻素还有良好的抗癌功能。

调和油：是一种经科学配制，特殊加工，使脂肪酸比例达到均衡的食用油（即饱和脂肪酸、单不饱和脂肪酸和多不饱和脂肪酸的比例达到1∶1∶1）。这种调和油可帮助人体达到膳食营养均衡，但香味欠佳。

（2）食用油作调味品能增加食品的色、香、味，醒脾开胃，但只宜适量食用。

（3）可作润下剂。

注意：①脾胃虚弱，泄泻便溏，感冒及肝胆病患者，少用食油为宜。②心、脑血管病患者，动物油少食为宜。

第七章 饮食疗法常用药物的性味功能及应用

第一节 补益类

1.人参

性味：甘，微苦，微温。**归经：**入肺、脾经。

功能：大补元气，强心，补肺益气，益阴生津。

应用：（1）人参冬虫草炖鸡：功能补气滋阴，常用于身体虚弱、病后、手术后调补身体；秋冬季节，可适当食用。

[配伍、用量] 石柱参10克，冬虫草5克，鸡肉100克，桂圆肉5克。炖服。

（2）人参鹿茸炖竹丝鸡：功能大补气血，补益精髓，常用于气血虚亏，或失血过多，心血虚少眩晕。冬季气候寒冷，可适量食用，调补身体。

[配伍、用量] 红参10克，鹿茸3克，竹丝鸡肉100克，杞子10克。炖服。

附注：人参品种很多，按其出产分野生和栽培两种，野生的有野生参，是最名贵的人参。效力强。栽培的有吉林参、石柱参、新开河参。按加工炮制方法的不同，有生晒参、红参、糖参。按产地的不同，有产于朝鲜北部的高丽参，产于美国、加拿大的西洋参，产于日本的东洋参。西洋参在我国已移植成功。

注意：①炖服人参，不宜与参芦（俗称参头）同炖。②感冒阴虚火旺、湿热盛者，暂不宜食。

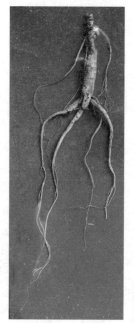

■ 人参

2.党参

性味：甘，微温。**归经：**入肺、脾经。

功能：补中益气，健脾胃，常用于各种气虚证。

应用：（1）党参北芪炖鸡：功能补益气血，健脾胃，常用于气血虚弱，或

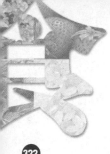

病后体虚，或秋冬季节，适当用来调补身体。

　　[配伍、用量] 党参15克，北芪15克，鸡250克，杞子10克，桂圆肉10克。炖服。

　　(2) 党参云苓白术猪横脷汤：功能补中益气，健脾祛湿。常用于脾虚有湿，食欲不振之小儿。

　　[配伍、用量] 党参10克，云苓20克，白术6克，大枣3枚（去核），猪横脷1条。煲汤。

3.西洋参（花旗参）

　　性味：甘，微苦，凉。归经：入肺、胃经。

　　功能：益气生津，养阴清热。

　　应用：(1) 西洋参炖瘦肉：益气生津，健脾开胃，常用于小儿脾虚肺弱，消瘦，食欲不振，口干喜饮。

　　[配伍、用量] 西洋参5克，猪瘦肉30克。炖服。

　　(2) 西洋参冬虫草炖竹丝鸡：滋阴益气，健脾补肺。常用于脾虚肺弱者调补身体。

　　[配伍、用量] 西洋参6克，冬虫草5克，竹丝鸡肉100克，桂圆肉10克。炖服。

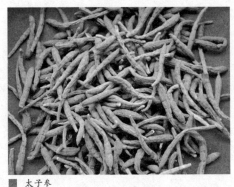

■ 太子参

4.太子参（孩儿参）

　　性味：甘，平。归经：入脾、肺经。

　　功能：健脾益气，益阴生津。

　　应用：(1) 太子参煲瘦肉：功能有健脾益气，常用于脾胃虚弱，食欲不振之小儿。

　　[配伍、用量] 太子参6～10克，猪瘦肉100克，蜜枣2枚。煲汤。

　　(2) 太子参谷芽麦芽煲鸭肾：功能健脾开胃，常用于脾虚胃弱，食欲不振的小儿。

　　[配伍、用量] 太子参6～10克，谷芽15克，麦芽15克，鸭肾1个，蜜枣2枚。煲汤。

5.北芪（黄芪）

　　性味：甘，微温。归经：入脾、肺经。

　　功能：补气健脾，固表止汗，益气升阳，托疮排脓。

应用：（1）北芪党参炖鸡：功能补气健脾，常用于气血虚弱，食欲不振，或冬季进补调理身体。

[配伍、用量] 北芪15克，党参12克，杞子10克，桂圆肉10克，鸡肉250克。炖服。

（2）北芪淮山瘦肉汤：益气健脾、养阴生津、止汗。常用于阴虚盗汗。

[配伍、用量] 北芪15克，河南淮山15克，猪瘦肉100克，蜜枣2枚。煲汤。

6. 白术

性味：甘，微苦，温。**归经**：入脾、胃经。

功能：补脾益气，固表止汗，健脾燥湿。

应用：（1）白术党参云苓大枣煲瘦肉汤：补中益气，健脾胃，常用于脾胃虚弱，口不干，食欲不振的小儿。

[配伍、用量] 白术6克，党参10克，云苓15克，大枣2枚，猪瘦肉100克。煲汤。

（2）白术北芪瘦肉汤：功能补中健脾，固表止汗，常用于脾虚，食欲欠佳，汗多的小儿。

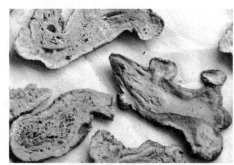

■ 白术

[配伍、用量] 白术6克，北芪15克，浮小麦20克，猪瘦肉100克。煲汤。

7. 冬虫草（冬虫夏草）

性味：甘，平。**归经**：入肺、肾经。

功能：滋阴，补益肺肾，镇静安神，提高人体免疫力功能。

应用：（1）冬虫草淮山杞子炖鸡：功能滋补肺肾，养血安神。常用于体质虚弱者调补身体，亦是秋冬季节进补的佳品。

[配伍、用量] 冬虫草5克，河南淮山10克，杞子10克，鸡肉100克。炖服。

（2）冬虫草炖水鸭：功能滋阴补肺，和胃益精，常用于病后体虚，肺结核恢复期调补身体。亦是秋冬季节进补佳品。

[配伍、用量] 冬虫草5克，桂圆肉10克，水鸭1只（约500克），宰好洗净。炖服。

8. 当归

性味：甘，辛，微苦，温。**归经**：入肝、脾、心经。

功能：补血活血，调经止痛，润肠通便。

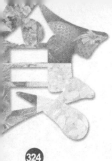

应用：（1）当归生姜羊肉汤：功能暖中散寒止痛，养血调经。治身体虚寒腹痛或月经痛。

[配伍、用量] 当归20克，生姜25克，羊肉300克。煲汤。

（2）当归杞子圆肉炖鸡：功能补血养血，治血虚头眩。

[配伍、用量] 当归15克，杞子20克，桂圆肉10克，鸡肉250克。炖服。

9.阿胶

性味：甘、平、质润。归经：入肺、肝、肾经。

功能：养血止血，滋阴润肺。

应用：（1）阿胶炖瘦肉：功能养血止血，治吐血，便血，月经过多。

[配伍、用量] 阿胶15克，猪瘦肉30克。炖服。

（2）阿胶炖鸡蛋：功能养血，止血，滋阴养颜，治月经过多。

[配伍、用量] 阿胶15克，桂圆肉10克，鸡蛋1只。炖服。

10.首乌

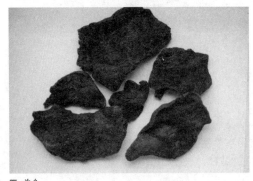

性味：甘，微苦涩，微温。归经：入肝、肾经。

功能：滋养肝血，补肾益精，乌须黑发，涩精止遗。

应用：（1）首乌桑寄生红枣鸡蛋茶：功能滋养肝肾，养血祛风，润肤黑发，强壮筋骨。

[配伍、用量] 首乌20克，桑寄生20克，红枣5～8枚，鸡蛋1只。水煎服。

■ 首乌

（2）首乌巴戟猪腰汤：功能补肝肾，益精血，乌须黑发。

[配伍、用量] 首乌20克，巴戟20克，云苓20克，熟地20克，猪腰1个。煲汤。

11.熟地

性味：甘，微温。归经：入肝、肾、心经。

功能：滋阴补血。

应用：（1）熟地杞子炖猪肝：功能滋养肝肾，养血，益精明目。

[配伍、用量] 熟地20克，杞子20克，猪肝50克。炖服。

（2）熟地当归川芎煲鸡蛋：功能补血滋阴，祛风活血。常用于血虚头眩。

[配伍、用量] 熟地 20 克，当归 10 克，川芎 6 克，鸡蛋 1 只，红枣 5 枚。水煎服。

12. 黄精

性味：甘，平。归经：入肺、脾经。

功能：补脾，益精，润肺。

应用：（1）黄精瘦肉汤：功能补中益气，润肺，强壮身体。

[配伍、用量] 黄精 30 克，河南淮山 20 克，猪瘦肉 100 克。煲汤。

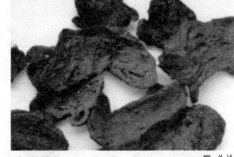
■ 黄精

（2）黄精熟地首乌煲鸡蛋：功能滋阴养血，乌须黑发。

[配伍、用量] 黄精 20 克，熟地 20 克，首乌 15 克，红枣 5 枚，云苓 15 克，鸡蛋 1 只。水煎服。

13. 杞子

性味：甘，平。归经：入肝、肾经。

功能：滋补肝肾、益精明目。

应用：（1）杞子炖鸡蛋：功能滋养肝血，益精明目。常用于眼睛疲劳，视力减退。

[配伍、用量] 杞子 20 克，鸡蛋 1 只。炖服。

（2）杞子炖猪肝：功能滋养肝血，益精明目，常用于视力减退。经常服用，保持视力。

[配伍、用量] 杞子 20 克，猪肝 50 克。炖服。

14. 沙参

性味：甘，微寒。归经：入肺、胃经。

功能：滋阴润肺，养胃生津。

应用：沙参玉竹瘦肉汤：作用滋阴润燥，益气生津。能增强肺脾功能，常用于肺脾气虚，易患感冒咳嗽。亦系秋季气候干燥时调补身体的佳品。

[配伍、用量] 沙参 20 克，玉竹 30 克，河南淮山 20 克，百合 20 克，蜜枣 2 枚，猪腱肉 250 克。煲汤。

注意：感冒时不宜服。

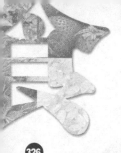

儿童食疗

15.玉竹

性味：甘，微寒。质润多液。**归经**：入肺、胃经。

功能：滋阴润燥，清热生津，润肤养颜。

应用：玉竹苹果大鱼头汤：作用养阴润燥，健胃生津。常用于秋季气候干燥，调补身体。

[**配伍、用量**] 玉竹30克，苹果2个，大鱼头1个（约400克），煲汤。

16.巴戟（巴戟天）

性味：甘，辛，温。**归经**：入肾经。

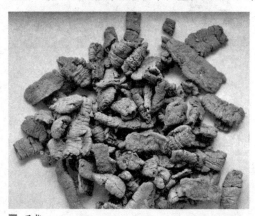

■ 巴戟

功能：补肾壮阳，强壮筋骨。

应用：巴戟杜仲煲猪脊骨：作用补肾壮阳，强壮筋骨。治肾虚腰膝痛。

[**配伍、用量**] 巴戟20克，杜仲20克，大枣3枚，猪脊骨250克。煲汤。

17.杜仲

性味：甘，微辛，温。**归经**：入肝、肾经。

功能：补肝肾，强筋骨，安胎，降压。

应用：（1）杜仲核桃煲猪腰：作用能滋补肝肾，强壮筋骨。常用于肾虚腰痛。

[**配伍、用量**] 杜仲20克，核桃肉30克，猪腰1个。煲汤。

（2）杜仲川断煲猪尾：功能补益肝肾，强壮筋骨。治肾虚腰腿痛。

[**配伍、用量**] 杜仲20克，川断15克，猪尾1～2条。煲汤。

18.鹿茸

性味：甘，咸，温。**归经**：入肾、肝经。

功能：补肾壮阳，益精血，强壮筋骨。

应用：（1）鹿茸炖鸡：补肾壮阳，益精血。常用于肾阳虚，腰膝冷痛。

[**配伍、用量**] 鹿茸5克，鸡肉50克。炖服。

（2）人参鹿茸炖竹丝鸡：功能大补气血，温肾壮阳。常用于肾阳衰弱，精血两亏，畏寒乏力，阳痿遗精，子宫虚冷不孕。

[**配伍、用量**] 鹿茸5克，人参10克，竹丝鸡肉100克。炖服。

19.桑寄生

性味：味微苦，性平。归经：入肝、肾经。

功能：益肝肾，祛风湿，强筋骨，降压，安胎。

应用：（1）桑寄生红枣鸡蛋茶：功能平补肝肾，调经养颜。

[配伍、用量]桑寄生25克，红枣4枚，鸡蛋1只。

（2）桑寄生牛七汤：功能补肝肾，强筋骨，降压。

[配伍、用量]桑寄生25克，杜仲15克，牛七10克，猪脊骨150克，煲汤。

20.石斛（金钗石斛，小环钗，霍山石斛，铁皮石斛）

性味：味甘，微寒。归经：入肺、胃、肾经。

功能：养阴，清虚热，生津，养胃阴，助消化，明目。

应用：石斛滋阴而不滞，清中有补，清虚热以小环钗为好，滋阴生津以铁皮石斛、霍山石斛较佳，鲜石斛清热养阴生津力较干石斛强。

（1）西洋参石斛炖瘦肉：功能益气、养胃阴、生津。

[配伍、用量]石斛10克，西洋参5克，猪瘦肉30克，炖服。

（2）石斛配麦冬、生地、白薇：功能治阴虚，久热不退。

[配伍、用量]须在医生指导下使用。

注意：①干石斛要清水浸10～12小时。②石斛不宜大量久服。

21.牛大力（大力薯）

性味：甘，平。归经：入脾、肺经。

功能：舒筋活络，补脾润肺。

应用：牛大力煲鸡：功能舒筋活络，治腰腿风湿关节痛。

[配伍、用量]牛大力30～50克，鸡250克。煲汤。

22.千斤拔（老鼠尾）

性味：甘，淡，平。归经：入肝、脾、肾经。

功能：补肝肾，强筋骨，舒筋活络，补脾。

应用：千斤拔、牛大力煲鸡脚：功能补肝肾，强壮筋骨，舒筋活络，常用于腰腿关节痛。

[配伍、用量]千斤拔30克，牛大力30克，鸡脚8～10只。煲汤。

23.五爪龙（五指毛桃、土北芪、南芪）

性味：甘，微温，气香。归经：入脾、肺经。

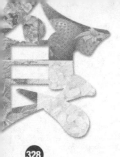

功能：补脾益气功同黄芪而力较弱，舒筋活络，治风湿痹痛，益肺化痰，治肺虚咳嗽。

应用：（1）五爪龙牛大力猪骨汤：功能补脾益气、强壮筋骨、治风湿痹痛。

[配伍、用量] 五爪龙20克，牛大力20克，猪脊骨150克。煲汤。

（2）五爪龙鱼腥草汤：功能益肺化痰，治肺虚咳嗽，慢性支气管炎。

[配伍、用量] 五爪龙20克，鱼腥草15克，北杏10克，猪瘦肉50克。煲汤。

第二节 镇潜类

1.石决明（生石决、千里光）

性味：咸，微寒。**归经**：入肝经。

功能：清肝潜阳，明目退翳。

应用：生石决象牙丝煲瘦肉：功能清肝火，除烦躁，明目退翳，常用于小儿肝火烦躁。

[配伍、用量] 生石决15克，象牙丝10克，白芍6克，麦芽15克，瘦肉100克，蜜枣2枚。煲汤。

2.象牙丝

性味：甘，微寒。**归经**：入肝、脾、胃经。

功能：清热定惊，除烦躁，治小儿疳热。

应用：象牙丝白芍瘦肉汤：功能清小儿肝热、烦躁，健脾开胃。

[配伍、用量] 象牙丝10克，白芍6克，麦芽15克，谷芽15克，蜜枣2枚，猪瘦肉100克。煲汤。

3.天麻

性味：甘，微温。**归经**：入肝经。

功能：平肝熄风，祛风止痛。常用于血虚、肝风所致的头眩头痛。

应用：天麻杞子炖鱼头：功能平肝养血，治血虚、肝风所致

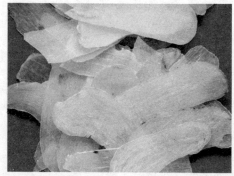

■ 天麻

的头眩头痛。

[配伍、用量] 天麻10克，杞子20克，大鱼头1个（约300克）。炖服或煲汤。

4.白芍（白芍药）

性味：苦，微酸，微寒。**归经**：入肝经。

功能：平肝止痛，养血和阴。

应用：白芍象牙丝麦芽瘦肉汤：功能清热平肝，除烦躁，开胃。常用于小儿肝火盛，烦躁善怒，咬人。

[配伍、用量] 白芍6克，象牙丝10克，麦芽15克，谷芽15克，猪瘦肉100克，蜜枣2枚。煲汤。

第三节 收涩类

1.麻黄根

性味：甘，平。**归经**：入肺经。

功能：收敛止汗，用于多种虚汗症。

应用：麻黄根浮小麦淡菜汤：功能补脾益气，除烦止汗。常用于各种虚汗症。

[配伍、用量] 麻黄根12克，浮小麦30克，象牙丝10克，淡菜20克，猪瘦肉100克。煲汤。

2.覆盆子

性味：甘，微酸，微温。**归经**：入肝、肾经。

功能：滋养肝肾，固肾涩精，缩小便。

应用：覆盆子芡实猪小肚汤：功能固肾补脾，缩小便，治夜多小便，小儿尿床。

[配伍、用量] 覆盆子10克，芡实20克，金樱子12克，桑螵蛸12克，猪小肚2个。煲汤。

3.桑螵蛸

性味：甘，咸，涩，平。**归经**：入肝、肾经。

功能：补肾助阳，固肾缩小便。

应用：桑螵蛸白果猪腰汤：功能补脾益肺，固肾缩小便。治夜多小便，小

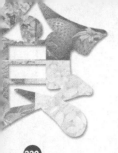

儿遗尿。

[配伍、用量]桑螵蛸12
克，白果5~7枚，金樱子12
克，芡实20克，猪腰1个。煲
汤。

4.金樱子

性味：甘，微酸，平。归
经：入肾、膀胱、大肠经。

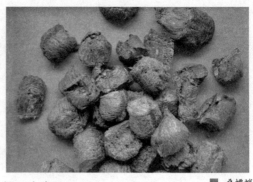

■ 桑螵蛸

功能：固肾涩精，涩肠止泻，止遗尿。

应用：金樱子桑螵蛸猪小肚汤：功能补脾固肾，缩小便。治夜尿多，小儿
遗尿。

[配伍、用量]金樱子12克，桑螵蛸12克，芡实20克，益智仁3克，猪小
肚1个。煲汤。

第四节　祛痰类

1.法夏

性味：辛，温。归经：入脾、胃经。

功能：燥湿祛痰，和胃止呕，散结消痞。

应用：法夏南北杏鹧鸪汤：功能养阴益肺，
祛痰降气，止咳。常用于久咳久喘恢复期。

[配伍、用量]法夏12克，南杏15克，北
杏10克（去皮、尖），鹧鸪1只。煲汤。

2.川贝（川贝母）

性味：微苦，微寒。归经：入肺、心经。

功能：清热化痰，止咳。

应用：(1)川贝炖蜜糖：功能润肺化痰，止
咳。常用于肺热肺燥，咳嗽痰多。

[配伍、用量]川贝6~10克，蜜糖约15毫
升。加少量开水。炖服。

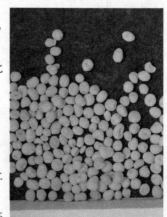

■ 法夏

（2）川贝梨肉汤：功能清热润肺，化痰止咳。常用于肺热肺燥，咳嗽痰多。

[配伍、用量] 正川贝6~10克，雪梨2个（去心），瘦肉100克。煲汤。

3.罗汉果

性味：甘，凉。**归经**：入肺、脾经。

功能：清热润肺，祛痰止咳。

应用：罗汉果猪肺汤：功能清热润肺，化痰止咳，常用于肺热肺燥咳嗽。

[配伍、用量] 罗汉果1/2个，猪肺约250克，白菜干50克。煲汤。

第五节　利水祛湿类

1.云苓（茯苓）

性味：甘，淡，平。　**归经**：入脾、心、胃、肺、肾经。

功能：健脾补中，宁心安神，利水祛湿。

应用：（1）云苓白术党参猪横脷汤：功能健脾祛湿，补中开胃，常用于脾虚挟湿，食欲不振之小儿。

[配伍、用量] 云苓15克，白术6克，党参10克，大枣3枚（去核），猪横脷1条。煲汤。

（2）云苓朱砂桂圆肉炖猪心：功能镇惊，宁心安神。常用于心悸不安，失眠。

[配伍、用量] 云苓20克，朱砂0.3克，桂圆肉6克，猪心1个。炖服。饮汤时，将朱砂沉淀于汤底，不吃渣。

2.土茯苓

性味：甘，淡，平。**归经**：入肝、胃经。

功能：解毒祛湿。

应用：土茯苓煲龟（龟苓膏）：功能滋阴，去湿毒。常用于皮肤湿毒，防治疗疮、痱子、肿瘤。

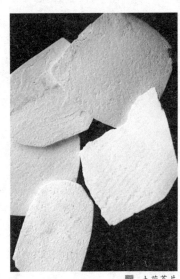

■ 土茯苓片

[配伍、用量] 土茯苓100克，云苓100克，草龟1只。煲汤。

3.绵茵陈（茵陈蒿）

性味：微苦，微寒。**归经**：入脾、胃、肝、胆经。

功能：清热利湿，善清肝胆湿热，去黄疸。

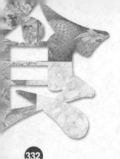

应用：绵茵陈煲鲫鱼：功能清热解毒，利湿退黄，降转氨酶，促进肝功能恢复正常。

[配伍、用量] 绵茵陈 30～50 克（洗净），鲫鱼 1 条（约 250 克）。煲汤。

4.鸡骨草

性味：甘，淡，微寒。**归经**：入肝经。

功能：清利湿热，舒肝止痛。

应用：鸡骨草煲田螺：功能清利湿热，解毒退黄。

[配伍、用量] 鸡骨草 30 克，田螺约 250 克（田螺洗净，剪去田螺"笃"）。煲汤。

第六节　清热解毒类

1.金银花（忍冬花）

性味：甘，微苦，寒。**归经**：入肺、脾经。

功能：清热解毒。

应用：蜜糖银花露：功能清热解毒，润肠通便。为夏季清凉解暑饮料。

[配伍、用量] 金银花 10 克，蜜糖约 15 毫升。金银花煎水后，冲入蜜糖即服。

2.菊花（杭白菊）

性味：甘，微苦，微寒。**归经**：入肺、肝经。

功能：疏风清热，清肝明目。

应用：菊花茶：功能清热，清肝明目。常用作清凉饮料。

[配伍、用量] 杭菊花 15 克，白糖适量。水煎服。

3.板蓝根（大青叶根）

性味：微苦，微寒。**归经**：入肺、胃经。

功能：清热解毒，利咽喉。

应用：板蓝根茶：功能清热解毒，抗病毒，利咽喉。防治扁桃腺炎，咽喉炎，感冒。

4.鱼腥草（狗贴耳）

性味：辛，微寒。**归经**：入肺、大肠、膀胱经。

功能：清热解毒，清肺热祛痰，利水消肿。

应用：鱼腥草煲猪肺：功能清肺热，止咳祛痰。

[配伍、用量] 鱼腥草30克（干品），猪肺约300克，蜜枣2枚。煲汤。

5. 白茅根（茅根）

性味：甘，寒。归经：入肺、胃、膀胱经。

功能：凉血止血，清热利水。

应用：白茅根竹蔗水：功能养阴润肺，生津，清热利尿，止血。常用作夏季清凉饮料，并治鼻血、血尿；亦可作麻疹、水痘的辅助治疗。

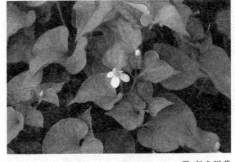

■ 鲜鱼腥草

[配伍、用量] 白茅根20克（干品，鲜茅根用50克），竹蔗500～750克。煲汤代茶饮。

6. 生地（生地黄、干地黄）

性味：甘，寒。归经：入心、肝、肾经。

功能：清热凉血，养阴生津。

应用：（1）生地煲瘦肉：功能清热凉血，养阴生津，治血热疖疮，血热鼻衄。

[配伍、用量] 生地30克，猪瘦肉100克。煲汤。

（2）生地煲青壳鸭蛋：功能清热养阴，治虚火牙痛、阴虚、五心烦热。

[配伍、用量] 生地30克，青壳鸭蛋1只。水煎服。

7. 塘葛菜（田葛菜）

性味：甘，淡，凉。归经：入肺、膀胱经。

功能：清热利水，祛痰止咳。

■ 生石膏

应用：塘葛菜生鱼汤：功能清热利尿，健脾益肺。治湿火骨痛，利水消肿，亦可用于肺炎恢复期，肾炎水肿等症。

[配伍、用量] 鲜塘葛菜100克，生鱼1尾（约200克），猪瘦肉200克，蜜枣2枚。煲汤。

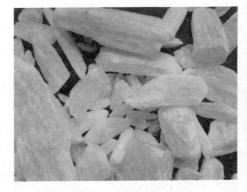

8. 生石膏

性味：甘，辛，寒。归经：入肺、胃经。

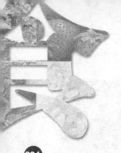

功能：清热泻火，除烦止渴。

应用：生石膏鲫鱼煲豆腐：功能清肺胃热，坠火治胃热牙痛，鼻衄，口疮，咽喉炎。

[配伍、用量] 生石膏30克，豆腐约150克，鲫鱼1尾（约250克）。煲汤。

9.夏枯草

性味：味微苦，性寒。**归经**：入肝肺经。

功能：清肝明目，清热散结，降压。

应用：（1）夏桑菊饮：清肝明目，清热解毒，利尿降压。

[配伍、用量] 夏枯草15克，冬桑叶10克，白菊花10克。煎水代茶。

（2）夏枯草散结方：清热利尿，软坚散结，治淋巴结炎。

[配伍、用量] 夏枯草15克，生牡蛎30克，玄参15克。清水煎服。

第七节　驱虫类

使君子

性味：甘，微温。**归经**：入脾、胃经。

功能：杀虫消积，专驱蛔虫。

应用：使君子蒸肉饼：功能健脾消积，驱蛔虫。

[配伍、用量] 使君子10克（去壳），瘦肉30克。剁烂调匀成肉饼，蒸熟吃。

注意：①使君子不宜大量或长期服用，以免引起头眩、恶心、呃逆、呕吐。如服药后出现上述症状，可用使君子壳煲水饮，便可解除。②选用使君子，要选用新鲜晒干者为好，陈旧干枯者效果欠佳。

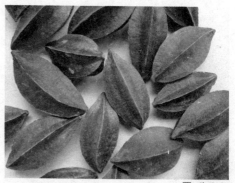

■ 使君子

索引